陈瑞春

伤寒实践论

陈瑞春 著

中国中医药出版社

·北京·

图书在版编目（CIP）数据

陈瑞春伤寒实践论 / 陈瑞春著 . —北京：中国中
医药出版社，2020.3（2020.7重印）
ISBN 978 – 7 – 5132 – 5949 – 1

Ⅰ . ①陈…　Ⅱ . ①陈…　Ⅲ . ①《伤寒论》—研究
Ⅳ . ① R222.29

中国版本图书馆 CIP 数据核字（2019）第 279334 号

中国中医药出版社出版

北京经济技术开发区科创十三街 31 号院二区 8 号楼
邮政编码　100176
传真　010-64405750
河北品睿印刷有限公司印刷
各地新华书店经销

开本 880×1230　1/32　印张 16　彩插 0.5　字数 368 千字
2020 年 3 月第 1 版　2020 年 7 月第 2 次印刷
书号　ISBN 978 – 7 – 5132 – 5949 – 1

定价 69.00 元
网址　www.cptcm.com

社 长 热 线　010-64405720
购 书 热 线　010-89535836
维 权 打 假　010-64405753

微信服务号　zgzyycbs
微商城网址　https://kdt.im/LIdUGr
官 方 微 博　http://e.weibo.com/cptcm
天猫旗舰店网址　https://zgzyycbs.tmall.com

如有印装质量问题请与本社出版部联系（010-64405510）

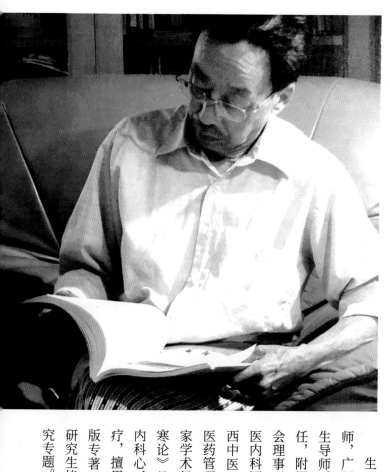

陈瑞春 （1936—2008）

生前为江西中医学院教授、主任医师，广州中医药大学伤寒论专业博士研究生导师。曾任江西中医学院伤寒教研室主任，附属医院第一副院长。中华中医药学会理事，全国中医内科学会顾问，全国中医内科疑难病专业委员会副主任委员，江西中医药学会副会长。1997年被国家中医药管理局批准为第二批全国老中医药专家学术经验继承工作指导老师。从事《伤寒论》教学、临床、科研40余年，长于内科心、肝、胆病，妇、儿科疑难病的治疗，擅用经方。发表学术论文百余篇，出版专著《陈瑞春论伤寒》。带教、指导的研究生皆以「六经辨证的临床应用」为研究专题。

杏苑春秋：神农尝百草／仲景发岐黄／先辈功勋著／后学业迹彰／伤寒传四海／本草绿八方／杏苑春常在／医林秋正忙。时在一九九三年秋月八月十四日 于洪都故郡 若谷斋 陈瑞春书

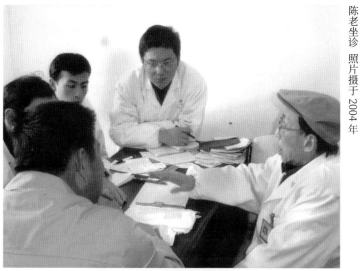

陈老坐诊　照片摄于 2004 年

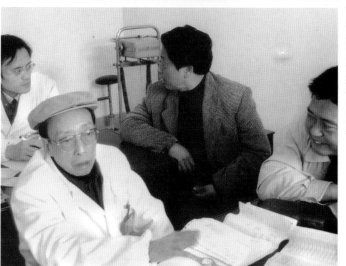

陈老坐诊　照片摄于 2004 年

医坛四十载抒怀：自幼习医峻岭间／悬壶省城四十年／勤咨古训求良法／广采诸家写新篇。

时在一九九三年秋月　洪都故郡　若谷斋　陈瑞春自述

医坛四十载抒怀

自幼习医峻岭间，悬
壶省城四十年，勤咨
古训求良法，广采
诸家写新篇。附录三十年供月
南昌洪都郡
若谷斋　陈瑞春自述

江西中医学院

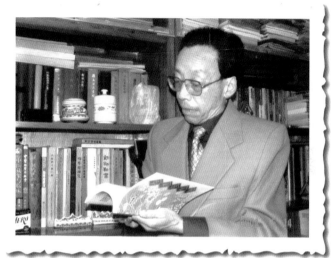

陈老翻阅《伤寒实践论》第一版 照片摄于2004年

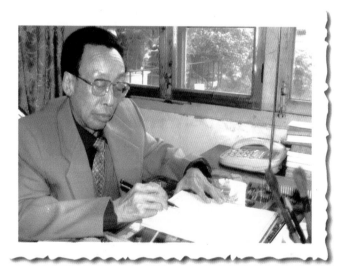

陈老批阅论文 照片摄于2004年

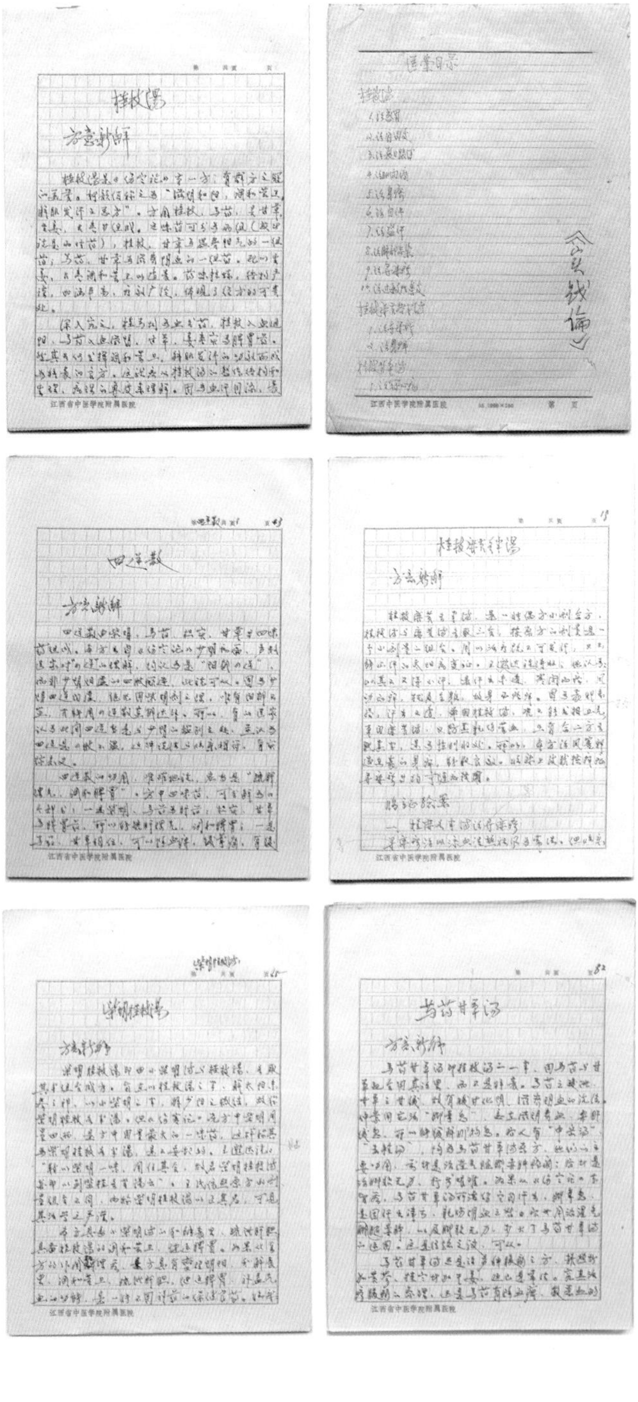

《伤寒实践论》部分手稿

目录

1 桂枝汤　　　　16 朴姜夏参草汤　17
2 桂枝麻黄各半汤　17 理中汤　18
3 桂枝汤　　　　19 麻黄汤　20
4 桂枝加葛根汤　20 四逆汤　21
5 桂枝加附子汤　18 真武汤　19
6 小建中汤
7 柴胡桂枝汤　　21 当归四逆汤　22
89 四逆散　　　　22 当归生姜羊肉汤　
98 柴胡加芒硝汤　23 白虎汤　
80 小青龙汤　　　24 麻黄连翘赤小豆汤　25
12 参甘三味姜辛夏枝汤　麻杏薏苡甘草汤　26
17 白虎散　　　　26 黄连阿胶汤　27
17 参桂羊肉汤　　27 桃花汤　28
18 麻黄细辛汤　　28 当归芍药汤　29
19 甘草干姜汤　　　甘麦大枣汤　30

出版者言

陈瑞春先生是我国著名的伤寒学家，一生致力于《伤寒论》的课堂教学、临床实践和学术研究，求真务实，精勤不倦，学验俱丰，医名远播。《伤寒实践论》是陈老的代表作之一、《陈瑞春论伤寒》的姊妹篇，着重收录了陈老50余年临床实践《伤寒论》的经验、心得和体悟。全书突出一个"实"字，没有空谈，非常难得，足资借鉴。

受陈老的女儿陈豫老师的委托，我们有幸重新修订《伤寒实践论》，并将书名改为《陈瑞春伤寒实践论》，以示对陈老的敬意和怀念。在充分尊重原著、尽量保持原貌的前提下，做了如下修订：①调整了"中篇 - 医案实录"中的病证分类，使之更加合理、清晰；②规范了一些药名的用法；③删去上篇各方下［方意新解］［临证验案］两个标题，使所治验直接呈于目录；④附篇增加了标题"学术实见"，名副其实。

要特别提及的是，陈豫老师提供了陈老生前的珍贵照片和部分手稿图片，让我们领略到陈老的大家风范；陈老的外孙女、中国美术学院的罗澄老师为本书做的书籍设计，饱含深情，倾注心血，给本书增色不少，令人感佩。

整理、出版老一辈中医学家的学术经验，传承中医药文化的经典，是我们中医药出版人的责任和义务，我们将一如既往，心怀敬畏，继续努力。

中国中医药出版社
2019 年 12 月

序

陈瑞春医名远扬，以诊治伤寒见长。《当代名老中医图集》称其"活用经方，师古不泥"，承仲师之真谛，发伤寒之未发。凡请他讲过学，或者细读过他的书的人，都会觉得这个评价是中肯的。

在中国医学史上，张仲景是个大才，《伤寒论》是部奇书。张仲景其人，历史上少有记载，但《伤寒论》前面有一篇《张仲景原序》，短短六七百字，张仲景把自己的身世、门第、学医的动机，医学的源流，对世道的讥诮，对世俗的鞭挞，对后继的企望，夹叙夹议，表述得清晰而且深刻，读完之后，常令人肃然起敬。而更重要的是，《伤寒论》在《素问·热病》篇的基础上，创立了六经证治学说。前人屡屡指出，仲师之法，是精辟的医理；仲师之方，不仅是诊治的范例，而且是诊治的通则。读仲景方，不应该只把它当作"方"来解读和应用，而应当把它当作"法"来理解和研究。陈瑞春深得其妙。他对《伤寒论》的运用，既做到恪守经旨，全面继承；又善于临证发挥，触类旁通，使理法方药相贯而一；古方今病，相济而能。他提出"中医学术要统一到经典上来"，确实是颇有见地的经验之谈。

纵观中医学之盛衰，临床疗效是试金石。可惜长期以来，尽管我们办了大批中医医院，但未能把最大的力量投入到临床第一线来。"大学课堂学得松，实验室里出英雄。中医疗效何处有？临床只留老黄忠。"这是比较普遍的现象。陈瑞春的优势在于既搞教学，又不脱离临床。教学需要冷静，临证需要热情，陈瑞春兼而有之。"桂枝汤治夏日腹泻，有高于正气散之处。"此类经验，非精思医理，娴于临床，是很难得到的。至于用《伤寒论》之理法，探索肿瘤的证治，不落于"以毒攻毒"的俗套，寻根于"无毒治病"的明训，更需要有力排众议、担当风险的勇气，非食古不化、人云亦云者可以比拟。所有这些，最终深化了《伤寒论》的理法立意，丰富了《伤寒论》的临证范围，成为陈瑞春朝朝暮暮、点点滴滴的心血积聚。这样的临床成果，是驳不倒的理，推不倒的山，可永远为同行效法和重复，也足以供后人借鉴和超越。做学问达到这种地步，无不峰回路转，柳暗花明，令人思过半矣！

诸国本

2002 年 6 月于北京

序

《伤寒实践论》乃陈瑞春教授的又一力作，是其致力于《伤寒论》探索研究近 50 年之结晶。

该书将理论探讨、教学实践、临床运用融为一体，提出了不少颇具卓识的学术观点和治疗方法。其在经方的临床运用上也日臻娴熟，论中的［方意新解］就是陈教授钻研经方的独到之处，为进一步探讨伤寒之奥妙开阔了视野，提供了宝贵的经验。

吾与陈教授相识 30 余载，常与其论及为学之道，深知其勤奋务实，不尚浮华，求伤寒之学不遗余力，用仲景之方精益求精。其严谨治学，孜孜以求的作风，堪为后学之榜样。

因故交之谊，陈教授邀余为其论著作序，吾欣然提笔，聊塞数语，以表钦佩，亦为其论著即将问世表示祝贺，愿陈教授为弘扬仲景学说，探索中医精华，再接再厉，不断进取。

广州中医药大学

熊曼琪

2002 年 4 月

序

道兄陈瑞春先生，余之良师益友也。初，余从刊物拜读其大作多篇，而神交已久，自 20 世纪 70 年代后，因学术交往，有幸谒见先生，专业既同，故过从较密，屈指算来，三十年矣。刻下先生虽年逾花甲，癯然其身，而精神爽朗，谈吐非凡。对仲景之学，尤多建树。每逢会晤，则兴致高涨，促膝长谈，而不知黎明将至。以其饱学多验，常教余茅塞顿开，因叹曰：胜读十年书矣！

先生幼承庭训，聪颖好学，而其先君执教甚严，故对中医学术，早有根基。稍长则入江西中医学院，以广见闻，于诸学术之中，对《伤寒论》之学，情有独钟，并身体力行，历时半世纪，乃成《伤寒实践论》，是许叔微《伤寒九十论》发端于前，而先生之作光祧于后也。

是书之学术特点，观韩愈所言"业精于勤""行成于思"毕矣。盖先生笔录甚多，对经方之运用，游刃有余，治验不计其数。从而千锤百炼，谨慎著述，而入选者，不过半百之数，是谓精也。其感先君临证不录，置珠玉于乌有之憾，故数十年来，诊务、教学之余，笔耕不辍，迄近老年，目疾在身，亦未尝废弛。若无众多之原始积累，便无是书，必费陶冶之功，是谓勤也。博学广记，心领神会，而能建功于世，造福于民者，唯实践是务，故不分达官显贵，村妇顽童，诊疗之中，一视同仁，乃至义诊。故有戏言："先生社会效益堪嘉，而经济效益逊耳。"（指疗效卓著，求诊者众，然处方资廉）短期为之者易得，终身为之者难求，则"行"字跃然纸上矣。柳宗元曰："好读书，不求甚解，每有意会，便欣然忘食。"先生笃信其言。盖《伤寒论》，活人之书也，其研习者必操活人之术，方得真谛，是以于治学之中，摒弃浮华，不尚虚幻；撰文之际，绝不咬文嚼字，佶屈聱牙；临床之时，抚今追昔，上下求索，主攻经方，兼采百家。有容乃大，故为名医，是"思"得其所也。精、勤、行、思兼备，乃余当效法者也，佩哉！

湖北中医学院

梅国强

2002 年 3 月

　　五年前出版了《陈瑞春论伤寒》一书，它从理、法、方、药四个方面，以专题的形式讨论了伤寒学术的诸多问题。全书则本着重实避虚、不尚空谈的主导思想，如实地反映了笔者治伤寒之学的心得体会。

　　本书是《陈瑞春论伤寒》的姊妹篇，内容以临床为主，将五十年来的临床体会记录整理而成。上篇"经方实践"将临床所用经方，以及有一定心得的方药归纳成文，先讲对伤寒方的全面认识，并赋予其新意。后记录每一方的应用，其应用范围远远超过《伤寒论》，也是笔者读伤寒、用伤寒的些许发挥。所收集的经验方近50个，还有一半多的伤寒方，未能收集，这除了表明自己的经验有限外，也说明掌握《伤寒论》全部方药的应用，其难度之大，不言而喻。中篇"医案实录"是临床医案的记录，有20世纪50～70年代的，也有80～90年代的。前期因求学奔波异地，原始医案记录不详。20世纪80年代后，生活相对稳定，病案整理较详，案中采用的方药，以伤寒方为主，也有不少时方。病种甚多，疗效较为确切，没有空谈和不实，足兹临证参考。但必须说明，书中各病大致按内、外、妇、男、儿，以及皮肤、五官分立，对于肿瘤则单独列出，部分疾病涉及多科，权且如此。下篇"医话实说"是随笔，但不重文采，只是实话实说。旨在把自己的一些想法，一事一议地勾画出来，能否起到抛砖引玉的作用，有待读者评说。不过，对这部分的内容设想，可算是煞费苦心，想把医生的话，以随笔形式表达出来。然而，从医话的体例来看，还没有达到理想的程度，这大概是眼高手低的缘故。附篇，对几个不同的问题，做了些探讨，附录于此，均已见诸报刊，或许于读者有参考价值。

总之，本书立意很高，但因资料的年代跨度大，文章的风格不尽一致，而未能达到预期的境界。姑论它平淡无奇，权作我从医执教 50 个春秋的写照吧！

在成书之际，得到国家中医药管理局原副局长诸国本先生、广州中医药大学熊曼琪教授、湖北中医学院梅国强教授为本书作序勉励，在此表示谢忱，还要感谢为本书面众而给予许多帮助的朱炳林先生、次子樟平及众人的支持，尤其是人民卫生出版社编辑张同君先生的支持和鼓励，在此一并致谢！

陈瑞春

2002 年 6 月于南昌

一、桂枝汤   3

（一）桂枝汤治感冒   4

（二）桂枝汤治肩周炎   5

（三）桂枝汤治夏日腹泻   6

（四）桂枝汤治肌肉痛   7

（五）桂枝汤治身痒   8

（六）桂枝汤治自汗   9

（七）桂枝汤治盗汗   11

（八）桂枝汤治肺部感染   12

（九）桂枝汤治荨麻疹   13

（十）桂枝汤治过敏性鼻炎   14

二、桂枝麻黄各半汤   16

（一）桂枝麻黄各半汤治荨麻疹   16

（二）桂枝麻黄各半汤治身痒   18

三、桂枝甘草汤   20

（一）桂枝甘草汤治冠心病   21

（二）桂枝甘草汤治胸痹   23

四、桂枝加葛根汤   25

（一）桂枝加葛根汤治颈项强   26

（二）桂枝加葛根汤治肩周炎   27

（三）桂枝加葛根汤治颈椎增生   28

五、桂枝加附子汤   30

（一）桂枝加附子汤治误汗恶寒   30

（二）桂枝加附子汤治脚膝痹痛   32

目录

六、小柴胡汤 34

（一）小柴胡汤治外感发热 35

（二）小柴胡汤治低热 37

（三）小柴胡汤治肝炎胁痛 39

（四）小柴胡汤治夜间磨牙 40

（五）小柴胡汤治经期感冒 41

（六）小柴胡汤治咳嗽 43

（七）小柴胡汤治乙肝"三阳" 44

（八）小柴胡汤治小儿发热 46

（九）小柴胡汤治冠心病早搏 47

（十）小柴胡汤治失眠 49

（十一）小柴胡汤治更年期综合征 50

（十二）小柴胡汤治暑病夹湿 52

（十三）小柴胡汤治湿郁发黄 53

七、柴胡桂枝汤 55

（一）柴胡桂枝汤治低热 56

（二）柴胡桂枝汤治感冒 57

（三）柴胡桂枝汤治风湿热 58

（四）柴胡桂枝汤治肺心病肺部感染 59

（五）柴胡桂枝汤治身体疼痛 61

（六）柴胡桂枝汤治风湿性关节炎 62

（七）柴胡桂枝汤治风湿发热

（体虚发热） 64

八、柴胡加龙骨牡蛎汤 66

（一）柴胡加龙骨牡蛎汤治经前期紧

张症 66

（二）柴胡加龙骨牡蛎汤治更年期综

合征 68

九、四逆散 70

(一)四逆散治胃脘痛 71

(二)四逆散治淋巴结肿 72

(三)四逆散治乳房小叶增生 73

(四)四逆散治肋间神经痛 74

(五)四逆散治睾丸鞘膜积液 75

(六)四逆散治慢性肠炎 75

(七)四逆散治腹痛 76

(八)四逆散治睾丸肿胀 77

(九)四逆散治淋巴结炎 78

(十)四逆散治十二指肠溃疡 80

(十一)四逆散治咳嗽 82

(十二)四逆散治肝硬化 82

十、芍药甘草汤 85

(一)芍药甘草汤治关节炎 86

(二)芍药甘草汤治脚抽筋 89

(三)芍药甘草汤治肾结石 90

十一、小青龙汤 92

(一)小青龙汤治哮喘 92

(二)小青龙汤治肺气肿合并肺心病 ... 94

十二、苓甘五味姜辛半夏汤 96

苓甘五味姜辛半夏汤治痰饮 97

十三、五苓散 98

(一)五苓散治小儿遗尿 99

(二)五苓散治尿道感染 100

(三)五苓散治老年夜尿 101

（四）五苓散治茶黄　　　　　　　102

（五）五苓散治肾炎水肿　　　　　102

（六）五苓散治前列腺肥大　　　　104

十四、苓桂术甘汤　　　　　　　　106

（一）苓桂术甘汤治眩晕　　　　　106

（二）苓桂术甘汤治痰饮　　　　　109

十五、半夏泻心汤　　　　　　　　113

（一）半夏泻心汤治慢性肠炎　　　114

（二）半夏泻心汤治十二指肠溃疡　115

十六、甘草泻心汤　　　　　　　　118

（一）甘草泻心汤治多发性口腔溃疡　118

（二）甘草泻心汤治阴痒　　　　　120

十七、厚朴生姜半夏甘草人参汤　　122

厚朴生姜半夏甘草人参汤治腹胀　122

十八、理中汤　　　　　　　　　　125

（一）理中汤治胃脘痛　　　　　　126

（二）理中汤治腹泻　　　　　　　127

十九、真武汤　　　　　　　　　　129

（一）真武汤治水肿　　　　　　　130

（二）真武汤治眩晕　　　　　　　132

（三）真武汤治心动过缓　　　　　133

（四）真武汤治高血压　　　　　　135

（五）真武汤治风心病　　　　　　137

二十、吴茱萸汤　　　　　　　　　　140

　　（一）吴茱萸汤治胃脘痛　　　　　140

　　（二）吴茱萸汤治眩晕　　　　　　142

二十一、葛根黄芩黄连汤　　　　　144

　　葛根黄芩黄连汤治热利下重　　　145

二十二、白头翁汤　　　　　　　　　147

　　白头翁汤治痢疾　　　　　　　　147

二十三、当归四逆汤　　　　　　　150

　　（一）当归四逆汤治冻疮　　　　150

　　（二）当归四逆汤治痛经　　　　151

　　（三）当归四逆汤治无脉症　　　153

　　（四）当归四逆汤治乌鼻症　　　154

二十四、当归芍药散　　　　　　　156

　　（一）当归芍药散治子宫内膜炎　157

　　（二）当归芍药散治盆腔炎　　　158

　　（三）当归芍药散治子宫肌瘤　　160

　　（四）当归芍药散治输卵管肿胀　161

二十五、肾著汤　　　　　　　　　　163

　　（一）肾著汤治腰痛　　　　　　163

　　（二）肾著汤治外伤性腰痛　　　165

二十六、麻黄连翘赤小豆汤　　　　167

　　（一）麻黄连翘赤小豆汤治急性肾炎　167

（二）麻黄连翘赤小豆汤治急性黄疸型
肝炎　　　　　　　　　　169

二十七、麻黄杏仁薏苡甘草汤　　171
麻黄杏仁薏苡甘草汤治湿热痹　171

二十八、茵陈蒿汤　　　　　　173
茵陈蒿汤治胎黄　　　　　　173

二十九、柏叶汤　　　　　　　175
（一）柏叶汤治鼻衄　　　　175
（二）柏叶汤治吐血　　　　176
（三）柏叶汤治下血　　　　177

三十、甘麦大枣汤　　　　　　179
甘麦大枣汤治经前期紧张症　179

三十一、酸枣仁汤　　　　　　181
（一）酸枣仁汤治更年期综合征　181
（二）酸枣仁汤治失眠　　　182

三十二、百合知母汤与百合地黄汤　184
（一）百合知母汤治糖尿病口渴　184
（二）百合知母汤治夜寐不安　186

三十三、炙甘草汤　　　　　　188
炙甘草汤治早搏　　　　　　189

一、内科病证　　　　　　　193

（一）肺系病证　　　　　193

1. 感冒　　　　　　　193

2. 体虚感冒　　　　195

3. 慢性咽炎　　　　197

4. 咳嗽　　　　　　198

5. 哮喘　　　　　　199

6. 肺结核　　　　　205

7. 结核性胸膜炎　208

8. 悬饮（胸腔积液）209

9. 脓胸　　　　　　210

（二）心系病证　　　　　212

1. 冠心病　　　　　212

2. 肺心病　　　　　215

3. 风心病　　　　　217

4. 心肌炎　　　　　218

5. 心悸（冠心病）220

6. 心动过缓　　　　221

7. 二尖瓣闭锁不全　222

（三）脑系病证　　　　　223

1. 头痛　　　　　　223

2. 脑梗死　　　　　227

3. 脑萎缩　　　　　230

4. 癫痫　　　　　　232

5. 精神分裂症　　236

6. 精神忧郁症　　238

（四）脾胃系病证　　　　239

1. 胃脘痛（浅表性胃炎）239

2. 习惯性便秘　　　　　241

3. 老年性便秘　　　　　243

4. 慢性腹泻　　　　　　244

5. 急性胰腺炎　　　　　245

6. 慢性肠炎　　　　　　248

（五）肝胆系病证　　　　　253

1. 黄疸型肝炎　　　　　253

2. 乙肝　　　　　　　　254

3. 肝硬化　　　　　　　259

4. 单项转氨酶升高　　　261

5. 甲状腺功能亢进症　　263

6. 甲状腺功能减退症　　266

（六）肾系病证　　　　　　269

1. 慢性肾炎　　　　　　269

2. 肾病尿毒症　　　　　273

3. 慢性肾功能衰竭　　　275

4. 慢性肾盂肾炎　　　　280

5. 尿路结石　　　　　　281

6. 尿路感染　　　　　　283

7. 尿道感染　　　　　　283

8. 老年性尿道炎　　　　284

（七）气血津液病证　　　　285

1. 糖尿病　　　　　　　285

2. 糖尿病并发神经炎　　286

3. 自汗　　　　　　　　289

4. 漏汗　　　　　　　　291

5. 湿遏汗出　　　　　　295

6. 无汗症　　　　　　　297

7. 干燥综合征　　　　　298

8. 肌衄（血小板减少症） 299

9. 齿衄（血小板减少） 302

10. 暑热伤气 303

11. 暑热夹湿 304

12. 长期恶寒 305

（八）肢体经络病证 307

1. 风湿性关节炎 307

2. 类风湿关节炎 310

3. 雷诺病 312

4. 皮肌炎 313

二、外科病证 317

1. 脓疱疮 317

2. 下肢静脉曲张 318

3. 睾丸鞘膜积液 320

4. 甲状腺囊肿 321

5. 乳腺炎 322

三、男科病证 324

1. 前列腺炎 324

2. 前列腺肥大 326

3. 睾丸炎 329

4. 阳痿 330

5. 精血 335

6. 不育症 336

四、妇科病证 338

1. 痛经 338

2. 月经不调 339

3. 月经过多（室女）　341

4. 盆腔炎　342

5. 白带病　343

6. 外阴瘙痒　345

7. 阴道出血　346

8. 漏尿　348

9. 产后便秘　349

10. 经前期紧张症　350

11. 妊娠呕吐　352

12. 不孕症　353

五、儿科病证　355

1. 小儿急性肾炎　355

2. 小儿消化不良　356

3. 小儿腹泻　357

4. 小儿尿崩症　358

5. 小儿夜尿　361

六、皮肤病证　363

1. 牛皮癣　363

2. 荨麻疹　366

3. 皮肤疱疹（湿热毒）　368

4. 春青刺（痤疮）　371

5. 脱发　372

七、五官科病证　374

1. 复发性口腔溃疡　374

2. 扁平苔藓　375

3. 牙痛　377

医案实录
中篇

4. 重舌 378

八、肿瘤 379

1. 食管癌 379

2. 喉癌 383

3. 鼻咽癌 384

4. 胃癌术后 387

5. 胃癌胰头转移 388

6. 直肠癌术后 391

7. 胰头癌 392

医话实说
下篇

一、中医学术要统一到"经典"上来 397

二、中医的路怎么走 399

三、酒与药 404

四、时髦非时尚 406

五、经方、时方、自拟方 408

六、该不该"忌口" 411

七、"活血化瘀"不是万金油 413

八、"虚不胜补"说 415

九、三仁汤能止汗吗 417

十、脾虚会生风吗 419

十一、芒硝敷肚脐能通便 421

十二、话"补气消瘀" 423

十三、桂枝汤中不可缺生姜 424

目录

医话实说

下篇

十四、谈"气化则水化" 426

十五、青霉素是凉药吗 428

十六、炎症与热证 430

十七、麻黄治咳用量宜轻 432

十八、风情民俗与道地药材 434

十九、中药西用，行吗 437

二十、漫话虫类药 440

学术实见

附篇

一、《伤寒论》教材建设和教学方法的
思考 445

二、经方临床运用的体会 454

三、经方与时方合用的体会 462

四、谈小柴胡汤方的临床运用 467

五、常见肝病的证治思考 471

六、肝硬化证治思考 477

七、肝病治疗的误区 484

八、肿瘤的证治思考 489

跋 495

后记 497

经方实践

上篇

一

一、桂枝汤

桂枝汤是《伤寒论》第一方，有群方之冠的美誉。柯韵伯称之为"滋阴和阳，调和营卫，解肌发汗之总方"。方由桂枝、芍药、甘草、生姜、大枣组成。五味药分为两组（或者说是两对药）：桂枝、甘草为温养阳气的一组药；芍药、甘草为滋养阴血的一组药；配以生姜、大枣调和营卫以透表。药味精炼，结构严谨，内涵丰富，疗效甚佳，体现了经方的可贵之处。

深入究之，桂、芍均为血分药，桂枝入血通阳，芍药入血滋阴，甘草、姜、枣实为脾胃药。然其如何发挥调和营卫，解肌发汗的功效而成为解表的良方？这就应从桂枝汤的整体结构和人体生理、病理角度理解。血汗同源，表虚自汗不固，说明营卫之气不和，其汗因于风邪迫劫汗液外泄，所以，用桂枝、芍药通阳和血，配以姜、枣、草等脾胃药养胃气，使之谷气充，气血生化之源充实，滋生汗液有来源，故服用桂枝汤后，辅以啜粥助汗，实为充胃气，其漐漐而出，此汗为生理之汗。尤在泾说得好，桂枝汤是取正汗以祛邪汗。简单地说，桂枝汤所治表虚自汗的汗，是风邪迫使汗液外泄；而服用汤药之后的汗，是中焦水谷精微所滋生之汗。此乃桂枝汤所以能发汗，以及其发汗的生理、病理机制所在。

还应指出，姜、枣在该方中虽被认为是配角，所谓引经药而已，但其实不然，它虽是配角，但发挥了重要作用。从方剂组合来看，桂、芍均为血分药，如果没有姜之辛以发散、枣之养胃调和营卫以透肌表，那桂枝汤是不能发汗的。桂、芍均为血分药的道理，已如上述。笔者曾有一病人用桂枝汤因无生姜，服后非但不发汗反而肌表郁热，燥而肌肤瘙痒，后服下配齐生姜的桂枝汤，才全身温煦，汗出舒畅。可见取桂枝汤解肌发汗，姜、枣也是主角，全方配齐，协同发汗，不可缺一。此外，笔者常以桂枝汤去姜、枣，加祛风湿药，治疗上肢关节疼痛，有可靠的疗效，并不发汗，亦可说明桂枝汤中姜、枣的作用。同时，还可以看出，桂枝汤与麻黄汤的发汗机制，从药物组合到病机都有本质区别，此间的深意也就不言而喻了。

（一）桂枝汤治感冒 [1]

南方的春天，每多久雨低温，若素体阳虚之人，在春寒雨季，终日身寒洒淅，诸身酸痛，困重不适，用桂枝汤佐以祛风药，每多获效。

---

[1] 本篇这类标题中的方名，一般指的是该方的加减方。

病案举例：

吴某，男，47 岁，干部。1984 年 3 月 10 日就诊。

病者入春以来，经常感冒，自觉诸身不适，酸疼胀痛，关节胀痛，背部如冷水浇样，洒淅恶寒，不发热，鼻塞流清涕，舌苔白润，脉浮而软。处方：

桂枝 10g　　白芍 10g　　甘草 6g　　防风 6g

威灵仙 10g　生姜 3 片　　大枣 3 枚

嘱服 2 剂。

服药后，病者告谓，身如日浴，温暖如常，诸症如失。遂以原方加生黄芪 15g，白术 10g，再服 2 剂告愈。

「按」　　桂枝汤治虚人感冒是首选方，加入祛风的防风、威灵仙，既可疏风胜湿，又可达表祛邪。表证已罢，再合玉屏风散，使之益气固表与调和营卫并行，以求治本。

（二）桂枝汤治肩周炎

肩周炎又称"五十肩"，多发于 50 岁左右的人，男女皆可罹患。究其病因不外气血亏虚，筋脉失于温养，并可兼夹瘀滞。用针灸、理疗等外治法可获近效，但容易复发；用桂枝汤之滋阴和阳，佐以活血温阳的姜黄、当归、川乌、草乌之类，临床疗效更为巩固。

病案举例：

吴某，女，51 岁，家庭妇女。1979 年 11 月 10 日就诊。

患者左肩疼痛，不能抬举，手不能上头，左臂不能后反，遇寒则痛剧，经用针灸、理疗三月余，能缓解症状，但遇寒冷阴雨气候疼痛即复发或增剧，脉缓略弦，舌苔白润。处方：

桂枝 6g　　桑枝 15g　　白芍 10g　　姜黄 10g

制川乌 6g　　当归 10g　　炙甘草 6g　　生姜 3 片

大枣 3 枚

服 5 剂后疼痛缓解，继服 20 余剂，临床痊愈。因患者有慢性胆囊炎，经常来诊，故知两年余肩周炎未复发。

「按」　　用桂枝汤治肩周炎，其机制是调和营卫、温通经络，临证可据病症而稍事加味，酌加秦艽、威灵仙祛风，加桑枝、安痛藤通络，加当归、姜黄活血，加川乌、草乌温阳镇痛；若经年久痛，尚可加桃仁、红花等活血祛瘀之品。总以审其症择其药，增强原方功效为宗旨。

（三）桂枝汤治夏日腹泻

夏暑酷热，外热里寒，人与天地之气相应，肌表热，脾胃寒，加之此季人多恣食生冷，故常诱发腹泻。习惯用藿香正气散治时行腹泻，似是不成文的规矩，但对夏天的腹泻，尚嫌其表散太过。若用桂枝汤健运脾胃，振奋中焦，拨乱反正，有高于藿香正气散之处。

病案举例：

李某，男，32 岁，干部。1982 年 2 月 9 日就诊。

病者盛夏之时，恣食生冷，凌晨顿觉腹痛、形寒，继之肠鸣泄泻，大便稀溏，诸身酸胀困倦，四肢清冷，肌肤凉润，脉缓而软，舌淡苔白而润。处方：

桂枝 10g　　白芍 10g　　炙甘草 5g　　广木香 10g

藿香 10g　　神曲 15g　　生姜 3 片　　大枣 3 枚

水煎温服，并嘱其药后啜热粥一小碗。

果尔，服 1 剂药后身暖如日浴，泻止大半，再剂其病如失。

「按」　　桂枝汤健运脾胃，有其独到之处。桂枝配甘草温养脾胃之阳，芍药配甘草和脾缓急止痛，伍姜、枣调和营卫。全方内可健脾胃，外可和营卫；既治在里之寒，又散在表之寒，其妙在温而不燥，无姜、附辛热之弊。泄泻剧者加白术、茯苓，轻则加神曲、广木香；呕者加陈皮、半夏。如此加减化裁，其效优于藿香正气散。

（四）桂枝汤治肌肉痛

四肢肌肉疼痛，多责之于风湿痹痛，一般从活血祛风定痛求治。然而，临床上因为营卫不和、气血不足者，用桂枝汤调和营卫，稍佐通经活络的药物，亦为常法之一。

病案举例：

王某，女，39 岁，干部。1985 年 3 月 6 日就诊。

病者自述四肢肌肉疼痛已多时，近四五天两上肢从肘关节至腕关节处肌肉似抽搐样痛，用手不停地按摩，疼痛始能缓解，停不多久抽掣又作，肌肉跳动，两手无措。两膝以下至踝关节以上亦感肌肉疼痛，并每隔一两天就抽筋，屈伸不利，腓肠肌掣痛。其他无明显体征。六脉平和不疾，舌苔薄白而润。无风湿病史，抗"O"、血沉均正常。病起于入泉水洗衣被之后，局部无红肿。权且从调和营卫入手求治。处方：

> 桂枝 10g　　白芍 10g　　桑枝 15g　　牛膝 10g
> 安痛藤 15g　炙甘草 5g　　生姜 3 片　　大枣 3 枚

嘱服 4 剂，以观动静。

服前方 2 剂后，自觉四肢肌肉疼痛明显减轻；4 剂服毕，疼痛基本消失。病者来诊，谓无所不适，只求巩固。诊其脉和缓，舌苔薄润，遂守原方再进 4 剂。

后因感冒来诊，告之半年多来四肢肌肉疼痛未复发，近期疗效甚著。

「按」　　桂枝汤原为调和营卫之剂，正因其有滋阴和阳、调和气血的功效，故肌肉疼痛亦可假其调和营卫之功而获效。但必须指出，加桑枝通经活络，加安痛藤活血止痛（若下肢疼痛之甚，加忍冬藤、晚蚕沙），既属合桂枝汤调和气血以治本，亦可作引药下行以治标。临床有其独特之功效。

（五）桂枝汤治身痒

身痒多责之于血热有风，或是阴虚血亏。其实属于营卫不和者，亦不乏其例。其特点是，身痒无明显皮疹，搔抓之后亦无痕迹，亦无阴虚、便结等燥象。故身痒者，不能以凉血祛风药统治。用桂枝汤调和营卫以治身痒，亦属正治之举。

病案举例:

范某,男,24 岁,技术员。1985 年 4 月 1 日就诊。

患者自 1978 年起,每于打球或劳动后汗出,全身瘙痒,搔抓后局部起淡红色线状痕迹,有时随搔随消,日久搔后二三天渐消失。初起一二年间,服用抗过敏药有效。近来每每在活动后,身体发热瘙痒加剧。不畏风寒,口和,舌润薄白苔,脉缓略弦。拟从调和营卫,佐以疏风入手。处方:

桂枝 10g　　白芍 10g　　炙甘草 5g　　桑皮 15g
地肤子 10g　路路通 15g　生姜 3 片　　大枣 3 枚
嘱服 5 剂。

二诊:4 月 6 日。服药后,自述瘙痒基本控制,劳累汗出舒畅,肌腠间的郁热感不复出现,身体轻爽。脉象和缓,舌苔白润。要求服药巩固。仍依前方,再进 5 剂,此后未再复发。

「按」　　桂枝汤是治身痒的良方。究其该患者身热汗出身痒,且经年不已,实为营卫不和,风寒郁遏于表,故取桂枝汤调和营卫以治外,稍佐桑皮、地肤子、路路通祛在表之风,药中肯綮,虽属痼疾,取效亦捷。诚然,用此辛温之剂,如阴虚血热之身痒,或郁热于表之身痒,皆不宜,必须明辨,不可粗疏。

(六) 桂枝汤治自汗

自汗出多属肌表不固,但久之可使卫外不固而阳虚,是汗出耗津伤气之故。用桂枝汤合玉屏风散,或桂枝加附子汤，应因人因病而区别择用。

病案举例：

郑某，男，49 岁，干部。1958 年 3 月 10 日初诊。

患者自述初则每夜汗出，并无影响，没有介意。继之白天亦动则汗出，且容易感冒。感冒则鼻塞流清涕，诸身疲劳，淅淅恶风，但不发热。偶尔不药自愈，多数需经药物调治才能康复。脉象浮缓而虚，舌苔白润。处方：

桂枝 10g　　白芍 10g　　炙甘草 5g　　生姜 3 片
大枣 3 枚　　生龙骨、生牡蛎各 15g

嘱服 2 剂后再行酌定。

二诊：3 月 13 日。服前方后，汗出略减，但好转不明显。自觉仍四肢清冷，鼻塞流涕，舌薄白，脉浮缓而虚。处方：

桂枝 10g　　白芍 10g　　制附片 10g　　炙甘草 5g
生姜 3 片　　大枣 3 枚

嘱再服 3 剂。

三诊：服上药后，身暖汗出止，四肢回温，脉象缓软，舌苔白润。拟用桂枝汤原方，药量如上，再合玉屏风散，药用生黄芪 15g，防风 15g，白术 12g。

服 5 剂后，一切正常。

「按」　　《伤寒论》中有"发汗后，遂漏不止，其人恶风"用桂枝加附子汤主治的记载，其宗旨是汗后阳虚。本案营卫不和，脏无他病，虽未经发汗而汗出不止，故用桂枝加附子汤获效。继以桂枝汤合玉屏风散，一则调和营卫，一则益气固表。两方合用，各建其功，是阳虚表不固的调理剂，临床每多取效。

（七）桂枝汤治盗汗

一般地说，盗汗属阴虚，治当以滋阴敛汗为法。其实不尽然，盗汗用调和营卫法亦能取效。仲景书中，并未明言盗汗，只是明确病人脏无他病。同样，病者未见阴虚之征，盗汗亦属营卫不和的缘故。

病案举例：

方某，男，34岁，工人。1985年5月6日就诊。

病者盗汗一个多月。前医以当归六黄汤7剂罔效，并伴头晕失眠，四肢乏力，食欲减退，大便正常，小便色黄，舌质淡，舌边有齿印，脉浮缓而软。处方：

| 桂枝 10g | 白芍 10g | 炙甘草 5g | 大枣 3 枚 |

生姜3片　　生龙骨、生牡蛎各15g　　浮小麦30g

滑石15g

嘱服3剂。

二诊：5月9日。服上药后，盗汗止，食纳不佳，舌质淡，苔白腻，脉浮缓。处方：

| 桂枝 10g | 白芍 10g | 神曲 10g | 厚朴 10g |

藿香10g　　滑石15g　　生姜3片　　大枣3枚

炙甘草6g

继服3剂，盗汗止，食纳增，遂停药。

「**按**」　　论中有病人脏无他病，微盗汗出的记载，未说白天为自汗，晚上为盗汗；醒则为自汗，睡则为盗汗的区别。实际上，临床汗出之病机均属营卫不和。本案前医已用当归六黄汤罔效。细察其舌质淡，脉象浮缓，而无阴虚内热之征，故仍取桂枝汤的调和营卫而获效。顺便提出，小儿夜间出汗，如无他病，舌质偏淡者，用桂枝汤加龙骨、牡蛎、浮小麦，治疗多例，亦获显效。

（八）桂枝汤治肺部感染

肺部感染，一般是炎症，多数是用西药抗炎，中药清热治疗。临床实践中不尽是用苦寒清热药，不能视炎即热、热必清为一定之规。

病案举例：

曹某，男，13岁，学生。1979年8月10日就诊。

患儿以盗汗多来诊。询其病史，长期寝汗如洗，凡入睡后即遍身汗出，形体瘦小，饮食尚可，二便正常，脉缓弦细，舌苔薄白润。血常规：白细胞 12×10^9/L，中性80%，淋巴60%。胸透肺纹理增粗？左肺有条状阴影。诊断为肺部感染。处方：

桂枝 6g	白芍 6g	炙甘草 3g	生姜 3 片

大枣 3 枚　　桑白皮 10g　　生龙骨、生牡蛎各 10g

每日 1 剂，水煎分两次服。

服 2 剂后，盗汗止，无任何不适，脉缓略弦。血常规示白细胞 8×10^9/L，中性60%，淋巴20%。胸透示肺纹理增粗。

药已见效，再进 2 剂，以资巩固。服完 4 剂后，血象正常，胸透肺无异常。停药观察。半年随访，病未复发，一如常人。

「按」　　盗汗属于肺部感染或肺门淋巴结核者并不

少见，尤以3～5岁小孩多见。一般视为炎症，多用西药抗炎、中药清热治疗，但疗效并不理想。本案经诊断为肺部感染，病机证候为营卫不和，故用桂枝汤加味取效。笔者治小儿寝汗多例，以桂枝汤加生龙骨、生牡蛎或加浮小麦、凤凰衣，均获良效。

（九）桂枝汤治荨麻疹

荨麻疹多是血热生风，用药以凉血清热疏风为主，这是常法。然而，临床上不少病例是风邪袭表，营卫不和，其疹点淡红，疹点以身体暴露部位多见，瘙痒成片，休息温覆通风后减轻。对此种荨麻疹，不宜动用苦寒清热之品凉血，应调和营卫，因势利导，酌加疏风药，取其营卫和、风邪祛，达到病愈的目的。

病案举例：

苏某，男，15岁。1995年3月12日初诊。

患儿发荨麻疹，头面部、上肢有分布不均的疹块，搔之成片。经用阿司咪唑（息斯敏）无效，又用凉血清热祛风药无效。饮食、二便正常。因瘙痒而影响睡眠，精神欠佳，舌苔白润，脉缓有力。鉴于抗过敏无效，凉血清热祛风亦未见功，故改从调和营卫入手。处方：

桂枝10g　　白芍10g　　炙甘草5g　　防风10g

路路通15g　生姜3片　　大枣3枚

服3剂，每日1剂，煎2次温服。嘱忌食鱼虾、辛辣。

药后，荨麻疹基本不再发作，惟皮肤尚有瘙痒，但不再现疹点，舌苔白润，脉缓而有力，拟守方再进3剂。

服完上药6剂，病已痊愈。遂停药，观察数月未复发。

「**按**」　　桂枝汤治荨麻疹，可以是营卫不和，在表的卫外之气不足，故而招致风邪羁留肤表发为荨麻疹，其机制与血热生风由内所因者相对峙，只能取桂枝汤的温通血脉，而不能用凉血药，这是情理之中的事。

（十）桂枝汤治过敏性鼻炎

过敏性鼻炎多见于肺气虚，抵抗力差的体质。该病不受年龄之限，大人小孩皆易罹患。其特点是鼻塞流清涕、语声重浊、不闻香臭等，经常反复。

病案举例：

李某，男，17岁，学生。1994年1月10日就诊。

病者患过敏性鼻炎多年，用滴鼻药、抗过敏药均未能缓解，几乎每日鼻塞流清涕，不闻香臭，两鼻窍不通，或两鼻孔轮流塞闭，有时流脓鼻涕，其他无任何不适。舌苔薄白润，脉缓。曾服藿胆丸无效。细察病情无肺胃热症，除偶尔前额有轻微胀感，别无他症。处方：

桂枝10g	白芍10g	防风10g	辛夷3g
白芷10g	葛根15g	前胡15g	杏仁10g
生姜3片	大枣3枚	炙甘草5g	

服5剂症状基本控制，鼻不流清涕，通气顺畅。嗣后，因感冒又复发一次，仍守前方再服10剂，隔日1剂，

使之巩固疗效。半年后随访，病未复发。

「**按**」　桂枝汤治过敏性鼻炎，是因其素体肺气不足，在表之卫外之气较差，故而因风寒侵袭，伤及肺气而诱发鼻炎，但鼻炎与感冒往往互为因果，所以用桂枝汤加味可以起到固护卫气，疏风宣肺的双重作用。临床反复运用多次，使其肺卫之表坚固，能抵御风寒入侵，鼻炎自然得以治愈。

二、桂枝麻黄各半汤

桂枝麻黄各半汤，是一张小剂合方。桂枝汤与麻黄汤各取三合，按原方的剂量是一个小剂量的组合。用以治疗既不可发汗，又不能止汗的太阳病变证。王邈达说得好，以其不得小汗，是汗出未透，寒闭而疼，风动而痒，扰及全躯，故身必疼痒。因为表邪未尽，汗出不透，单用桂枝汤，恐不能发扬卫气，单用麻黄汤，又防其耗伤营血，只有合二方各取其半，是为恰到好处。所以，本方治风寒邪遏在表的身痒，能取良效。临床上皮肤瘙痒症、荨麻疹等均可随症择用。

（一）桂枝麻黄各半汤治荨麻疹

荨麻疹治以凉血清热祛风为常法。但临床上亦有风寒之邪阻遏肌表者，其特点是，见风即发，身体暴露部分明显，疹块颜色不甚红，用桂枝麻黄各半汤加味可以获效。

病案举例一：

吴某，女，44岁，图书馆员。1979年9月2日就诊。

患者荨麻疹反复发作，今全身瘙痒复发半年，发作时以身体屈曲部、头面部、腰部等处多见。曾住院治疗，使用泼尼松（强的松）、奎宁以及杜冷丁等，但终未能达到控制复发的目的。口不渴，大便多软溏，纳食一般。经期提前，量中等，有痛经病史，颜色紫而不畅，经前后头痛。脉缓稍弦，舌苔薄润。处方：

生地 15g	赤芍、白芍各 10g		丹皮 10g
丹参 15g	淮山药 15g	川贝母 6g	防风 10g
地肤子 10g	蛇床子 10g		

每日1剂，分2次服，共服10剂。

二诊：9月26日。前方服后，可以暂时减轻，但不能巩固。近日吹风后，发作更甚，疹块不甚红，发后搔抓即转白色，其他无异，脉缓，舌白苔而润。处方：

桂枝 5g	白芍 6g	炙甘草 3g	麻黄 5g
杏仁 10g	大枣 3 枚	生姜 3 片	丹参 15g
丹皮 10g	生地 15g	当归 10g	川芎 6g
知母 10g	路路通 5g		

服5剂有明显好转，继之服20余剂，基本痊愈。随访多年未复发。

「**按**」　　桂麻各半汤所治之荨麻疹，应是风寒郁遏肌表，取其宣肺祛风达表之功。但病虽在肌表，与血分不无关系，故以本方合四物汤，疗效更著。推究其理，应是治风与治血并行不悖的缘故。

病案举例二：

王某，女，28 岁，工人。1979 年 2 月 10 日就诊。

患者多年发荨麻疹，经常反复，遍身瘙痒，尤以身体暴露部分疹块为多，痒痛难以坚持工作。检查所见，头面四肢一经风吹，即起红色疹块，高出于皮肤，瘙痒特甚，烦躁不宁，饮食无异，二便正常。月经先期。脉缓如常，不数不紧，舌苔薄润。曾用清热祛风凉血药，西药抗过敏，以及镇静剂均罔效。拟用桂枝麻黄各半汤合四物汤试治。处方：

桂枝 5g	麻黄 5g	赤芍、白芍各 5g	
杏仁 10g	生地 15g	当归 10g	川芎 5g
炙甘草 5g	路路通 15g	生姜 3 片	大枣 3 枚

服 5 剂，每日 1 剂，分 2 次服。

两个月后，曾为其诊治的医师转告，病者服上药 5 剂后，疹块消失，病未复发，一切良好。

「**按**」　　桂枝麻黄各半汤为治风寒外束于皮肤之表证，合变通四物汤，养血凉血以疏风，内外合治，故能主治本病。

（二）桂枝麻黄各半汤治身痒

身痒无其他脏腑病变，皮肤无明显疹点，是风寒郁遏在表的缘故，故治疗应着眼于透表，桂枝麻黄各半汤有内外夹攻的优势，治身痒其效尤著。

病案举例：

王某，男，41 岁，农民。1985 年 5 月 10 日就诊。

病者进入春耕后，一直从事农田耕作，体力疲倦。前几天淋雨受寒，自行喝生姜汤，身体亦无明显不适，继续出工。昨因洗冷水澡后，全身起疙瘩，瘙痒渐次加重，搔抓后皮肤出现一条条红色痕迹，自觉皮下烧灼郁热不舒，微汗不多，烦躁不安。脉浮数有力，舌苔薄白而润。其他无明显体征。处方：

桂枝 6g　　麻黄 6g　　杏仁 10g　　赤芍、白芍各 5g

防风 10g　　僵蚕 10g　　路路通 15g　　炙甘草 5g

生姜 3 片　　大枣 3 枚　　桑白皮 15g

每日 1 剂，水煎分 2 次服。

二诊：服前方 2 剂，瘙痒明显好转，搔抓后皮肤痕迹减轻，皮下郁热感亦显著减轻，二便通畅，饮食正常，脉缓有力，舌苔白润。嘱再进 2 剂，以资巩固。

半月后偶遇，询及身痒是否痊愈时，病者告谓，服 4 剂药后，一切正常，未复发病。

「按」　　本例身痒，缘于风寒之邪郁遏，先有淋雨涉水之因，加之劳累紧张，可谓表虚于外，又复洗冷水澡，乘肌腠之虚，湿邪犯表，正气抗邪，未酿成表寒郁遏之发热恶寒身重之表证，而形成寒邪郁表之身痒症。因其未有过敏原可查，亦无过敏史，故用桂麻各半汤小剂透达，加防风、僵蚕疏风透表，路路通为透风引药。方中并未多用凉血药，只取芍药一味，是其病机重在寒郁肌表，虽搔抓后有红斑痕迹，也不宜过多凉遏。故主方以桂麻各半汤，突出宣透表邪，疏风祛寒，足以奏效。这是临床用药的主次问题。不能一见身痒，即投大剂凉血清热药，使之表寒郁热不能透发宣散，反而凉遏，身痒多有反复缠绵不已。

三、桂枝甘草汤

桂枝甘草汤原方由桂枝四两、炙甘草二两组成，是治疗发汗过多，心下悸，欲得按之心悸症而设。究其病机，实因发汗损伤心阳，故以桂枝、甘草温通阳气，补心气而治惊恐心动悸。

本方桂枝用量大于甘草，意在以桂枝之温通，佐以甘草之甘缓、辛甘合用，阳气乃生。但原方桂、甘量为二比一，惟王邈达提出桂枝四两、甘草四两的一比一用量。从临床角度看，桂枝与甘草采用一比一的比例更符合病机，疗效更好，表明王氏的用法是有见地的，可以借鉴。

笔者认为，桂枝甘草汤为温通心阳之方。然而心阳不足，势必气虚。因而温通心阳，应与补益中气相伍，更符合临床事实。如果在桂枝甘草汤中加益气的黄芪、党参，使原来温通心阳的桂枝甘草汤，变为益气温阳之方，较之单纯温阳更为贴切，更符合病机。按照这种配伍，由桂枝、甘草、黄芪、党参四药组成，这与《博爱心鉴》的保元汤相似，不过彼则用肉桂，此方用桂枝，但方意不谋而合。

笔者在临床以参、芪、桂、甘四药合用，命名为"通阳益气汤"，治冠心病有一定疗效，并可随症加减，如胸闷者合栝蒌薤白汤；兼瘀者加香附、郁金、丹参、川芎；痰甚者合二陈汤；夜寐多梦者加龙骨、牡蛎或合甘麦大枣汤。治风湿性心脏病可合用苓桂术甘汤。总之以温通心阳的大法，加益气药，加活血药，加利水药，加化痰药等，临床运用灵活，奏效甚速，长期服用，无任何毒副作用。如果考虑所用之药，均为纯阳无阴之品，或者服药之后，出现口燥咽干，可以配加北沙参、天花粉、知母、石斛之类，既可平燥象，又不碍原方的疗效。

（一）桂枝甘草汤治冠心病

桂枝甘草汤温养心阳之方，治发汗过多，叉手冒心，心下悸，欲得按之心阳虚证。临床用此方治冠心病、二尖瓣狭窄不全等，配合宣痹通阳，益气活血，有显著的缓解症状之功。

病案举例一：

陈某，男，51岁，干部。1982年4月2日。

病者经某医院确诊为冠心病。自觉胸闷气短，偶尔心前区刺痛，精神疲乏，食纳差，夜寐多噩梦，脉缓有间歇不齐，舌淡薄白润。处方：

桂枝10g	炙甘草10g	瓜蒌壳20g	枳壳10g
薤白10g	生黄芪30g	西党参15g	橘络10g
郁金10g	香附10g	远志10g	柏子仁10g

嘱服7剂，水煎服。

二诊：一星期后再诊，胸闷大减，心前区痛缓解，精神好转，食纳量增，脉缓有力。守原方再进。

三诊：服前方 20 余剂，自述胸闷已罢，呼吸均匀，无气不接续感，饮食、睡眠、二便无异。继守原方加生黄芪 50g，其他药照原方。

共服 40 余剂，取得近期疗效。随访 1 年后，病未复发。

病案举例二：

易某，女，26 岁，农民。1983 年 4 月 10 日就诊。

患者有先天性心脏病，确诊为二尖瓣狭窄闭锁不全。一般能从事轻微劳动。如遇风寒感冒，则咳喘痰多，呼吸不利。重则面色黧黑，口唇发绀，十指发黑，夜不能寐。动则气喘特甚，张口呼吸，脸色青紫更甚。月经周期正常，血量较少。饮食尚可。脉浮弦有力，舌薄白苔，舌质紫黯。处方：

　　茯苓 20g　　桂枝 10g　　白术 10g　　广陈皮 10g

　　法半夏 10g　枳壳 5g　　炙甘草 10g

　　嘱服 5 剂，每日 1 剂，水煎分 2 次服。

二诊：4 月 18 日。服上药 8 剂，咳嗽减少，呼吸稍平，面及手指发绀现象好转，夜寐安静，脉仍浮弦。偶见不齐，舌紫略减。处方：

　　生黄芪 20g　西党参 15g　桂枝 10g　　炙甘草 10g

　　法半夏 10g　广陈皮 10g　茯苓 2g

　　每日 1 剂，水煎分 2 次温服。

三诊：4 月 28 日。上药服 5 剂后，面色转红润，十指发绀稍退，喘咳平，气不粗，饮食正常，脉缓略弦。舌淡红润。嘱以原方再进，隔日 1 剂，经常服用巩固。嘱其身体正常之后，应早日手术修补。1 年后访知，病情稳定，发绀现象未反复，身体较前好转，服药近百剂，尚未行修补手术。

「**按**」　桂枝甘草汤合枳实瓜蒌薤白汤，加益气活血药治冠心病；合苓桂术甘汤、二陈汤，加参、芪益气，治二尖瓣狭窄不全，临床近期控制的效果均显著。对上述两种病的治疗，重在益气温阳，理气化痰，利水宁心，都是所必须的。因为此二者，一则多发于老年，一则是体质多不佳，显然不宜过多攻伐，如一味用活血化瘀药，是不符合辨证论治精神的。所见病例，本虚标实，胸闷气短，实为气虚之咎，故治应以益气为主，重用黄芪益气生血，即气行则血行，血行则瘀散。黄芪与瓜蒌壳、枳壳之滑润行气药相伍，是相辅相成之举。温阳药的选择，以桂枝配甘草之甘温而不燥为宜，久服无弊。必要时可用附子，但不宜久服。活血化瘀药，应择刚中有柔之品，活血而不伤气，诸如选橘络、香附、丹参、川芎之属稍佐其间。总之，临床实践证明，益气温阳是治本病的基本原则，活血化瘀酌情辅佐，主次分清，用药才得体。

（二）桂枝甘草汤治胸痹

病案举例：

王某，女，41 岁，教师。1978 年 4 月就诊。

自诉觉胸闷发憋，气不足息，时气促，喜叹气，遇阴雨天气胸闷更甚，心悸心慌，精神疲乏无力，舌白润滑，脉缓而弱，偶见间歇。检查心电图、心血流图均正常。诊断为胸痹证。因其心阳不足，胸阳闭阻。处方拟用桂枝甘草汤合枳实瓜蒌薤白汤加味：

桂枝 10g　　生黄芪 15g　　瓜蒌壳 20g　　薤白 12g

枳壳 10g　　炙甘草 10g　　橘络 10g

服 5 剂。

二诊：服前方后，胸闷减轻，心胸舒畅而欢快，不叹气，心悸减，脉息平和无间歇。守前方加党参 15g，郁金 10g，继进 5 剂。

三诊：服前方 10 余剂，诸症悉平，一切正常。嘱其以归脾丸常服，以善后调理。随访多年，心悸、短气之症未复发。

「按」　　本案病者年龄不大，且心脏未有实质性病变，故诊为胸痹证，为气机不畅之咎。故以桂枝甘草汤合枳实瓜蒌薤白汤，缓解症状，疗效甚捷。桂枝甘草汤温养心阳，加芪、参益气，合枳实瓜蒌薤白汤宣通胸阳，故能主治心悸气短的胸痹证。

四、桂枝加葛根汤

桂枝加葛根汤，即桂枝汤原方加葛根一味是也。原书中有麻黄三两，应是误出。《金匮玉函经》记载本方无麻黄，更符合仲景本意。推究桂枝加葛根汤证，汗出恶风，项背强几几，与葛根汤之无汗恶风，一虚一实，故葛根汤中应有麻黄；从仲景用药加减的习惯看，《论》中有呕加半夏，喘加朴杏，腹痛加芍药，所以，本方亦是桂枝汤原方加葛根，而不应有麻黄。从葛根的性味主治看，《神农本草经》谓："葛根味甘平，主消渴身大热。"《名医别录》云：葛根"疗伤寒中风头痛，解肌发表"。故知葛根有解肌发表生津作用。综观桂枝加葛根汤取葛根合桂枝汤以解肌生津，柔润筋脉，使经脉柔和，拘急几几可解，表邪既解，汗出恶风亦自罢。临床实践证明，《论》中所提出的汗出恶风，项背强几几，实即风邪侵入太阳经，而出现项颈部位不适，俗称的"落枕"即属此证。此外，项背强几几是属于颈椎增生症，是内伤杂证，亦取桂枝加葛根加活血祛瘀、通经活络药，常可缓解症状，取得显效。

（一）桂枝加葛根汤治颈项强

项背强，因于风寒侵袭，不受年龄、季节之限，只要是风寒之邪侵袭，均可出现颈项强硬、转动不灵、背恶寒、身疼不适之症。

病案举例一：

黄某，女，27 岁，统计员。1964 年 1 月 13 日初诊。

病者昨日月经刚净，偶感风寒，颈项强，转动不自如，背部夹脊疼痛，微微恶风寒，但不发热，脉浮缓有力，舌质淡红，苔薄白而润。处方：

桂枝 10g　　白芍 10g　　　葛根 15g　　　炙甘草 5g
生姜 3 片　　大枣 3 枚
2 剂，水煎分 2 次服。

二诊：1 月 15 日。服药后颈项强霍然而失，前后左右转动自如，惟背肩关节尚感不适，手指略发麻，偶有虫行皮中感，胃纳微胀，脉细缓，舌苔薄白而润。仍宗前法加独活 10g，厚朴 10g，服 2 剂后其病痊愈。

「**按**」　　　桂枝加葛根汤治疗因风寒所袭之项背强，可以药到病除。此种项强即俗称"落枕"，因夜间被风寒侵袭，晨起即颈项强痛，用桂枝加葛根汤调和营卫祛在表之风，用葛根舒筋通络，可取显效，但对颈项强属于器质性病变，如颈椎压迫等，该方疗效不理想。

病案举例二：

莫某，男，45 岁，粮站干部。1976 年 12 月 20 日初诊。

病者由 4 人抬来就诊。主诉颈项部疼痛难忍，不能转动，颈项至背脊强直不能转侧，并有全身性恶寒怕冷，手足清冷。经年夜间睡眠时，必须用衣物塞捂两肩，稍不慎第二天必然颈及肩背部疼痛难忍。此次患病缘于前夜洗澡，入睡后当风引起。其他无特殊体征，血压正常，脉缓而弱，舌苔薄白。拟用桂枝加葛根汤主治。处方：

桂枝 10g　　白芍 10g　　葛根 15g　　炙甘草 5g
生姜 3 片　　大枣 3 枚

水煎分 2 次服，嘱服 5 剂。

二诊：服完前药，病者自行来诊，病情大有转机，颈项柔软温煦，身体暖和，不畏风，但夜间睡时仍应捂实，肩部怕风，脉缓有力，舌苔白润。守前方加当归 10g，防风 10g，每日 1 剂，水煎服。

上药服 5 剂后，诸症悉平，临床痊愈。

「按」　　　上述两例病者，均有外风侵袭的诱因，加之一为月经刚净，血海空虚，一为素体御寒能力不强。外风袭之，机体承受不了，故发为风寒表虚的项部强几几，正是《伤寒论》所述之"太阳病，项背强几几，反汗出恶风者，桂枝加葛根汤主之"。两案均以原方 3～5 剂取效。

（二）桂枝加葛根汤治肩周炎

肩周炎属老年病之一，多在 50 岁左右发病，故俗称五十肩。但年龄不是绝对的界线，有的 40 岁亦可罹患，其病机主要是气血不活，营卫不调。

病案举例：

张某，男，54 岁，干部。1978 年 11 月 5 日初诊。

患者左肩关节疼痛多时，前后发作已两年，时好时坏，气候暖和疼痛稍减，天气寒冷发作频繁，左手不能抬举，穿衣极不便利，晚间常因肩胛痛醒。其他无明显体征。血压正常，脉缓有力，舌薄而润滑。处方：

| 桂枝 10g | 白芍 10g | 葛根 15g | 当归 10g |
| 姜黄 10g | 炙甘草 5g | 生姜 3 片 | 大枣 3 枚 |

嘱服 5 剂。每日 1 剂，水煎分 2 次服。

二诊：11 月 13 日。服前方后，诸症减轻，疼痛明显减退，不影响睡眠，且诸身和煦，饮食正常，脉缓有力，舌薄白润。守原方再服。

病者按上方服 15 剂后，肩关节疼痛已基本控制，取得近期显效。

「**按**」 肩关节疼痛，如无骨质损害，临床可诊断为肩周炎，用桂枝加葛根汤加味。如风甚者加祛风药如防风、秦艽、威灵仙；如血瘀者加活血药如当归、姜黄、桃仁、川芎等；如气血不足者加生黄芪、鸡血藤等，均可随证择用。一般来说，缓解症状，近期疗效是好的。

（三）桂枝加葛根汤治颈椎增生

颈椎增生症是一种退行性病变，一般是发生在 40 岁以上的年龄段，50～60 岁人群的发病率最高。其治疗原则应是益气活血，舒筋通络，或佐祛风，或佐补肾，不宜过多地用活血化瘀药以及虫类药。

病案举例：

雷某，女，45 岁，教师。1978 年 2 月 10 日初诊。

病者自述颈项部不灵活，辗转不自如已 2～3 个月，伴有上肢麻木感，手臂举动不方便，其他如常，脉缓而弱，舌苔薄白润滑。拟投桂枝加葛根汤试治，并嘱其摄片检查，以便确诊。处方：

桂枝 10g　　白芍 10g　　葛根 15g　　炙甘草 5g

生姜 3 片　　大枣 3 枚

水煎服，每日 2 次分服。

二诊：服前方 6 剂，经 X 线摄片检查，确诊为 4、5 颈椎增生。并诉服前方后，颈项部略感转动灵活，脉舌均正常。处方仍以前方加味：

桂枝 10g　　赤芍、白芍各 6g　　　　生黄芪 15g

秦艽 10g　　姜黄 10g　　葛根 15g　　炙甘草 5g

生姜 3 片　　大枣 3 枚

每日 1 剂。

共服 20 余剂，自觉颈项俯仰灵活，手之麻木减轻。随访一年多病未复发。

「**按**」　　本案虽诊为颈椎增生症，其表现仍属"项背强几几"，病位属太阳经输，故以桂枝汤滋阴养阳，加益气活血、升津通络药，缓解了症状，取得近期疗效，是否能取得远期疗效，尚需对更多的病例进行长期观察。

五、桂枝加附子汤

　　桂枝加附子汤方，是《伤寒论》治发汗后，遂漏不止，其人恶风，小便难，四肢微急，难以屈伸的主方。临床上误汗而汗出，遂漏不止，用此救误，确有良效。但发汗多伤津，为何不用生津养血的方药，又不用人参益气，而独用附子一味？究其原委，这个基本认识是，阴生于阳，阳回则津液自复。分析其方意，虽不用人参，方中用"补少气少津液"的大枣、"收阴气"的芍药及"养阴血"的甘草，再协同治"寒湿踒躄，拘挛膝痛，不能行步"的附子，所以"小便难，四肢微急，难以屈伸"诸症自然解除。简要地说，有桂枝汤的调和营卫，滋阴和阳，再加附子治表里之阳，故可治表虚过汗之症。

（一）桂枝加附子汤治误汗恶寒

　　桂枝汤本属表虚自汗，若发汗过多，无疑重虚其虚，故恶寒加剧，此为常理。然而，有表实发汗过多，救误而用桂枝加附子汤，其治法的机制同出一辙。

病案举例：

吴某，男，32 岁，农民。1970 年 3 月 10 日初诊。

患者因劳动时淋雨，当晚头身疼痛，恶寒发热无汗，次日延医就诊。体温 38.8℃，脉象浮数，舌苔薄白，二便如常，不呕不渴。医用羌活、独活、荆芥、防风、蔓荆子、川芎、白芷等祛风胜湿药。服 1 剂后，汗出甚多，身痛反剧，不发热，身寒怕冷，围帐覆被而睡，且身体不暖，体温 36.5℃，舌苔白润，脉象细微。处方：

附子 10g　　桂枝 10g　　西党参 15g　白芍 10g
炙甘草 5g　　生姜 3 片　　大枣 3 枚

服 1 剂后，肢体暖和，恶寒减轻，汗止身不痛。继服 1 剂后，恶寒自罢，知饥索食，诸症痊愈。调理休息两天即恢复劳动。

「按」　　本案虽未用麻、桂发汗，而祛风胜湿药亦可发汗。南方的春天，气温偏低，风寒雨冷，甚易感冒，而感冒者多易伤阳。临床医者习惯用九味羌活汤类发汗祛湿，而畏麻黄汤的辛温发散，恐桂枝汤的助阳化热，实在是个误会。麻黄汤、桂枝汤二方其组方有散有收，投一剂得汗即止，少有过汗之虞。而九味羌活汤之类，一派发散耗气之品，若身体素质较差者，很容易酿成过汗。本案是农民春耕淋雨遇寒的感冒，医者用祛风胜湿药过汗，故以桂枝加附子汤加党参益气，收到显效，其道理就不言而喻了。

（二）桂枝加附子汤治脚膝痹痛

脚膝痹痛，有湿热，有寒湿。前者多新病，有涉湿的病因，尔后湿郁化热，局部可有红肿热痛；后者多久病，无明显的外因，与素体虚寒有因果关系。

病案举例：

王某，女，39 岁，干部。1987 年 4 月 21 日初诊。

病者自谓两下肢从膝以下至踝及脚底经常怕冷，夏天亦感足膝寒冷，冬天则自膝以下冷而麻木，肤色黯而微紫，甚则脚膝冷麻掉了鞋亦无所知。其他全身情况尚可，饮食正常，睡眠无异。月经稍延后，血量一般，无痛经史，白带中等。血压稍偏低。脉细弱，舌苔薄白润。处方：

| 当归 15g | 白芍 10g | 川芎 10g | 独活 10g |
| 鸡血藤 15g | 牛膝 10g | 细辛 3g | 桂枝 10g |
| 甘草 5g |

嘱服 5 剂，以观动静。每日 1 剂，水煎分 2 次服。

二诊：4 月 28 日。自述服前方后，脚膝稍觉暖和，但未有明显好转，亦未见坏的反应。脉仍细弱，舌苔薄润。拟改从温通经脉，调和营卫，兼以补肾散寒。处方：

| 桂枝 10g | 白芍 10g | 制附片 10g | 巴戟天 10g |
| 仙茅 10g | 补骨脂 10g | 炙甘草 5g | 生姜 3 片 |
| 大枣 3 枚 |

嘱久煎取浓汁，每日 1 剂，水煎分 2 次温服。

三诊：5 月 10 日。服前方 10 剂后，两脚膝稍温煦，麻木减轻，肤色转红润，精神较前清爽，活动更轻巧，饮食、二便均正常。脉缓偏细，舌淡而润。拟守前方加制川乌、草乌各 6g。嘱其每隔日服 1 剂，久煎 1 小时，分 2 次温服。

数月后病者回报，上方共服 30 余剂，双膝及下肢基本复原，不觉冷，亦不麻木。且精神、气力较前好转，能坚持正常上班，病告痊愈。

「**按**」　　本案脚膝冷痹，是素体虚寒之咎。因为患者年龄不大，工作也不是终日与水相伴，而所患之痹痛，虽经数十剂温通血脉、温阳散寒、补肾强体的药物，也未见伤阴化燥现象，且精神气力特旺，痹痛缓解，足见其痹痛属虚寒无疑。

六、小柴胡汤

小柴胡汤由柴胡、黄芩、人参、半夏、甘草、生姜、大枣组成。方中7味药，可分为两组：一为柴胡、黄芩，是肝胆药，柴胡轻扬疏肝解郁，黄芩苦降，清泄胆热，一升一降疏泄肝胆；一为人参、半夏、甘草、姜、枣，是脾胃药，人参、甘草甘味益脾，半夏和胃降逆，祛痰止呕，姜、枣养胃和营，其功效犹如桂枝汤中的姜、枣，调和营卫是其主要功能。全方组合后，疏肝利胆，调和营卫，健运脾胃，故为和解剂的首选方。本方去柴胡，加黄连、干姜即半夏泻心汤。可见小柴胡汤与半夏泻心汤的内在联系，二者均属和法，前者重在和解表里，后者重在调和脾胃。

综观小柴胡汤的功用，《神农本草经》称柴胡推陈出新，黄芩主治诸热，柴、芩合用，能解少阳半表半里之邪；半夏、生姜调理胃气，降逆止呕；人参、甘草、大枣益气和中，扶正祛邪。归纳言之，本方是寒温并用，攻补兼施，散中有收，升降协调，有疏利三焦，调达上下，宣通内外，和畅气机的作用。是一张外感可治，内伤能调，虚证可补，实证可泻的多功能常用方。

加减法：胸中烦不呕，去半夏、人参加瓜蒌实，渴去半夏加人参、天花粉；腹中痛去黄芩加芍药；胁下硬去大枣加牡蛎；心下悸，小便不利，去黄芩加茯苓；不渴，外有微热，去人参加桂枝；咳者去人参、姜、枣，加五味子、干姜等。上述为原书之意，具体运用时，必须根据病情斟酌而行。笔者体会，小柴胡汤的临床运用，加减权变层出不穷。如表证重可加解表药，如合桂枝汤，或加葛根、防风；如里证重可加清里药，如加石膏、知母，或加枳实、大黄；如兼风寒可加防风、羌活；兼夹风热，可加金银花、连翘；如兼中满湿浊可合平胃散；如兼胆胃痰热，可合温胆汤；如兼痰湿阻肺，可合二陈汤；如气虚者，可合玉屏风散；如血虚者，可合四物汤。总之，小柴胡汤自仲景出方之后，历代医家丰富了它的内涵，发展了它的外延。如李东垣的补中益气汤是本方的变局，吴又可的达原饮也从本方脱胎而来，乃至王清任的血府逐瘀诸法，亦不失为小柴胡汤的演变和发展。故对小柴胡汤的方意研究和临床运用，还有许多未能揭示的奥秘，值得探索。

至于如何正确理解小柴胡汤的作用机制，笔者认为：《伤寒论》原文提出，服汤后"上焦得通，津液得下，胃气因和"，高度概括了小柴胡汤的作用和功效。然而，由此推论小柴胡汤的适应证应当是"上焦不通，津液不下，胃气不和"，这样扩大小柴胡汤的应用范围，就绝非是"四症""三症"所限了。

（一）小柴胡汤治外感发热

外感风寒，病邪在表，正气抗邪，故恶寒发热，诸身疼痛，头痛紧束，或干呕、咳嗽等症，实为风寒之邪束表。可视其表邪之轻重，里证之多寡，如是表里同病，发表不宜，攻里亦不宜，惟有和解一法，小柴胡汤加减最为适宜。

病案举例：

叶某，女，76岁，退休教师。1996年6月2日就诊。

病者半年前中风，经治后左半身不遂，恢复较好，能自主活动。近日因感风寒，头痛紧束，诸身疼痛，微咳痰不多，胸闷，恶风微发热，体温37.5℃（腋表）。脉浮缓，舌薄而润。处方：

柴胡 10g	党参 15g	黄芩 10g	法半夏 10g
葛根 10g	防风 10g	独活 10g	炙甘草 5g
生姜 3 片	大枣 3 枚		

嘱每日1剂，分2次温服。

服第1剂后，头部微汗，胸闷减轻，身暖温和，体温正常，不复恶寒，饮食增加，小便量多，两下肢浮肿退消。继服2剂，一切恢复如常。嘱其再服3剂，以求巩固疗效。

一星期后，病者又感冒，症状与上次相同，诸身困倦，不发热，头痛紧束，未察脉舌。嘱其以原方再服3剂。药后诸症已罢，恢复如初，停药。

「按」 本案正是体虚招致外感，中风后活动较少，且年事已高，因日前风雨交加，气温骤降，感受风寒，故取小柴胡汤加味，使之攻中有补，发中有收，果得奏效。尤为巧妙的是，服汤后头额微汗出，小便多，浮肿消，正是《伤寒论》原文所说："上焦得通，津液得下，胃气因和，身濈然汗出而解。"对照病人服药之后的效应，与原文所描写的机制，何其相似。难怪日本学者提倡把《伤寒论》与病人联系起来，用其指导临床实践，又在实践中得以印证的经验之谈，是十分正确的。

（二）小柴胡汤治低热

低热在临床上很多见，且原因很复杂。现今有一种低热为药物所致，即表证当汗而失汗误表，郁邪不能外达，故而低热。此种低热无阴虚象，亦非湿遏之，状若阴虚，实即风寒表证，误用了凉遏之法，以致低热不退。治之不能滋阴退热，亦不可透湿泄热，而宜调和表里求治。

病案举例：

梁某，男，36 岁，干部。1981 年 11 月 13 日初诊。

病者就诊前 20 多天患感冒高烧，经用板蓝根冲剂、吗啉胍（病毒灵）、安乃近、青霉素，高热迅速下降，但低热稽留不去，继用链霉素，病仍未除。遂做胸透，查抗"O"、血沉，做肥达反应，均正常。因诊断不明，又做骨髓涂片检查，亦为正常骨髓象。自述每日午间开始身形恶寒，继之发热，持续在 37.3 ～ 37.5℃，诸身酸痛，精神困倦，微汗，小便色黄，饮食减退。口苦舌黄，脉浮弦数。处方：

柴胡 10g　　黄芩 10g　　西党参 15g　　法半夏 10g

葛根 15g　　生姜 3 片　　大枣 3 枚

嘱服 5 剂，每日 1 剂，水煎分 2 次服。

二诊：1981 年 11 月 20 日。服上药 3 剂时，寒热已罢，身体轻爽，低热已退，汗出透，食纳增，而服第 4、5

剂时，每晚汗出甚多，几乎淋漓如水，精神疲倦，心慌，舌淡，苔黄腻，脉缓而虚小数。据此脉证，实属久病发热耗气，而病又未见里虚诸不足，故仍宗前法。处方：

柴胡 5g	黄芩 6g	法半夏 6g	党参 20g
炙甘草 6g	生姜 3 片	大枣 3 枚	
生龙骨、生牡蛎各 15g		浮小麦 30g	凤凰衣 10g

嘱服 3 剂。

三诊：1981 年 11 月 23 日。服前方后，惟夜间多梦，稍微出汗，诸症平稳，饮食增进，二便正常。舌苔淡润，脉缓弱。处方：

生黄芪 20g	白术 10g	陈皮 10g	西党参 15g
升麻 6g	柴胡 5g	当归 10g	炙甘草 5g
生姜 3 片	大枣 3 枚	酸枣仁 12g	
生龙骨、生牡蛎各 15g			

上药共服 10 剂，诸症悉平，临床痊愈。

「按」　　感冒发热，理应宣透，不宜凉遏。前者祛邪外达，后者留寇为患。本案始则苦寒败胃，以致卫气不能伸展，高热虽退，低热随之而起。经过各项检测查证无阳性指征，证明无实质性病变，乃邪遏少阳，以小柴胡汤加味，透其半在表、半在里之邪。此乃汗之不当，邪未全入里的治疗常法。但应明确，前方服之大汗，是病之耗气，嫌其透发太过，后者小制其剂，且加入收涩药，旨在和解以敛汗。继则以补中益气汤加味，藉以巩固。治疗全过程，虽无出奇制胜之举，但是丝丝入扣的辨证论治是不能忽视的。

（三）小柴胡汤治肝炎胁痛

慢性肝炎往往有证可辨的就是"胁痛"一证，因而中医亦称该病为胁痛。应当注意的是，肋间神经痛也以胁痛且痛处不移为主。二者的区别在于：肝炎胁痛，应有相应的消化道症状，如食纳差、腹胀、溺黄、口苦、脉弦等症；肋间神经痛消化道症状不一定明显，故当明辨。

病案举例：

王某，男，43 岁，干部。1987 年 4 月 10 日初诊。

患者因急性黄疸型肝炎，住院治疗 40 多天，病情稳定出院。自觉胁痛，腹胀气滞，大便时稀时干，小便量中等，食欲不振，胃口不香，纳食不多，精神欠佳，四肢软弱，夜寐不宁，脉缓而软。舌根部黄腻，舌尖偏红。转氨酶 400IU/L，其他正常。病者于住院期间用护肝药，输液，又大剂服用清热解毒药，尿三胆阴转，黄疸消退，转氨酶亦降至 240IU/L，余症为肝郁气滞。处方：

柴胡 10g	党参 15g	黄芩 10g	郁金 10g
炒谷芽、炒麦芽各 10g		法半夏 10g	川楝子 10g
青皮、陈皮各 10g		炒鸡内金 10g	茵陈 15g
甘草 5g	白花蛇舌草 15g		

水煎，每日 1 剂，分 2 次凉服。

二诊：1987 年 4 月 16 日。服上药 5 剂后，精神好转，胁痛消失，腹无所苦，大便成形，日一次，小便清长，食量大增。舌淡润，薄白苔，脉缓有力。拟守原方加山药 15g，扁豆 10g，嘱继服 15 剂，以平余波。

5 月 10 日，复查肝功，转氨酶正常，已上班工作。遂停药观察。国庆节前相遇，病者称一切如常，未再服药。

「**按**」　　急性黄疸型肝炎，用西药护肝，输液适量，中药用清利湿热是理所当然的，但不宜过量，有的动辄用苦寒之品 200 多克，一剂药 500 多克，如此用法，不出三五天，胃口败坏，脾胃损伤，绝非良策。故在临床中如何把握清湿热药非常重要。若已见脾胃不足，不宜峻补，如补之过甚，补之壅滞，有失偏颇，这是治疗肝炎用药的大要。本例肝炎后胁痛，以小柴胡汤疏肝理脾，稍佐疏肝理气，清热解毒药。是病药合机，不偏不倚，处处固护脾胃，调达肝气，故病情较快得以痊愈。

（四）小柴胡汤治夜间磨牙

夜间睡眠中磨牙，应是脾胃积热，波及肝胆。肝风化火，扰及心神，所以夜间说梦话、磨牙、流口涎等皆归咎脾胃肝胆郁积之热，治疗当调和肝胆脾胃，用小柴胡汤加减，可收显效，勿用泻肝伐肝之品耗伤肝脾。

病案举例：

周某，男，16 岁，中学生。1981 年 4 月 2 日就诊。

病者学习、生活均正常，无明显病态。惟夜间磨牙，其磨牙的势态，竟可吵醒同宿舍同学，日复一日，同学有意见，故来求治。察其体态健壮，无病态可征。惟自觉疲劳，精神较差，口苦，咽干，舌淡红，脉缓有力。姑拟小柴胡汤加味试治。处方：

柴胡 10g	太子参 15g	黄芩 10g	法半夏 10g
炙甘草 5g	大枣 3 枚	浮小麦 20g	
生龙骨、生牡蛎各 15g		郁金 10g	

水煎，每日 1 剂，分 2 次服。嘱服 5 剂。

时隔3个月，偶遇其父，告之，孩子服5剂药后，磨牙即消失，亦未反复，未再服药，称药真神，甚赞中药之神奇！

「**按**」　　　用小柴胡汤治磨牙的确是瞎猫碰耗子，称神药是太过誉了。事后，反复琢磨，是有道理的。其所诉之症，除磨牙之外，惟一可以作为用小柴胡汤的根据，是"口苦，咽干"，虽未见"目眩"，也可说少阳主症俱备。深究磨牙，与口苦、咽干联系，认定其为少阳胆火亢旺，也不是牵强附会，因为用小柴胡汤，只要但见一症，余者皆不必悉具，今有口苦、咽干两症，用小柴胡汤是无可置疑的。所以，一服即中的，不更方而愈。

（五）小柴胡汤治经期感冒

《伤寒论》有经水适来，经水适断，谓"热入血室"，用小柴胡汤治疗的明训。妇人经期前后罹患感冒，因其血舍空虚，不能峻汗攻邪，亦不宜补虚固表，惟有攻中有补、发中有收的小柴胡汤最相宜，所以《论》中出三条"热入血室"，确是于人有启迪。后人于小柴胡汤中加凉血药，加活血化瘀药，这应视病而论，不能以"热入血室"四字作为用活血化瘀的依据。

病案举例：
徐某，女，41岁，医务工作者。1989年4月25日就诊。
病者经行第2天，因淋雨涉水，当晚月经停止，遂感小腹坠胀，诸身不适，关节烦疼。次日，发热恶寒，微有汗出，体温 38.5℃，倦怠乏力，食纳量少，口苦微渴，大便不畅，小便短黄，入夜暮时体温 39℃。脉浮弦虚数，舌质偏红，苔薄白微黄。察其病因月经感受风寒，且淋雨涉水，经水适断，继之发热。酿成血舍空虚，风寒侵袭，故可诊断为经期感冒，热入血室。处方：

柴胡 10g	黄芩 10g	党参 15g	法半夏 10g
郁金 10g	益母草 20g	香附 10g	泽兰 10g
葛根 15g	防风 10g	独活 10g	炙甘草 5g
生姜 3 片	大枣 3 枚		

水煎服，每日 1 剂，分 2 次温服。

二诊：4 月 27 日。服上药 2 剂后，发热恶寒已退，微汗出，诸身轻爽，食纳增加，小腹痛减，月经复下，血色稍黯，血量偏少，体温正常。脉缓中稍弱，舌苔薄。处方小柴胡汤合四物汤加味：

柴胡 10g	党参 15g	黄芩 10g	法半夏 10g
生地、熟地各 15g		赤芍、白芍各 10g	
当归 10g	川芎 6g	益母草 15g	乌药 10g
炙甘草 5g	生姜 3 片	大枣 3 枚	

水煎，每日 1 剂，分 2 次温服。

服上药 5 剂后，一切正常，外感之症痊愈，月经亦干净，惟精神稍差，食纳未完全恢复。嘱其服归脾丸合香砂六君子丸，以助体力恢复，健运脾胃以善后。随访 4 个月，经期正常，血量中等，食纳增加，体态丰满，未再用其他药物，已正常上班。

「按」 妇人经期血舍空虚，容易招致外感，与常人感冒自是不同。本病例先有月经继患感冒，故以小柴胡汤原方，加祛风寒之防风、独活、葛根；因其受风寒侵袭，而月经相应停止，故加香附、泽兰、益母草通经活血，不用桃仁、红花攻破，因月经只停两天，用香附等因势利导，既不伤正，又能行血，故服药2剂后，月经复下，感冒亦减轻。第二方以柴胡合四物养血之中兼以和解，外之风寒可以透达，内之气血得以调养，病邪祛散，正气恢复，病告速愈。但仍予归脾丸配香砂六君子丸，是取调理脾胃，养血归脾以善后。

（六）小柴胡汤治咳嗽

《内经》有"五脏六腑皆能令人咳"的记载。临床凡咳嗽者，多从治肺入手，这是常理。而久咳不已，就不能停留在治肺的单一思路，而应从多方面辨证求因。若新病咳嗽，应当首先责之于肺，如治疗无效，就应从各种相关病因索本求原。如不搞清咳嗽的病因，往往难以止咳，所以有"伤风易治，咳嗽难医"的说法。

病案举例：

杨某，男，43岁，记者。1996年2月17日初诊。

自述近年容易感冒，经用抗痨药等治疗无效。最近感冒咳嗽，疲惫不堪，咽痒咳声不爽，食纳差，二便正常，脉缓而力不足，舌薄白质淡红。曾用多种止咳药、青霉素注射，均未能使咳嗽停止。处方：

柴胡 10g	党参 15g	法半夏 10g	黄芩 10g
葛根 15g	防风 10g	苏叶 10g	前胡 10g
生姜 3 片	大枣 3 枚		

水煎服，每日1剂，分2次温服。

二诊：2月25日。服药后精神明显好转，咳嗽减轻十之八九。痰不多，咳声清爽，舌根腻，脉缓有力，继以原方再进7剂。

3月2日来访，谓咳嗽基本痊愈，精神明显好转，过去容易疲惫、不耐劳的现象已不复存在，查脉缓而有力，舌象正常，饮食、睡眠、二便均正常。嘱其以原方再进7剂，隔日1剂，以资巩固。

「**按**」　　本案非肝郁犯肺，更非肝火犯肺，而是风寒在肺，正气不足。风寒邪留肌表，肺气不利，故咳多而痰少。病者用抗痨药无效，用止咳药亦无效，用消炎药仍罔效，故久咳多时不已。然而，为何用小柴胡汤加宣肺祛风药，不更方而愈？理由是：一，病者身体清瘦，素体不实，属虚人外感咳嗽。二，所用止咳药及消炎药均无发散宣肺之功。凡咳不宣肺散寒，非其治也；一味止咳、消炎，可谓关门杀贼，越陷越深。三，用小柴胡汤旨在疏肝理气，健脾和胃，使之三焦舒畅，肺气复司其职，咳嗽自止。用前胡、苏叶、防风、葛根，均取宣肺达表之功，实则有代麻黄宣肺止咳的意义。笔者经验，咳嗽治疗用小柴胡汤加味，于寒凉郁遏肺气、留邪于表之咳嗽，多能取得满意的疗效。

（七）小柴胡汤治乙肝"三阳"

目前，临床所见乙肝"三阳"者甚多，这种病毒携带者，有时无症可辨。有的病者可见轻微的消化道症状，诸如食纳差、腹胀气滞、便溏不爽等。其三阳亦不等，有大三阳、小三阳之不同，但症状上无法区别。临床上可将疏肝理气、健脾和胃、清热解毒三法协同应用，能取一定的疗效，阴转率较高。但服药 1～2 年，其三阳毫无改变的例子也不算少。

病案举例：

郭某，男，43 岁，干部。1995 年 3 月 5 日初诊。

病者有血吸虫病肝硬化史。自述肝区隐痛胀痞，食纳差，大便不规则，时干时稀，小便黄，四肢软弱，容易疲劳。睡眠不实，夜寐多梦，舌黄腻，脉缓稍弦。肝功能多次查均正常，两对半 1、3、5 阳性。B 超显示：肝硬化伴轻度腹水，脾肿大，胆囊壁粗糙。处方：

柴胡 10g	太子参 15g	法半夏 10g	黄芩 10g
郁金 10g	白花蛇舌草 15g		白马骨 10g
忍冬藤 15g	青皮、陈皮各 10g		枳壳 10g
大腹皮 10g	炙甘草 5g		

嘱服 15 剂，水煎每日 1 剂，分 2 次服。

二诊：3 月 29 日。服前方后，肝区隐痛有所缓解，食纳增进，小便数清淡，大便偏稀，腹胀气滞减轻，精神较好，疲劳感好转，舌苔白腻，脉缓有力。仍守前方加白术 10g，山药 15g，扁豆 10g。每日 1 剂，嘱服 15 剂。

三诊：5 月 2 日。服前方后，饮食量增，大便成形，腹无所苦，精神好转，脉缓有力，舌苔薄白。B 超复查示腹水消失，其他无异常。守前方加炒谷芽、炒麦芽各 10g，炒鸡内金 10g。嘱隔日服药 1 剂，水煎分 2 次服。

四诊：6 月 15 日。病者服上药 30 剂，自觉症状消失，无腹胀，肝区亦无痛感，饮食正常，大便正常，小便稍黄，复查两对半，第一项阳性，其他均阴转。脉缓有力，舌淡红苔薄白。嘱其用前方再作巩固治疗，仍隔日服 1 剂。

病者 10 月初来诊，告之上药又陆续服 50 余剂，自觉各方面均正常，停药观察。至元旦前复查两对半全部阴性。

「按」　　乙肝两对半三阳的病例特多，年龄大至 70 岁的老翁，小到三四岁的幼童。从外观上几乎无证可辨，有的查出三阳始觉肝区痛，肝功能多正常。临床可疏肝理气、健脾和胃、清热解毒法协同应用，方药以小柴胡汤合四逆散，加健脾的山药、白术、扁豆，清热解毒用白花蛇舌草、忍冬藤、白马骨等，健胃消食用谷芽、麦芽、鸡内金等。总的原则以轻剂和解，不用软坚散结、活血化瘀，总以柔中有刚之品缓图其功，绝不用大剂、重剂。笔者的实践证明，有一部分病例阴转率尚满意，但也有陆续治 1～2 年仍未转阴的病例。阴转率较高者，以 10 岁以下的小孩居多，几乎都在较短时间（1～2 个月）即有阴转的可能，疗效好于成年人。

（八）小柴胡汤治小儿发热

或问，小儿发热可否用小柴胡汤？回答是肯定的。小柴胡汤的运用不受年龄之限，可以说，老幼皆宜，妇孺可用。小儿用药在辨证的前提下，除剂量的差异，其他与成年人相同。

病案举例：

罗某，女，7 岁，小学生。1996 年 4 月 10 日就诊。

病孩因夜间失盖，次日即小有发热，但未介意，亦未服药。第二天发烧 38.9℃，且面色通红，虽热仍覆盖薄被，口微渴，咳嗽，咽痛，少痰，脉浮数，舌红苔薄润。处方：

柴胡 5g	太子参 10g	黄芩 5g	前胡 6g
防风 6g	葛根 10g	苏叶 3g	僵蚕 5g
桔梗 5g	射干 5g	甘草 3g	

嘱服 2 剂，水煎，每日 1 剂。

服完 2 剂后，发热退，已上学。唯咽喉仍痒痛，少许咳嗽，无痰，二便通畅，脉浮小数，苔薄白润。嘱前方加牛蒡子 6g，板蓝根 10g，再服 2 剂后痊愈。

「按」 小儿感冒发热，用小柴胡汤加味，不失为良方，不受时序所限，可随症加减，如咳嗽加前胡、桔梗、苏叶；恶风寒加防风、葛根；咽干痛加僵蚕、射干、牛蒡子；口渴甚加天花粉或合白虎汤；合并扁桃体炎，加僵蚕、马勃、金银花、连翘；大便秘结加虎杖、枳壳；夹食滞便溏，加神曲、焦三仙、厚朴；热甚痰多加浙贝母、鲜竹沥、胆南星。总之，因小儿娇嫩，用药不能大苦大寒、大辛大温，在和解中因势利导用药，临床多能取效。此外，还应注意小儿疾病应及时治疗，以防微杜渐，不能大意，更不可孟浪。本案去半夏、姜、枣，是恐其辛燥。

（九）小柴胡汤治冠心病早搏

《伤寒论》柴胡加龙牡汤所治心悸怵惕在临床上与早搏最为相似，病机属肝魂不宁。冠心病如出现肝魂不宁，心悸不安，有烦惊、不寐、多梦等症，用小柴胡汤加龙骨、牡蛎，有较好的疗效。

病案举例：

李某，女，58岁，大学教授。1978年12月20日就诊。

病者已确诊为冠心病。近因工作较忙，夜寐不宁，多梦烦惊，胸闷，心不安，频发早搏，每分钟5～7次不等，性情烦闷，郁郁不舒，以叹息为快，食纳不香，大便不畅。脉弦缓，间歇频作，舌淡苔薄白。血压130/85mmHg。处方：

柴胡10g	党参15g	黄芩10g	法半夏10g
郁金10g	炙甘草5g	生龙骨、生牡蛎各15g	
灵磁石15g	酸枣仁15g	知母10g	

每日1剂，分2次服。嘱服7剂。

二诊：12月30日。服前方7剂后，诸症大减，精神明显好转，夜寐安静，心慌胸闷减轻，早搏减少，每分钟偶见1次，脉缓较有力。饮食增进，二便正常，舌苔薄白润。拟守原方加丹参15g，每日1剂，水煎分2次服。

次年春节后来访，告之服前方20余剂停药，心悸已完全消除，早搏平息，近期疗效满意。

「按」 柴胡加龙牡汤方中有铅丹，此药有小毒。笔者临床均以小柴胡汤加龙骨、牡蛎，不用《伤寒论》原方，疗效尚可。用本方治早搏，临床应用的机会甚多，且多能取得近期满意疗效。究其原理，实为镇肝宁神，因肝魂不宁，波及心神，故早搏频作，胸烦郁闷，在冠心病中经常出现。对这种原因的早搏不能用活血化瘀法，只能用疏肝健脾，宁心安神法。可以认为，柴胡加龙牡汤是肝魂不宁致冠心病早搏的首选方之一，近期疗效是满意的。

（十）小柴胡汤治失眠

失眠一症，临床亦颇多原因，病机不一，有气血不足，有心阴阳两虚，有心火亢旺，肾水不足，有肝胆气郁，脾胃不舒，有脾胃湿热等，故治疗宜辨证用药。用小柴胡汤所治之失眠，应属肝胆气郁，肝脾不和。故可用小柴胡汤加味，使肝胆舒畅，脾胃调和，失眠自已。

病案举例：

唐某，女，32岁，会计。1996年5月3日初诊。

病者近年来烦躁失眠，性情急躁，常动怒发火，自觉火气上来，哪怕喊几嗓子，人也舒展，甚至发展到与人吵架，事后又觉得很唐突（平常为人很温顺、和蔼），食纳不馨，大便偏干，口苦微渴，脉细弦，舌黄苔薄腻。拟从疏肝理气，清胆和胃求治。处方小柴胡汤合温胆汤加味：

柴胡 10g	黄芩 10g	法半夏 10g	枳壳 10g
陈皮 10g	茯苓 15g	太子参 15g	竹茹 15g
炙甘草 5g	生龙骨、生牡蛎各 15g		浮小麦 30g
郁金 10g			

嘱服7剂，每日1剂，水煎分2次服。

二诊：5月11日。服前方后，病者自觉精神特好，睡眠安宁，原来的辗转反侧、烦躁不安明显好转，工作、生活自觉顺当，食欲增加，脉缓有力，舌苔白薄润。守原方加青皮10g，谷芽10g，嘱继服7剂，隔日1剂。水煎分2次服。

三诊：5月30日。病者自述诸症消失，适月经来潮，人亦安静。睡眠、食欲、二便均正常。脉缓和不弦不数，舌苔薄白润。嘱其停用汤剂，改用知柏地黄丸、杞菊地黄丸，每日早晚各服1次，以资巩固。

「**按**」　女性烦躁失眠，多梦易怒，在月经前后是属正常。但发展到与人争吵，动辄滋事，应是肝郁化火，胆胃不和，必须用疏泄肝胆，调和脾胃之药调治。用小柴胡汤合温胆汤，是与病机合拍，以柔克刚之举。或问，症为胆火上逆，为何不用龙胆泻肝汤直折其火？笔者认为，女性肝肾多不足，体质多娇，如用苦寒直折，反而泻虚就实，不为有益反而有害。故取小柴胡汤之攻补兼施，合温胆汤之清胆和胃，两方均为治病而不伤体，是和解剂，不是霸道药，对于身体单薄女性患者尤为合适。临床应用众多，均为有功，少有弊端。

（十一）小柴胡汤治更年期综合征

更年期综合征，从病机看，既有肝肾阴虚，又有心火亢旺，既有脾胃不足，又有胆胃不和，所表现的症状有烦躁、易怒、失眠、多梦、郁闷、多疑，或为神经官能症，甚者亦可类精神分裂症。另一种常见病症是浮肿，有面目虚浮，有两下肢浮肿、精神疲惫、食少便溏等脾胃阳虚、肺气不足之症。用小柴胡汤加味所治者，应属前者，以肝肾不足，胆胃不和为是。

病案举例：

汪某，女，49岁，财会。1994年9月10日就诊。

病者3年前出现更年期综合征，经常烦躁郁闷，性情急躁易怒，找人吵架，失眠多梦，经前乳房胀痛，食纳少，大便结，每个月从经后一星期左右开始，表现心情急躁，多言易怒，夜寐不宁。经多方治疗，病情未能稳定，反复不已。就诊时以夜寐不宁、烦躁、大便闭结、口燥咽干为主症。脉细弦，舌红薄黄苔。处方拟用小柴胡汤合百合知母汤、酸枣仁汤加味：

柴胡 10g　　法半夏 10g　　黄芩 10g　　太子参 15g

生地 15g　　百合 20g　　知母 10g　　茯苓 15g

川芎 5g　　酸枣仁 15g　　生龙骨、生牡蛎各 15g

郁金 10g　　浮小麦 30g　　炙甘草 5g

每日 1 剂，水煎服。嘱服 7 剂。

二诊：9 月 20 日。病者服上方后，自觉精神镇定，不烦不躁，心情舒畅，笑谈自若，夜寐安静，工作条理清晰，饮食正常，二便无异，脉缓和，舌淡润。嘱继进前方加青皮 10g，谷芽 10g，每日 1 剂，水煎分 2 次服。

三诊：10 月 6 日。病者服上药 10 剂，自觉症状消失，性情开朗，正常上班，月经来潮情绪波动不大，脉缓舌净，遂停汤药，以知柏地黄丸、二至丸，配合服用巩固治疗。

病者经上述治疗后，生活、工作均正常，以后病情多次反复，仍以上药服用，至 1998 年底，月经终止。病情始逐渐稳定而告痊愈。

「**按**」　　更年期综合征是妇女常见症，因各人的素体不一出现的病症亦各异。属于阴虚肝旺，胆胃不和者，治以小柴胡汤合百合知母地黄汤、酸枣仁汤，疏其肝胆，调和其脾胃，缓解症状是理想的。临床用药不能过于寒凉，亦不能过于辛燥，补阴不可过于滋腻，在柴胡温胆汤的基础上，加滋阴养血宁神之品，能稳定病情取得疗效。治本病不宜过多地用镇静剂，应本着"火郁则发之""木郁则达之"的用药原则，选择柴胡、青皮、谷芽、酸枣仁、郁金之类疏导清泄，能取得满意的疗效。切忌大剂辛热、攻伐之剂，与病无益，与体有害。

（十二）小柴胡汤治暑病夹湿

暑病夹湿，暑热耗气，这已是明训。故有清暑必须益气，清暑必须利湿之说。笔者以为小柴胡汤加味治疗暑病，亦是正法。小柴胡汤有攻有补，可发可收。与古人之清暑益气，原则上并无二致。

病案举例：

李某，男，49岁，司机。1996年6月23日就诊。

病者一星期前上庐山，当晚睡在空调房间，因而受凉。下山当晚即发热，体温39.5℃，无汗口不渴，头痛紧束，诸身酸楚，骨节疼痛，当即用西药（不详）发汗，汗出热退。第二天来诊，自述头痛，前额胀痛紧束，诸身关节疼痛，肌肉酸胀实在难忍，微恶风，不发热，四肢疲软，不欲食，脉缓而软，舌白润。处方：

柴胡 10g	葛根 15g	党参 10g	防风 10g
独活 10g	法半夏 10g	黄芩 10g	炙甘草 5g
生姜 3 片	大枣 3 枚		

嘱服4剂，水煎分2次温服。

病者服第1剂后，身有微汗，全身酸胀感明显减轻，头重紧束疼痛如失。服完4剂，诸症悉愈，未更方而停药。

「**按**」　　暑病专方甚多，为何独选小柴胡汤主治？笔者以为，小柴胡汤不分时序，四季皆宜，且暑病夹湿，以中焦脾困为著，小柴胡汤是调和肝胆脾胃的良方，所以夏暑感冒亦可因症择方。在表之风寒湿重，加防风、独活；在里之湿重如纳呆、腹胀、便溏，加苍术、厚朴，即是柴平汤，疗效都是满意的。可见，暑病以小柴胡汤加减，也不失为临床的高招。究其病机药理，与暑病专著所述，亦无悖逆。

（十三）小柴胡汤治湿郁发黄

湿邪郁遏的发黄，临床常见，多数医家从脾胃论治，大剂清利，其结果伤脾害胃，影响食纳，实不足取。因湿郁发黄，势必脾胃肝胆同病，若只一味清利湿热，不保护胃气，疗效不会如人所愿。若以小柴胡汤合平胃散加减化裁，治疗湿郁发黄，较之单一清利者优。

病案举例：

王某，男，52 岁，工人。1996 年 4 月 20 日就诊。

病者上月发现两目发黄，四肢疲软，食纳呆滞，精神疲乏，腹胀，便溏不爽。遂查肝功能，转氨酶 168U/L。医者以茵陈、茯苓、车前草、猪苓等大量服用，约 10 天，全身疲软更甚，食纳递减，又用护肝西药，治疗半月亦无进展。接诊见两目黄染，精神疲惫不堪，四肢无力，腹胀，食纳差，厌油恶心，大便溏而不爽，小便黄，脉缓乏力，舌白厚腻。处方拟用小柴胡汤合平胃散加减：

柴胡 10g　　太子参 15g　　黄芩 10g　　法半夏 10g

　　苍术 10g　　　厚朴 10g　　　青皮、陈皮各 10g

　　郁金 10g　　　茵陈 20g　　　炙甘草 5g　　　枳壳 10g

　　川楝子 10g

　　每日 1 剂，水煎分 2 次服。

　　二诊：4 月 28 日。服上方后 7 剂，自觉精神好转，巩膜黄染稍淡，小便较清长，食纳好转，腹胀减轻，舌苔退为薄白腻，脉缓有力。守原方加谷、麦芽各 15g，炒鸡内金 10g。嘱服 10 剂，每日 1 剂，水煎分 2 次服。

　　三诊：5 月 10 日。病者服上药 10 剂后，自觉症状明显消退，两目黄染基本消退，精神好转，食纳、二便正常，复查肝功能，转氨酶 50U/L，脉缓有力，舌苔薄淡润。守上方加白术 10g，嘱再服 15 剂以资巩固。1 个月后再复查。

　　数月后，病者告之，自觉无不适，饮食、起居、工作均正常，亦未复查。

　　「**按**」　　本例患者肝功能不正常，黄疸指数稍升高，究其病机为肝脾不和，湿邪郁遏，故以从小柴胡汤调和肝脾，合平胃散健脾燥湿，加茵陈利湿退黄，加郁金、枳壳、川楝子疏肝行气，继之加谷芽、麦芽、鸡内金增强其脾胃功能，后又加白术即枳术散。几次加味之药，权在加强脾胃功能，使脾胃健，湿邪去，故能较快退黄，取得较满意的疗效。此病应属阴黄，应速祛湿邪以防湿遏化热，湿去热孤，不至于复生他疾。笔者体会，此种湿胜黄疸，总以疏肝和胃，健脾燥湿为大法，且不宜过多输液，或单用中药治疗退黄更快，只要把握肝功能无损害，用药得当，疗效是可靠的。

七、柴胡桂枝汤

　　柴胡桂枝汤即由小柴胡汤与桂枝汤各取其半组合成方，旨在以桂枝汤之半解太阳未尽之邪，以小柴胡之半解少阳之微结，故又称柴胡桂枝各半汤。但《伤寒论》原方中柴胡用量四两，是方中用量最大的一味药，这样称其为柴胡桂枝各半汤，是不贴切的。王邈达说："特以柴胡一味，用任其全，故名柴胡桂枝汤，亦即以别柴桂各半汤云。"王氏依照原方的剂量组合不同，而称柴胡桂枝汤以正其名，可见其治学之严谨。

　　本方具备小柴胡汤的和解表里、疏泄肝胆，具备桂枝汤的调和营卫、健运脾胃。如果从全方的作用机制看，是方具有燮理阴阳、和解表里、调和营卫、疏肝泄胆、健运脾胃、补益气血的功能，是一张不用补药的保健良药。临床运用，高热可治，低热能平，尤其是老年体弱之人，有病可治，无病可防，长期服用，可以轻身却病，益寿延年。运用时可据体质不同，气虚加黄芪益气，血虚加地、芍补血，纳呆加健胃之谷、麦芽，食滞加厚朴、神曲以行气，药随证变，权宜加减，可使本方变通为补益之良方，尤以治内伤、外感之发热功效见长。

（一）柴胡桂枝汤治低热

柴胡桂枝汤为小柴胡汤、桂枝汤各取半量合剂成方，寓调和营卫于和解之中，两相并行而不悖。《伤寒》原意治发热，微恶寒，肢节烦疼，微呕，心下支结，外证未去的少阳病兼表证。质言之，治低热之机制，仍在调和营卫。禀赋不实，体虚外感者，往往低热不已，用本方多验。

病案举例：

温某，女，42岁，医师。1982年3月5日就诊。

病者有结核病史，白细胞偏低，经常感冒，低热，体温37.5℃左右，微恶寒，鼻塞流涕，语音重浊，头晕眩冒，四肢酸痛，诸身疲乏，食纳差，大便软，脉缓而弱，舌润薄白。处方：

柴胡6g　　桂枝6g　　白芍10g　　黄芩6g
法半夏6g　西党参15g　炙甘草5g　生姜3片
大枣3枚

服5剂后，热退，身体轻爽，食纳倍增。继服补中益气汤加桂枝竣功。

「**按**」　　患者前后三年，多次发病，症状如故，发则以低热、身重、疲乏为主症，均以柴胡桂枝汤调和营卫、和解表里，热退后继之以补中益气汤加桂枝固表获效。经过几年的调治，屡治屡验，反复施治，几成常规。

（二）柴胡桂枝汤治感冒

目前，由于市售感冒药多为寒凉之品，身体强壮者，服之有效。若素体较差，服之多有凉遏留邪之弊，往往因此而低热不退，如用滋阴清热药，引邪入里，病邪深陷，久治不已。唯有用柴胡桂枝各半汤，取其调和营卫，透邪达外，不失攻中有补，确为良策。

病案举例：

胡某，女，46岁，工人。1984年5月10日就诊。

病者已病月余，由数人抬来就诊。诉低热多时，每于午夜热度升高，一般体温 37.5 ～ 38.3℃。询其病史，20多天前，感冒发热，服强力银翘片、板蓝根冲剂、退热片等药，热已退，人稍安。随之低热，每日从上午11时许自觉诸身酸痛，洒淅恶寒，继之发热。至午夜体温可升至38.6℃左右，后半夜热退。精神疲乏，食纳差，进食则呕，大便半个月不畅，身寒畏风，身穿棉袄，口不渴，脉浮弦而虚，舌薄润。查血象正常，疟原虫阴性，拟诊为感冒（属表里不和，营卫不足）。处方：

柴胡 6g　　　桂枝 6g　　　西党参 15g　　白芍 10g
法半夏 10g　黄芩 10g　　生姜 3 片　　　炙甘草 5g
大枣 3 枚

嘱服 2 剂。

二诊：服前方 2 剂，发热已退，发热时间缩短，热度在 37.6℃左右，身体酸胀减，脱去棉袄，身感暖和，不呕，能食稀饭，大便解少许，脉缓弦而虚，舌苔白润。守原方桂枝、柴胡加至 10g，加葛根 15g，嘱服 4 剂。

三诊：服前方 8 剂，身无不适，饮食增加，热退未反复，睡眠安静，脉缓而平，舌苔薄润。处方补中益气汤加味：

　　生黄芪 15g　　西党参 15g　　白术 10g　　柴胡 6g

　　升麻 5g　　炙甘草 5g　　当归 10g　　广陈皮 10g

　　桂枝 6g　　枳壳 10g　　广木香 10g　　生姜 3 片

　　大枣 3 枚

　　嘱服 10 剂以资巩固。

　　此后，病者一切如常，恢复健康。

　　「**按**」　　凡感冒初起，如失于辛散解表，多酿成凉遏留邪。复不可攻表，又难于和里，补之碍邪，清之伤胃，唯有用柴胡桂枝各半汤，小制其剂，无须取汗，切忌攻里，期待取效。

（三）柴胡桂枝汤治风湿热

　　风湿热临床表现为身体疼痛，关节烦疼而灼热，或高热汗出，用柴胡桂枝各半汤和解透达，调和营卫，酌加祛风药，可取良效。

病案举例：

　　王某，女，31 岁，印刷工人。1982 年 3 月 24 日就诊。

　　病者素有关节炎，遇气候变化则诸身关节疼痛，发热，汗出。经用水杨酸钠等抗风湿药热退，汗大出，面色苍白，畏风怕冷，食纳差，呕心，反复发作，病延两月余未愈。诊其脉细弱无力，舌质淡苔薄白。处方：

　　柴胡 6g　　桂枝 10g　　生黄芪 15g　　白芍 10g

法半夏 10g　西党参 20g　秦艽 10g　　生姜 3 片
大枣 3 枚

水煎服，每日 1 剂。

一星期后热退净，食纳增加，面色红润，精神逐渐恢复。继之用生黄芪 15g，防风 10g，白术 12g，共配 10 剂量，研细末，每日早间空腹服 15g。已越三年之久，旧病未发，照常上班。

「按」　　风湿热理应治以祛风胜湿清热，用西药虽可退热治其标，但出汗多伤卫气损脾胃，正如《金匮》所说，治湿发汗，风气去，湿气在，非其治也。故改用柴胡桂枝各半汤，和解表里，兼调营卫，邪亦不可干，不治风湿而病自愈。本例病者取得近期疗效，三年之后未复发，足资明证矣。

（四）柴胡桂枝汤治肺心病肺部感染

病案举例：

徐某，男，58 岁，干部。1993 年 5 月 12 日就诊。

病者因感冒发热入院治疗。临床诊断为肺心病，肺部感染。症见发热时高时低，最高可达 39.2℃，恶寒身倦，咳嗽气喘，胸闷心慌，食纳差，胃口不好，夜难入睡，不能平卧，小便量多，大便量少不结。已用氨苄青霉素、咳必静、安定等治疗两个月余。笔者查房时发现，病者身穿毛线衣 3 件，气喘吁吁，语言低微，体瘦清冷，覆被而卧，脉虚弱，舌苔薄白。病人呈慢性病容，一派弱不禁风之貌（此时南昌的气温已达 27～28℃，健康人可穿短衣衫）。病人已用大量抗生素，以及白蛋白、能量合剂，但病情未能控制，体质亦未能恢复。每隔日体温升高，稍冒风寒，即发热、身痛、呻吟不已、咳嗽加剧。病情虚实夹杂，补之碍邪，攻邪伤正。故从调和营卫入手，以益气固表法同治。处方：

柴胡 10g	党参 15g	黄芩 10g	法半夏 10g
桂枝 10g	白芍 10g	炒谷芽、炒麦芽各 15g	
炒鸡内金 10g	生姜 3 片	大枣 3 枚	

水煎每日 1 剂，分 2 次温服。另服健脾益气冲剂（为本院自制成药）1 包，含生药量 15g。每日早间空腹服。

服上药 5 剂后，病人热止，咳嗽减轻，饮食倍增，诸身温煦，精神显著好转，能下楼散步，脉缓有力。继用上药治疗半个月，痊愈出院。

出院带药六君子汤原方加健脾消导药、健脾益气冲剂。数月后病人健康如常。

「按」 病者素体清瘦，有慢性支气管炎、肺气肿、肺心病史，复感风寒，引起肺部感染而反复发热，咳嗽难平，故用药不能偏倚，偏寒则伤脾胃，使饮食减少；偏热则伤肺助燥；要虚实兼顾，寒热平调，健运脾胃。尤重增强体质，提高抗病能力，抵御外邪，机体自然恢复。本案用柴胡桂枝汤加味，前后 1 个月左右，守方不变，病情稳步转好，以健脾益气冲剂，旨在健运脾胃，增加食欲，汤药成药互用，相得益彰。次年随访，病者健康状况良好，很少感冒，体重增加，一切正常。

（五）柴胡桂枝汤治身体疼痛

身体疼痛有因风湿，有肌肉抽痛。究其病机，还应从营卫不和，气血失养着眼，尤其是老年病者，经常身体不适，虽不算大病，总是令人不适，应当予以调治。

病案举例：

李某，男，65岁，退休工人。1983年4月10日初诊。

病者经年累月，自觉诸身不适，肩背胀痛，关节酸胀，胸闷不快，遇阴雨低温，四肢沉重酸痛，精神疲惫，饮食尚可，二便正常。脉缓而软，舌苔薄白润。血象正常，抗"O"、血沉正常，心电图正常，血压138/80mmHg。前医治以补益气血药、滋阴补肾药、养血祛风药，均未能达到治疗目的，患者依然终日感觉身体不爽，体态不如常人。仔细询问，病者家况尚好，退休生活安定，又无人际关系不睦。查体亦无阳性体征。改从调和表里，调和营卫入手。处方：

柴胡10g	党参15g	法半夏10g	桂枝10g
白芍10g	黄芩10g	郁金10g	生黄芪15g

炒谷芽、炒麦芽各10g　　炙甘草5g　　姜3片

大枣3枚

每日1剂，水煎分2次服。

二诊：服前方7剂后，自谓半年来，唯有此次服药的疗效好。服药后感觉诸身清爽，精神舒畅，心胸开朗，食量增加。病者誉为神药。

察其脉舌如常，血压平稳，无明显阳性体征，病者要求继服前药。遂嘱其守原方再进7剂，仍每日1剂，水煎分服。

俟后，病者三四个月未来诊。约过年之后，病者来诊，诉其每月服7剂，已坚持半年多，自觉精神振作，体态轻盈，食欲正常，睡眠良好，血压正常，脉息平和，要求赐药浸酒，以调理气血。拟用首乌、枸杞子、鸡血藤、杜仲各等分，浸白酒常饮。

随访至今，病者已年逾七旬，每月服上药5～7剂，并用药酒佐餐。面色红润，精神颇佳，饮食、二便、睡眠均正常。病者喜称，先生所赐"保健良方"，不是补药，胜似补药。

「按」　诚如病者所称，柴胡桂枝各半汤是"保健良方"，不是补药的补药，确能健身延年。然而，一剂柴胡桂枝各半汤，何以有如此之功效？值得揣摩。笔者认真地做了一次"事后诸葛"，又捧读《伤寒论》诸多条文，研究柴桂各半汤的结构，作用机制，加深了对此方的理解。深究其功用，具有调和阴阳，调和营卫，调和脾胃，疏泄肝胆，补益气血，和解表里作用，最适用于老年体弱，气血不畅，脾胃不和，表里不和、营卫不固的病者，用之能轻身却病，不失为一张保健良方。此后，笔者多次用于老年患者，作调理之剂，或加益气的黄芪、党参；或加养血之熟地、白芍；或加通络之伸筋藤、千年健；或加滋补肝肾之牛膝、寄生、杜仲之属，屡试不爽，确有满意的疗效。

（六）柴胡桂枝汤治风湿性关节炎

风湿性关节炎是南方春天的多发病，每于春季久雨低温，男女老幼都可罹患。青壮年用祛风胜湿，发散风寒，取效甚速，中老年人气血不足，难胜风药之耗散，病多缠绵难以速愈。故治疗要以调理气血，使营卫充实病方可去。

病案举例：

罗某，女，51岁，工人。1989年4月5日初诊。

病者开春以来，经常全身关节疼痛，遇阴雨则肩、肘、膝等大关节疼胀难忍，涉水则关节红肿而痛。前医以祛风胜湿药，如羌活、独活、威灵仙、防风之类罔效，又以四物汤之类养血亦未能奏效。查抗"O"、血沉，均在正常值以内。

诊时所见，病者身体形寒，全身关节酸痛紧束不舒，膝关节屈伸不利，尤其以夜间关节肌肉疼痛不堪，影响睡眠，食纳乏味，二便正常，脉浮弦缓，舌苔白润。拟从调和营卫，透达风寒，稍佐祛风胜湿为治。处方：

柴胡 10g	桂枝 10g	党参 15g	黄芩 10g
法半夏 10g	白芍 10g	秦艽 10g	防风 10g
炙甘草 5g	生姜 3片	大枣 3枚	

水煎每日1剂。嘱服7剂，以观动静。

二诊：服上药后，自觉身暖舒展，不恶寒，全身轻松，关节基本不酸痛，食欲增进。服第一二剂，身有微微小汗，服第三剂不再出汗只觉身体舒适。脉缓平和，舌苔白润。嘱再服7剂，以巩固疗效。

数月后告之，两个多月的关节痛，服前药7剂已病去八九，再服7剂一切正常，一故未再复诊，已上班劳动。

「**按**」 风湿性关节炎用祛风胜湿药，自然是合乎常理，无可非议。但本案病延2月有余，病情未能稳定，且关节痛而全身不适，又从养血祛风治疗，亦未见效。究其病机证候，实因身体气血不足，营卫不和是本，故祛风胜湿治标无效，又单纯养血无视其表，亦未能取效。改从调和营卫，透达风寒而取效。实际意义是，振奋人体正气，扶正以祛邪。正气盛，邪气自却。

（七）柴胡桂枝汤治风湿发热（体虚发热）

风湿病症见发热，且热不易退，并见关节痛，身体瘦弱，食纳减少。究其病因，实属体虚，正气不足，营卫不和。

病案举例：

刘某，女，23，岁，农民。1995 年 5 月 10 日初诊。

患者因风湿病住院两个多月。确诊为风湿病。用青霉素注射，口服肠溶阿司匹林。经近两个月的治疗，未能控制症状，而转中医诊治。

诊察所见，病者面容憔悴，形体消瘦，食少纳差，口淡乏味。大便量少成形。每日午后发热身寒，体温 37.8～38.5℃，诸身关节疼痛，手指关节轻微胀痛，膝踝关节时而红肿，步履不快，月经闭止，形同老妪。脉细弱，舌淡红而润。综合脉证，实属气血虚，营卫不足。处方：

柴胡 10g　　桂枝 10g　　党参 15g　　黄芩 10g
法半夏 10g　白芍 10g　　炙甘草 5g　　炒鸡内金 10g
炒谷芽、炒麦芽各 10g　　生姜 3 片　　大枣 3 枚
每日 1 剂，水煎服。

二诊：服前方 10 剂后，病者告谓：发热已退，身体较前有力，食欲增加，精神好转，诸身关节更柔软，行动自如，口和舌润，脉缓而细。守原方加生黄芪 15g，防风

10g，白术 10g，秦艽 10g，嘱每日 1 剂。如病情好转可继续服上方，待诸症缓解，再来复诊。

三诊：病者相隔一个多月，由乡里来省城复诊。诊察所见，病者身体明显好转，近两个多月的治疗，低热自服药后未反复，关节疼痛日见减轻，体重增加 4kg。食欲增强，二便正常，面色红润，但仍有关节疼痛，遇阴雨则疼痛更甚。脉缓两尺弱，舌苔白滑。处方拟三痹汤加味：

独活 10g	寄生 20g	秦艽 10g	防风 10g
当归 10g	川芎 6g	熟地 15g	白芍 15g
桂枝 10g	黄芪 20g	杜仲 10g	牛膝 15g
党参 15g	鹿角霜 15g		

每日 1 剂。

本方共服 60 余剂，风湿关节痛基本痊愈。后改用八珍汤加益母草、仙茅、仙灵脾、巴戟天、杜仲、菟丝子，服 20 余剂。月经来潮，恢复健康。

「按」　　风湿关节炎先以阿司匹林、青霉素消炎抗风湿，非但未能控制病情，反而发热不退，缠绵两个多月，故第一方投柴胡桂枝汤，奏效。其发热的原因，应当归咎于体虚营卫不和，正气不足，御邪能力下降，所以用柴胡桂枝汤发中有收，攻中有补，取得了退热与扶体的双重疗效。继之以三痹汤滋养肝肾，益气补血，祛风胜湿，风湿关节炎得到合理治疗，病情日趋好转。但因其体质虚弱，一方面用西药抗炎祛风湿，另一方面近两个多月的发热，耗伤气血，故月经闭阻，一年多没有月经，称得上是"少女干血痨"。故在风湿病好转时，随即用八珍汤合二仙汤，补血补气，调补冲任，经两个月治疗，月经来潮，病告痊愈。

八、柴胡加龙骨牡蛎汤

本方由柴胡、龙骨、牡蛎、黄芩、铅丹、人参、桂枝、茯苓、半夏、大黄、大枣、生姜等组成。是以小柴胡汤和解枢机，扶正祛邪为主，加桂枝通阳和表，加大黄泄热清里，加龙牡、铅丹重镇而安神，加茯苓宁心安神。铅丹有小毒，临床多以代赭石、灵磁石代用，大黄为清里之药，或用或不用。仲景用本方治胸满、烦躁、语谵等症。笔者以为，临床常见的神经官能症、经前期紧张症、更年期综合征等，可以本方加减化裁。

（一）柴胡加龙骨牡蛎汤治经前期紧张症

妇女月经前紧张症，多因于肝郁化火，致神志不宁，烦躁郁闷，甚则可使自主思维混乱，出现举止不定的妄动，应当以疏肝解郁，泄热清心，达到镇静安神的目的。

病案举例：

陈某，女37岁，医务人员。1991年9月10日就诊。

患者每于月经前一星期，自觉精神烦躁，夜寐多梦，性情急躁，常找人吵闹，与家人发生口角。饮食正常，大便不畅。上述征象，必待月经来潮后，才逐步平静。脉细数弦，舌薄黄苔，舌质偏红。处方：

柴胡10g　　太子参1g　　黄芩10g　　法半夏10g

虎杖15g　　炒黑栀子10g　生龙骨、生牡蛎各15g

郁金10g　　灵磁石15g　　连翘10g

嘱服3剂，每日1剂，水煎2次分服。

二诊：9月15日。病者服前方后，精神逐渐安静，夜能安卧，大便通畅，月经昨日来潮，血量不多，色黯黑，脉缓有力，舌红薄黄苔。处方拟方四物汤加味：

生地、熟地各15g　　　　赤芍、白芍各10g

丹参15g　　川芎5g　　柴胡10g　　郁金10g

益母草15g　旱莲草15g　香附10g

嘱服5剂，至月经净停药。

病者按上述方药，连续治疗3次，在每次临经前服3～5剂，此后经前紧张症缓解。不再出现精神烦躁、吵闹等症，经期正常。

「**按**」　　经前期紧张症应是肝郁化火，热郁而躁扰，故而烦躁、情绪紧张，甚则吵闹，举止躁动，治疗应清泄肝胆郁热，勿用滋腻壅补。肝气得到舒畅，火郁得以达之，诸症悉平。但用药不宜过剂，中病即止。因其是经前期的紧张症，故应连续治疗2～3个月，每于经前服药，达到肝气舒畅，经水自下的目的。

（二）柴胡加龙骨牡蛎汤治更年期综合征

妇女更年期综合征，出现的时间有早有晚，可以从 35 岁以后，也可以从 50 岁左右始，本证皆因肝血不足，肝郁化火，出现的病症有烦躁、夜梦、精神抑郁，或多虑多疑，神情恍惚，口燥咽干等。

病案举例：

范某，女，49 岁，会计。1993 年 8 月 10 日就诊。

病者从 40 岁左右，出现经前后烦躁，神情不定，易怒，夜梦。随着年岁推移，月经参伍不调，性格愈加执拗，大便多干燥，口干咽燥，脉弦细偏数，舌红薄黄苔。处方拟柴胡加龙骨牡蛎汤合酸枣仁汤、甘麦大枣汤：

柴胡 10g	太子参 15g	法半夏 10g	枯芩 10g
酸枣仁 15g	茯苓 15g	知母 10g	川芎 5g
炙甘草 5g	麦冬 10g	浮小麦 30g	
生龙骨、生牡蛎各 15g			

水煎每日 1 剂，分 2 次服。嘱服 10 剂，以观后效。

二诊：9 月 2 日。病者服前方后，诸症悉减，能坚持正常上班，月经前后精神状态明显好转，性格较前宁静，睡眠安定，口不干，二便正常，脉缓稍弦，舌淡红苔薄润。拟守前方加丹参、二至丸，继续在经前后，神志波动时即服用数剂。病者较稳定地度过更年期。于 1996 年 5 月绝经，后反复过两次。此后，各症均缓解消失，正常上班。

「**按**」　　本案自 40 岁出头即出现更年期综合征，做过各种检查，排除精神分裂症，脑血流图、CT 扫描、血脂检查均未见异常，诊断其为更年期综合征是无疑的。治疗延续数年，经用滋阴养血，平肝息风，补益气血均未能平定，而以柴胡加龙牡、酸枣仁汤、甘麦大枣汤合方，经几次反复，在上方基础出入加减，治疗近两年，方取得满意疗效。

九、四逆散

　　四逆散由柴胡、芍药、枳实、甘草四味药组成。本方出自《伤寒论》少阴病篇，多数医家对"四逆"的理解，均认为是"阳郁四逆"，而非少阴阳虚的四肢厥逆，此说可从。因为少阴四逆阳虚，绝无用柴胡剂之理，惟有阳郁不宣，才能用四逆散宣郁达外。所以，有的医家认为此间四逆当是与少阴的鉴别之处，并认为四逆是四肢不温；这种说法与临床相符，有实际意义。

　　四逆散的功用，准确地说，应当是"疏肝理气，调和脾胃"。方中四味药，可分解为三个部分：一是柴胡、芍药为肝药；枳实、甘草为脾胃药，所以能疏肝理气，调和脾胃；一是芍药、甘草相伍，可以除血痹、缓挛痛，有缓急止痛之功；一是枳实、芍药相伍，为《金匮》枳实芍药散，是妇人病方，治产后腹痛，烦满不得卧之症。综合而论，本方实有疏肝理脾，和营消满的功效，后世的逍遥散、柴胡疏肝散都是由四逆散化裁而来的，是临床常用的有效之方。

　　笔者习用四逆散，凡临床符合从肝论治的疾病，诸如颈颌下淋巴结炎、乳房小叶增生、肋间神经痛、胃脘病、胆囊炎、胆道蛔虫、肝炎胁痛、腹痛、泄泻等，常以四逆散为基本方化裁，有的医者还将四逆散广泛运用于治阳痿、不射精、头痛等症。特别值得一提的是，不少软组织挫伤，民间说的"老伤"，用四逆散加味（如郁金、川芎、香附、桃仁、青皮之类），既安全，又有效，无须动辄以三棱、莪术、血竭等活血化瘀重剂，耗气伤血，不为有益，反而有害（久服三棱、莪术以及虫类药，对肝脏有一定的损害），故以四逆散加味，缓治图功，实为稳妥。

（一）四逆散治胃脘痛

病案举例：

　　黄某，男，35 岁，工人。1983 年 3 月 12 日就诊。

　　病者胃脘部胀痛，经年不已。经检查诊断为慢性胃炎。自述一星期前，因嗜酒引起胃脘胀痛，且痛及两胁，并觉胃中疼热烧灼，不能进食，食之则胀痞更甚，嗳气咽中热，口苦舌黄腻，脉弦实。拟四逆散合小陷胸汤主治。处方：

柴胡 10g	白芍 10g	枳壳 10g	川黄连 10g
瓜蒌壳 15g	法半夏 10g	佛手 15g	炙甘草 5g

水煎温服，每日 1 剂。

　　服 3 剂后，胃痛烧灼感消失，嗳气平，能进食，大便通畅，舌苔仍黄腻，脉弦缓。嘱再进原方 10 剂，隔日 1 剂，以巩固疗效。一年后随访，未复发病。

　　「按」　　　　胃病影响及肝，肝胃相连，其痛以胃脘及胁为著，故以疏肝理气的四逆散为主方，临床上因肝胃不和，肝郁化火，又多见湿热中阻，故合小陷胸汤以清热化痰，宽胸理气。若肝郁气滞，胃痛波及两胁，加郁金、香附增强其疏肝行气之功。如此施治，近期疗效是满意的。

（二）四逆散治淋巴结肿

病案举例：

龚某，男，26岁，工人。1983年4月20日就诊。

病者颌下、腋下、腹股沟淋巴结均肿大，如嗜酒及辛热食物，则肿胀更甚。病史已半年多，未做任何治疗。无低热，除外肺结核，亦未进行穿刺病理检查，其他无发现。临床诊断为淋巴结肿。脉缓弦实，舌苔白润。处方：

柴胡6g　　赤芍、白芍各10g　　枳壳10g

炙甘草5g　夏枯草10g　郁金10g　浙贝母粉10g

生龙骨、生牡蛎各15g

每日1剂，水煎分2次服。

二诊：6月20日。自述服上方40余剂后，颌下、腹股沟淋巴结基本消退，腋窝处仍能触及。面部有疮疖数处。脉弦缓，舌红苔薄润。守上方加蒲公英15g，金银花15g，嘱继服30剂。后随访淋巴结肿全部消失，一切正常。

「按」　　淋巴结肿，除外结核的病因，应从中医的瘰疬结核论治。《类证治裁》说："瘰疬生于耳前后项腋间，与结核相似，初起小块。渐大如桃核，皮色不变……"《外台秘要》谓肝肾虚热所生，气郁所致。古人皆从疏肝理气化痰求治。本案用四逆散加夏枯草、郁金软坚散结，用浙贝母消散化痰。全方疏肝理气，软坚散结，渐消渐散，祛邪而不伤正，可达到预期的疗效。

（三）四逆散治乳房小叶增生

病案举例：

朱某，女，47岁，干部。1982年5月10日初诊。

病者左乳房小叶增生，有两个核桃大的活动性硬结。经切片检查，排除癌变，确诊为小叶增生。自述每于经前肿块增大，肿痛明显，牵引胁痛，经后痛势减轻，夜寐梦，烦躁易怒，大便偏结。脉弦而缓，舌苔白润。处方：

柴胡6g　　白芍12g　　枳壳10g　　炙甘草6g

猫爪草15g　郁金10g

橘核30g（打碎，先用冷水浸一宿）　　酸枣仁15g

浙贝母10g（研末冲服）

每日服1剂，水煎分2次凉服。

二诊：6月20日。服上方20余剂，乳房肿块明显减小，经前乳房胀痛减轻，烦躁、失眠等症亦有所改善。脉弦缓，舌苔薄润。守原方加青皮10g，生牡蛎15g，嘱每隔日服1剂，水煎分2次凉服。

三诊：8月25日。服上药20余剂，乳房肿块基本消失，经前无明显反应。月经正常，食纳、睡眠无不良反应，除偶尔月经前稍有胀感，肿块未再增大，遂停药观察。至今已数年，未复发病。

「**按**」　　乳房为肝脉所循行之处，小叶增生乃属肝郁气滞之症，并多伴有情绪郁闷，如"脏躁症"。若除外占位性病变，且肿块不超过核桃大，用上方疏肝理气，加橘核、浙贝母软坚散结，加青皮或川楝子之类理气药；可以获效。治疗不能求速效，而令其渐消渐散，服药当持之以恒，必待乳核消散之后，方可停药。

（四）四逆散治肋间神经痛

病案举例：

刘某，男，5岁。教师。1981年3月31日初诊。

病者自述右肋间边缘疼痛，已病多时，痛处不移。检查肝功能正常。右胸正侧位片亦未发现实质性病变。若嗜酒或气候变化，其痛可随之加重。右肾下垂，但无肾病自觉症状。胃纳尚可，大便稍结，血压正常，脉缓弦实，苔薄润。拟诊为肋间神经痛。处方：

柴胡6g	赤芍、白芍各6g	炙甘草6g
丹参15g	香附10g	旋覆花10g 枳壳10g

嘱服5～20剂，每日1剂，水煎服。

服上药20剂后，疼痛若失。两年后探访，一切正常，未复发病。

「按」 肋间神经痛属"胁痛"范畴，若排除肝炎、慢性胆囊炎、外伤性疼痛，多为肋间神经痛。其病因肝郁气滞所致，故用四逆散稍佐行气活血药，可获疗效。若久痛不已，是为气滞血瘀，病入于络，则应加川芎、桃仁、红花之属，加强行气活血之功。必须指出，活血化瘀药，以桃、红、川芎之属，间断使用，以免过剂，更无须用三棱、莪术、血竭、水蛭之类大破气血，于病无益，于身有害。

（五）四逆散治睾丸鞘膜积液

病案举例：

许某，男，9 岁，学生。1983 年 10 月 4 日就诊。

患儿近半个月来，左侧睾丸肿大，无痛苦，偶有胀感，溺黄，大便正常。脉缓稍弦，舌苔白润。处方：

柴胡 5g　　　青皮 6g　　　赤芍 10g　　　枳壳 5g

川楝 6g　　　橘核 15g（打碎，先用冷水浸一宿）

炒小茴香 5g　生甘草 3g　　橘核 10g

生牡蛎 10g

每日 1 剂，水煎分 2 次温服。

二诊：10 月 12 日。服上药 10 剂，睾丸肿胀消退，恢复如初，症状基本消失。惟用手抚摸时略有胀感，其他一切正常。嘱再服 10 剂，以资巩固。

后于 1984 年 3 月追访，得知病未复发。

「**按**」　　　肝脉绕阴器，睾丸疾患，理应从肝议治，故以四逆散疏肝理气，佐以行气之小茴香，软散之橘核、青皮、牡蛎等，总以疏肝理气、软坚散结为主旨，一般可以取效。本案用赤芍意在凉泄，故不用白芍的酸收。

（六）四逆散治慢性肠炎

病案举例：

周某，女，28 岁，干部。1984 年 4 月 2 日就诊。

病者腹痛泄泻已近半年。现症见腹痛，左下腹部痛甚，便前尤剧，大便初硬后溏，并有里急后重感，有时大便有黏液泡沫，间或有不消化食物渣滓。脉缓而弦，苔薄润。处方：

柴胡 10g　　炙甘草 5g　　枳壳 10g　　白芍 10g
广木香 10g　神曲 10g

每日 1 剂，水煎分 2 次温服。

二诊：4 月 9 日。服上药 7 剂后，腹痛消失，大便软而成形，食纳增加。脉缓而软，舌苔薄润。守原方继进 5 剂。

8 月间因月经不调来诊，询及旧病未复发，近期疗效满意。

「按」　　　本案泄泻，当是木强侮土，肝木失于疏泄，贼害脾土，以致肝脾不和而泄泻，故取四逆散原方以调和肝脾，加广木香、神曲温以行气止泻，收到近期疗效。

（七）四逆散治腹痛

病案举例：

吴某，男，13 岁，学生。1978 年 5 月 10 日就诊。

患儿因腹痛，在当地用驱蛔药未效，后来省城求医。在某医院门诊治疗已 20 多天，拟诊为结核性腹膜炎，改用链霉素抗结核治疗罔效。后考虑慢性阑尾炎，用青霉素治疗亦未取效。最后只得以腹痛待查转中医治疗。询其腹痛隐隐，时而绕脐腹痛，时而胁下两侧不适，大便不畅，2～3 日一行，便软不硬，食纳量少，脸色淡而少华，舌苔薄白而润，脉弦缓有力。细思其用驱蛔、抗炎、抗结核治疗均未取效，病势并不急，痛又不能消失，无任何阳性体征，仍属肝脾不和，姑拟四逆散加味试治。处方：

柴胡 5g　　枳壳 9g　　白芍 9g　　炙甘草 5g
山药 12g　　扁豆 10g　　广木香 3g　　神曲 10g
嘱服 2 剂，以探动静。

二诊：5 月 12 日。病孩服 2 剂后，腹痛已罢，食纳大增（第 1 剂后次日早晨要吃肉包子），无任何不适。家长要求当天回去。因药只进两剂，病情虽缓解，恐不能痊愈，挽留其再服两剂，以期巩固疗效。又服原方两剂后，腹痛未有起伏，遂返回县里。半个月后来信告之，病孩一切良好。

「按」　本案虽几经周折，仍只能以腹痛待查，以期观察。从辨证的角度看，病机仍为肝脾不和，气机阻滞。四逆散中的柴胡、枳壳有升有降，芍药、甘草缓急和中，加入山药、扁豆以健脾，木香、神曲，以顺气和胃，使之肝脾得调，胃气得顺，故可获效。

（八）四逆散治睾丸肿胀

病案举例：

袁某，男，32 岁，技术员。1994 年 7 月 20 日就诊。

患者诉右侧睾丸肿大如鸽蛋大，肿胀发硬，附睾精索均有肿胀，手不可近，并牵引少腹坠胀不舒，二便正常。查血象属正常范围。脉象弦缓，舌苔薄白滑润。处方：

柴胡 10g　　赤芍 15g　　枳壳 10g　　炙甘草 5g

青皮 10g　橘核 15g（打碎）　　　荔枝核 15g（打碎）

香附 10g　乌药 10g　生牡蛎 15g　郁金 10g

滑石 15g（包煎）

水煎每日 1 剂，分 2 次服。

二诊：8 月 3 日。服前方 7 剂后，睾丸肿胀明显好转，局部用手触及，略有轻微痛感，少腹坠胀感已消失。脉缓稍弦，舌苔薄润。仍守原方加天花粉 15g，忍冬藤 20g。嘱继服 7 剂，水煎分 2 次服，以巩固。

8 月底，病者告之，二诊后服 7 剂，病告痊愈。

「**按**」　　本病之所以从肝论治，实即从"肝脉绕阴器"这一思路立论。因病者血象不高，也无热毒内蕴，故未用清热解毒药。但睾丸硬结胀痛明显，故在原方中加青皮、橘核、荔枝核、郁金、香附以疏肝理气，又合牡蛎、乌药行气软坚。加滑石是合甘草取六一散意，清暑泄热，既是时令药，又可与忍冬藤配伍，起到轻泄下焦湿热的功效。

（九）四逆散治淋巴结炎

病案举例：

曹某，男，43 岁，工人。1994 年 4 月 5 日就诊。

病者形体消瘦，发热不退（37.5～39℃）已持续两个多月。全身淋巴结肿，两肋淋巴大如鸡蛋，颈颔下两侧淋巴结如蚕豆大，腹股沟右侧淋巴结如鸽蛋大，其他多个部位淋巴结大小不等，头部前额左侧淋巴结如核桃大。经某院切片检查为淋巴结炎，除外肿瘤。经用抗炎药、抗结核药治疗，发热不退，饮食减少，日见消瘦，二便正常，夜寐不宁。脉弦，舌苔薄黄略腻。拟先行和解表里，透达少阳。处方：

柴胡 10g	党参 15g	黄芩 10g	法半夏 10g
青蒿 10g	葛根 15g	炙甘草 5g	忍冬藤 20g
生姜 3 片	大枣 3 枚		

嘱服 5 剂，水煎分 2 次服，每日 1 剂。以期达到退热的疗效，使病者信心增强，于病有利。

二诊：服上药后，发热已罢，精神好转，饮食倍增，淋巴肿胀感有所减轻。病者打消了去外地治疗的念头，要求继续予以诊治。视其全身情况尚好，脉缓略弦，舌质淡红，苔薄润。处方改用四逆散加味：

柴胡 10g	赤芍 15g	枳壳 10g	青皮 10g
郁金 10g	夏枯草 15g	生牡蛎 15g	
浙贝母 15g（研末冲服）		猫爪草 15g	天花粉 15g
香附 10g			

嘱服 10 剂，每日 1 剂，水煎分 2 次服。

三诊：4 月 23 日。病者经两次治疗，发热退净，精神好转，饮食倍增，淋巴结肿已明显消退，除腋窝部、前额部淋巴结还有少许如鸽蛋大，其他皆已消退如黄豆大或全部消失。患者异常高兴，心理状态很好，治疗信心倍增。脉缓有力，舌淡红少苔。仍守前方加橘核 20g（打碎），山药 20g，扁豆 15g，每日 1 剂，水煎分 2 次服。

四诊：5 月 20 日。病者服上药 20 多剂，形体恢复正常，体重增加，饮食正常，全身淋巴结肿绝大部分消退，惟腋窝部还有一两个如绿豆大，按之无痛胀感，无任何不适，脉缓有力，舌淡润。守 4 月 23 日方加生黄芪 15g，太子参 20g，以补益气阴。嘱其隔日 1 剂，服 20 剂以巩固之。

　　7月中旬，病者来诊，告谓淋巴结肿已全部消退，精神好，食欲、睡眠及二便均正常。脉缓有力，舌薄净而润。嘱其停药观察。

　　国庆节期间，病者又来咨询，谓病告痊愈，无任何不适，已上班两个多月，是否需进补调理。当即告之，此病为肝郁气滞，不宜峻补，且饮食宜清淡，将息调摄为是。

　　「按」　　本病前一段在某院检查，确诊为淋巴结炎，据其临床表现，诊断应当是正确的。患者怀疑恶变，意欲去外地再进一步确诊，这是情理之中的事。在一附院两个月的检查治疗，用抗炎药、抗结核药都是正确的。唯发热不退，人形瘦削，应是淋巴结炎症导致的消耗性发热，使之气虚体弱，正气不足的缘故。从辨证思维来看，病者是肝郁气滞，表里不和，营卫不调，故发热反复发作，因无明显的表证，亦无里热结实之证，所以用小柴胡汤原方，加葛根、青蒿，取其透达于表之功，药后热退，全身情况缓解，收到预期的疗效。热退后，精神心态均得以恢复和稳定，继以四逆散疏肝理气，加软坚散结的郁金、夏枯草、牡蛎、猫爪草、浙贝母、橘核等，旨在使其渐消渐散，缓缓图功。经3个月的调治，守方进50余剂，病告痊愈。治疗中未见波折，停药后亦未反复，前后两易其方，可以认为辨证用药是稳妥的。

（十）四逆散治十二指肠溃疡

病案举例：

　　何某，男，49岁，干部。1995年12月10日就诊。

病者经胃镜检查为十二指肠溃疡。自觉胃脘及脐以上满胀不舒，腹中雷鸣，大便稀薄，食纳少，食之则胀痛，形体消瘦，脉细弱，舌淡苔薄润。处方拟以四逆散合良附丸加味：

柴胡 10g　　白芍 10g　　枳壳 10g　　炙甘草 5g
高良姜 10g　香附 10g　　神曲 15g　　厚朴 10g
每日 1 剂，水煎分 2 次温服。

二诊：12 月 18 日。服上方 7 剂后，满闷胀痞之感完全消失，肠鸣亦显著减轻，大便成形偏软，食欲感明显增强，食量增加，脉缓有力，舌淡红，薄润苔。拟用原方加白术 10g，嘱再进 7 剂。煎服法同前。

三诊：12 月 26 日。服前方 7 剂后，病者自谓其病如失，胃舒畅，食量倍增，精神好转，脉缓有力，舌淡润如常。拟守上方再加山药 15g，扁豆 15g，嘱服 10 剂，以资巩固。

元旦后随访，病者谓，十二指肠溃疡虽多时困扰，前后近 20 日的治疗，症状消失，基本恢复病前的状况，要求善后调治。

「**按**」　　十二指肠溃疡属于肝脾不和、虚寒气滞者屡见不鲜，缘何不用六君补益，而先用四逆合良附丸？因为胀闷不舒，理应先调肝脾，兼佐温运行气。俟肝气舒，脾胃调，再议补，这样先调理肝脾，再补益脾胃，不会壅滞气机。临床上胃炎、十二指肠溃疡、肠炎等胃肠功能失调的疾患，先从肝论治，再议脾胃用药，体现治标治本的层次先后，有临床指导意义。

（十一）四逆散治咳嗽

病案举例：

熊某，男，36 岁。1995 年 10 月 5 日就诊。

患者胸闷胁胀痛，咳嗽咽痒，痰少而黏，大便干结，舌质红，苔薄黄，脉弦缓。处方：

柴胡 10g　　白芍 10g　　枳壳 10g　　炙甘草 5g
前胡 10g　　桔梗 10g　　全瓜蒌 10g　苏叶 10g
虎杖 15g　　北沙参 15g

嘱服 4 剂，水煎分 2 次温服。

服上药 4 剂，咳嗽止，胁痛平，大便通畅，一切正常而停药。

「**按**」　　咳嗽本属肺，然有"五脏六腑皆令人咳"的说法，且四逆散的或然症中亦有"咳"，所以排除肺之寒郁，从肝郁气滞上逆为咳，而用四逆散疏肝理气，稍佐前胡、桔梗、瓜蒌之属，使肺气宣畅，三焦通畅，咳嗽自止。因而，用四逆散治咳嗽，是属常理常法，并非旁门左道。

（十二）四逆散治肝硬化

病案举例：

杨某，男，46 岁，教师。1993 年 4 月 10 日就诊。

病者有慢性肝病史，排除血吸虫病因。B 超提示：肝硬化伴中度腹水，胆囊壁粗糙，脾脏肿大。自觉腹胀气滞，食之腹胀更甚，肝区隐痛，大便时稀时干，小便偏少，面色晦黯，形体偏瘦，精神疲惫，腹部脐周有青筋暴露，双手肝掌明显，颈下有两粒蜘蛛痣，两下肢轻度浮肿，脉细弱，舌淡润。病属中医的鼓胀，缘由肝郁气滞血瘀，脾胃不足。处方：

柴胡 10g　　赤芍、白芍各 10g　　枳壳 10g
炙甘草 3g　　山药 15g　　扁豆 15g　　郁金 10g
炒鸡内金 10g　大腹皮 10g　海桐皮 20g　茯苓 15g
益母草 15g　　旱莲草 15g　青皮、陈皮各 10g

每日 1 剂，水煎分 2 次温服。

二诊：5 月 4 日。服上药 15 剂，腹胀明显减轻，食量增加，能食能化，食后无胀痛，大便偏软。精神好转，睡眠安静，脉缓有力，舌淡润。B 超复查示腹水消退。守原方减大腹皮、海桐皮，加三棱、莪术各 6g，白术 10g，每日 1 剂，水煎分 2 次温服。另服健脾益气冲剂（本院自制药品，以参苓白术散加味组成），每日 1 包（含生药 15g），早间用开水冲服。

三诊：7 月 10 日。上方共用 40 余剂，病者精神好转，食欲正常，睡眠安宁，形体略胖，腹无所苦，腹水未反复，大便正常，小便 24 小时量约 2000mL，自觉病去七八，并能上班工作。脉缓有力，舌淡苔润。仍守上方加减。处方：

柴胡 10g　　赤芍、白芍各 10g　　枳壳 10g
炙甘草 5g　　山药 5g　　扁豆 15g　　郁金 15g
生黄芪 15g　益母草 15g　旱莲草 15g
青皮、陈皮各 10g

每日 1 剂，水煎 2 次温服。另每日服健脾益气冲剂 1 包。同时，嘱每半个月吃一次甲鱼（将甲鱼久炖 8～10 小时服用），旨在滋阴软坚，辅助治疗。

四诊：9 月 10 日。服上方 30 余剂。B 超复查示肝硬化，未见腹水，脾脏缩小。自觉偶尔有精神疲乏，四肢软弱倦怠，饮食、二便、睡眠皆正常，脉缓不弦，舌苔薄润。嘱其仍守上方再进，继续观察。

五诊：12月10日。病者先后服上方40多剂，自觉身体状况正常，无腹胀，腹部青筋暴露减少，不浮肿，面色有泽、润，食量倍增，大便软，小便正常，睡眠安静，脉缓不弦，舌淡润。处方四逆散合四君子汤加减：

党参 15g　　　白术 10g　　　赤芍 15g　　　柴胡 10g

枳壳 10g　　　茯苓 15g　　　炒鸡内金 10g

炒谷芽、炒麦芽各 10g　　　旱莲草 15g　　益母草 15g

生黄芪 15g　　青皮、陈皮各 10g　　　　郁金 10g

三棱、莪术各 5g

嘱每日1剂，水煎分2次服。

六诊：1995年2月10日。病者服上方30剂后，自觉身体较前壮实，少有感冒，精力较充沛，饮食正常，大便成形，小便正常，睡眠安静，脉缓平和，舌淡红润。嘱仍守上方长期服用，隔日1剂，以资巩固疗效。1996年1月10日获悉，病者仍坚持服上药，身体状况尚好，能坚持工作。

「**按**」　　本例肝硬化的治则，始终本着疏肝理气，健脾和胃，软坚散结，缓缓图治的治法。并遵《金匮》肝病实脾之旨，用药着力保护和补益脾胃，使消化吸收功能保持良好状态，是稳定肝硬化病情的重要措施。在软坚散结方面，除用小量三棱、莪术外，它如郁金、青皮、鸡内金等均取其柔中有刚，不伤正气，前后共服200余剂，未见脾胃损伤，肝阴不足。因而达到了脾脏缩小，腹水消失，肝硬化稳定，临床痊愈的目的。

十、芍药甘草汤

芍药甘草汤即桂枝汤的一半，用芍药与甘草配合用其治里，而不是解表。芍药酸泄，甘草甘缓，故本方有酸甘化阴，滋养阴血的说法。仲景用它治"脚挛急"，意在滋阴养血，柔筋缓急，所以能缓解脚拘急。后人所用的"中岳汤""去桂汤"，均为芍药甘草汤变方。它们的主要功用，前者是治湿气腿脚赤肿疼痛；后者是治脚软无力，行步艰难。如果从《伤寒论》本旨看，芍药甘草汤所治伤寒自汗出，脚挛急，是因汗出津亏，耗伤阴血之咎。后世用治湿气腿脚赤肿，以及脚软无力，扩大了芍药甘草汤的运用。这是经验之谈，可从。

芍药甘草汤还是治多种腹痛之方。夹热者加黄芩，夹寒者加干姜，这是常法。究其治疗腹痛的原理，还是芍药有除血痹、散恶血的缘故。如果说腹痛是因之"血痹"，用芍药"通顺血脉"，使局部血行障碍解除，腹中急痛自然缓解。所以，近人用芍药甘草汤治疗胃脘痛、胆结石、胆道蛔虫、肾结石、子宫以及输卵管收缩的疼痛，确有缓急止痛的功效。笔者经验证明，凡是平滑肌的脏器所出现的疼痛，用芍药甘草汤均可起到止痛的作用。究其止痛的机制，大概是两个方面的意义：一是芍药除血痹，通顺血脉，一是芍药配甘草，酸甘合化缓急止痛，故能治疗上述各脏器的疼痛。芍药有赤芍、白芍之分，在运用中小有区别。一般是白芍多用于虚证，配补益药如当归、黄芪等滋养营血；赤芍多用于实证，配清泄药如枳壳、香附等行气活血。这种分法尚无确切的药理学根据，而是传统的用药习惯，可以借鉴。

（一）芍药甘草汤治关节炎

芍药甘草汤原为缓急止痛，治脚挛急之方。然以其缓急止痛的特长，沿用于治疗关节痹痛是证药相符的。但由于关节痹痛多为湿热所浸淫，故在原方中加入清热燥湿药和祛风胜湿药，又是理所当然的。实践运用中，笔者常择四妙散或豨桐丸之类，配合应用，两者相得益彰。

病案举例一：

王某，女，32岁，银行职员。1983年4月10日就诊。

患者两膝关节疼痛，甚则自觉疼热难忍，腓肠肌紧束抽掣，偶尔关节浮肿。经治多时，未能奏效。月经正常，饮食尚可，二便无异。脉缓弦，舌薄白而润。处方：

赤芍、白芍各10g	炙甘草10g	苍术10g
黄柏10g　牛膝15g	海桐皮15g	独活10g

服5剂，疼痛基本控制，继续守原方服10剂，诸症自罢，临床痊愈。随访1年多，未复发病。

病案举例二：

陈某，男，45 岁，干部。1984 年 1 月 22 日就诊。

病者右膝关节疼痛已多时，不红肿，屈伸不利，遇阴雨低温，疼痛更甚。有时右膝肘肌肉紧张如抽筋样痛，必须用手揉擦方缓解。经用祛风胜湿药、独活寄生汤类均未取效。舌苔薄润，脉缓略弦。处方拟用芍药甘草汤合三妙散加味：

赤芍、白芍各 10g　　　炙甘草 10g　牛膝 15g
黄柏 10g　　苍术 10g　　伸筋藤 15g

嘱服 5 剂，水煎每日 1 剂。未复诊。

事隔 1 年，1985 年 1 月 16 日，病者告谓，服上方 3 剂，疼痛完全消失，后两剂亦服完，一是为了巩固，二是免于浪费。至今未再发生疼痛，疗效甚捷，真是价廉物美。

病案举例三：

王某，男，5 岁。1993 年 3 月 20 日初诊。

患儿在儿童医院以关节炎收住院治疗 1 个多月，用阿司匹林、青霉素注射，并结合抗痨药治疗，并未收效。检查见面色憔悴，精神很差，食纳量少，大便量少，小便黄。全身关节疼痛，尤以上肢腕关节痛不可近手，两膝关节肿大，局部按之软且疼痛，踝关节亦肿。步履跛行，不愿着地，站立不稳。低烧，烦躁，夜不安卧。脉细数，舌苔薄黄略腻。鉴于患儿病延日久，体质瘦弱，低热烦躁，当先治标，俟热退，食欲增进，再图治本。处方姑拟柴胡加葛根汤：

柴胡 5g　　太子参 10g　黄芩 5g　　法半夏 5g
葛根 5g　　青蒿 3g　　防风 5g　　生姜 2 片
大枣 2 枚

服 7 剂，每日 1 剂。

二诊：服上药后，热退，烦躁止，食欲增加，精神好转。关节疼痛略有缓解。脉缓略弦，舌薄白微黄。其父母要求出院，回家服中药。处方芍药甘草汤合四妙散加味：

赤芍、白芍各 6g　　　炙甘草 5g　　　黄柏 5g
苍术 5g　　牛膝 6g　　生薏苡仁 10g　　独活 6g
秦艽 5g　　豨莶草 10g　　晚蚕沙 10g

嘱每日 1 剂，水煎分 2 次服。

三诊：服上方 15 剂，患儿关节肿痛减去大半，能下地玩耍，站立小跑均无不可，惟膝关节肿大未消尽，食欲增进，舌白润，脉缓有力。仍守上方加忍冬藤 10g，每日 1 剂。

四诊：上方共进 20 余剂，关节疼痛已平，膝关节亦消肿，行走正常，脉舌平，遂改用独活寄生汤加黄芪、伸筋藤、鸡血藤，以资巩固。共服 20 余剂，痊愈。

「按」　　　　上述三案均以芍药甘草汤为基本方调治。用芍药甘草汤治关节疼痛，应是常中之变。所治三例均以赤芍、白芍同用，配以甘草，取其酸甘合化，缓急止痛，柔筋活血，加四妙散清热燥湿，加祛风药同用，既有下行引药达病所，又有利湿祛风之功效。例一、例二病情较轻，服药不过 10 多剂。例三形似中医所称的"鹤膝风"，故用抗痨药。但终因湿热痼结，注于关节，形同鹤膝，实乃风湿，所以执定养血柔筋，祛风胜湿，未从鹤膝风论治，亦取得满意疗效。

实践证明，南方地域潮湿，湿热郁蒸，虽是文静女性，年幼孩童，只要禀赋不刚，均可患风湿，说明本病没有年龄、性别和职业的差异。笔者用此苦寒燥湿，亦无所虑，经多年临床验证，未见苦寒化燥的弊端。换言之，用芍药甘草汤合四妙散加味，治湿热痹证，只见有疗效之功，还未见不良反应。故在临床上已将本法列为治风湿痹证的常法，凡下肢关节痹痛、坐骨神经痛等，均可以本法治疗，近30年的经验证明，疗效是稳定的。

（二）芍药甘草汤治脚抽筋

脚抽筋即腓肠肌痉挛，多因血不足以养筋，老年体衰者尤甚，有经年不止者，有间断发作者，亦有暴病失血失水者罹患此病。虽其病各异，治法则不外酸甘缓急，柔筋止痛，用芍药甘草汤属常法，屡取速效。

病案举例：

易某，男，56岁，教师。1983年5月10日就诊。

病者来省城开会，当晚两脚抽筋，无法入睡，两脚软乏力，夜半抽筋从睡梦中痛醒，大便偏结，舌润薄苔，脉缓稍弦。血压正常。处方：

白芍20g　　炙甘草10g　　牛膝15g　　枸杞子10g
女贞子10g　　桑椹子10g
水煎服。

当晚服1剂，抽筋缓解。次日又服1剂，脚挛急即止。嘱其用本方经常服用，若有脚抽筋，即服3～5剂。

后来信称：回家后服过1～2次，再未复发。

「**按**」　　脚挛急，其病由于阴血不足，用芍药甘草汤治疗，取其滋养营血，柔筋缓急，是为常法。但又因病者的具体病情而异，若系老年体虚可酌情加入必要的药物，如气血不足加黄芪、当归等，湿阻经络加牛膝、地龙等，风湿痹着加独活、秦艽，或伸筋藤、大活血、千年健等；阳虚寒盛加制附片、干姜等。总以体质与病情的兼夹而据证加味，以增强其临床疗效。

（三）芍药甘草汤治肾结石

芍药有活血行血之功，甘草与之配合，仍不失其缓急止痛之功。在此基础上，加入滑石疏泄，清热利湿药，能取得良好的疗效。

病案举例：

黄某，女，21 岁，职员。1993 年 5 月 5 日就诊。

病者突然腰痛，以右侧为甚，小便频急，尿红赤，尿道涩痛，口渴，大便偏结，脉缓弦，舌苔薄白润。尿常规：红细胞 (+)，白细胞 (++)，蛋白 (-)，草酸钙结晶 (+++)。B 超提示：右肾输尿管下段结石数粒，0.6～1.0mm。其他未见异常。处方：

赤芍、白芍各 10g 　　　　炙甘草 10g 　滑石 15g

白茅根 20g 　炒鸡内金 10g 　金钱草 15g 　海金沙 15g

牛膝 10g 　　郁金 10g

水煎每日 1 剂，分 2 次凉服。

服上药 7 剂后，小便频急减轻，尿量增多，排尿通畅，尿常规：红细胞 0～5/HP，白细胞 (+)。脉缓，舌白润。守上方加生地 15g，赤芍 15g。继进 10 剂，每日 1 剂。

服上方后，小便正常，无任何不适，尿常规检查，各项指标均正常。脉缓，舌苔薄润。处方：

　　赤芍、白芍各 10g　　　　炙甘草 10g　金钱草 15g

　　海金沙 15g　　牛膝 10g　白茅根 15g

　　炒鸡内金 10g　郁金 10g

　　水煎隔日 1 剂，分 2 次凉服。

　　经两个多月的治疗，服上药 30 余剂，隔日 1 剂，结石全部排出，B 超复查，两肾正常，未见结石光团，临床痊愈。

　　「**按**」　　用芍药甘草汤合三金汤治肾结石，临床运用已是屡见不鲜。究其原理，一则用芍药甘草汤解痉缓急，一则用三金汤化石消石，两方合用，相得益彰。治疗过程疗效显著，且无副作用，从未见到利湿伤阴的现象，亦无损伤胃气的弊端。故可认为，本法治肾结石优于利水通淋，消石化石的方法，笔者屡用屡验。

十一、小青龙汤

　　小青龙汤由麻黄、芍药、干姜、五味子、甘草、桂枝、半夏、细辛等组成。本方麻黄配桂枝解表平喘，桂枝配芍药调和营卫，半夏降逆，甘草和中。姜、细辛、五味子三药同用，是方中温化里饮的主药，干姜温脾以行水，细辛散寒温肾，五味子酸以敛肺。如此肺脾肾药配伍，是仲景治痰的要药，从生理病理的关系理解，用于寒痰宿肺之证，疗效是十分确切的。至于有人认为本方为治外有表寒，内有里水的说法，不可拘泥之。临床上用小青龙汤治痰饮，没有表证者亦可运用，方中麻、桂并非为表证而设，且其与姜、细辛、五味子之辛甘温收敛之品同用，显然不是发表。当然，有表证者可用，这就无须讨论了。

（一）小青龙汤治哮喘

　　小青龙汤从其主治功用看，是温肺化饮治疗寒饮射肺，哮喘属于肺虚寒饮者，亦可用之。其病机和大法与治痰饮相同。

病案举例：

李某，男，47岁，工人。1964年4月5日就诊。

病者患哮喘10余年，最近因感冒而哮喘发作特甚，夜不能平卧，喉中如水鸣声，痰多清稀，涎沫甚多，每晚吐一茶缸。无明显畏寒，食纳减少。舌质晦黯，苔薄白腻，舌面满布痰沫，脉浮而细数。听诊两肺满布湿啰音。治宜温肺化痰。处方：

炙麻黄5g	桂枝5g	五味子6g	党参15g
法半夏10g	细辛2g	干姜6g	白芍5g
苏子10g	款冬花10g	炙甘草5g	服6剂

二诊：4月12日。服药后，哮喘咳嗽减轻，气息平和为常人，痰少转浓，大便稀不成形，每日1次，小便清长，口不渴，食纳稍差，舌质淡红，脉浮弦。病情缓和，哮喘平定，惟痰湿宿肺。拟改用苓甘五味姜辛半夏汤加味。处方：

姜半夏10g	茯苓15g	细辛2g	蜜冬花10g
五味子5g	干姜6g	陈皮10g	苏子10g
炙甘草5g			

每日1剂，水煎温服。

三诊：4月20日。服前方6剂后，喘咳诸症减轻，惟夜间有小阵咳嗽，痰白量少，大便仍稀软，脉弦缓，舌润滑。处方六君子汤加味：

党参15g	白术10g	茯苓15g	细辛2g
五味子5g	陈皮10g	炙甘草5g	法半夏10g
苏子10g	款冬花10g		

每日 1 剂，水煎温服。

上方服 6 剂，咳喘消失，症状平稳，恢复上班。

「按」　　仲景治寒水射肺，亦如痰饮之以温药和之。哮喘有寒热之分，寒哮可与痰饮同治。本案首用小青龙汤，针对其哮喘痰多清稀而用，病药合拍，投之病减。继之以苓甘五味姜辛半夏汤专治痰饮宿肺，取其温肺化痰，用之亦显效。最后用六君子汤加味，补益肺脾，巩固治疗。这样三步走，治寒痰哮喘，是颇有临床意义的，如果审证确切，疗效也是可靠的。

（二）小青龙汤治肺气肿合并肺心病

肺气肿合并肺心病多是由老年慢性支气管炎逐渐转变而成的，病者有器质性病变，又有身体抵抗力下降，加之天寒地冻之日，极容易引起病发。

病案举例：

汪某，男，64 岁。干部。1993 年 12 月 10 日就诊。

病者已病半月之久，发热微恶寒；唇口色青紫，咳嗽痰多清稀，夜不成寐，经用氨苄青霉素点滴，发热有所缓解，但仍每日低热，微恶风寒，食纳差，大便日 1～2 行稀软，胸闷气喘，小便多，脉浮弦虚软，舌胖薄白苔滑润。处方：

麻黄 10g	桂枝 10g	法半夏 10g	制附片 10g
五味子 10g	细辛 3g	干姜 10g	葶苈子 10g
苏子 10g	白芍 15g	神曲 15g	厚朴 10g

炙甘草 5g

嘱服 5 剂，水煎温服。

二诊：12 月 16 日。服前方后，发热恶寒已罢，咳嗽减轻，痰涎明显减少，口唇转红，食纳明显恢复，腹胀减，大便成形，小便减少，脉缓弦，舌滑润。守方去神曲、厚朴，嘱继续服 5 剂。

三诊：12 月 22 日。病者服上药 10 剂，咳嗽平稳，痰量减少，食纳增加，精神好转，二便正常，睡寐安宁，脉缓稍弦，舌净而润。拟改用六君子汤加味。处方：

党参 15g	白术 10g	茯苓 15g	法半夏 10g
陈皮 10g	五味子 10g	枸杞子 10g	巴戟天 10g
仙茅 10g	仙灵脾 10g	炙甘草 5g	

每日 1 剂，水煎温服。

上方服 30 余剂，病者恢复良好，饮食睡眠正常。后两三年均未发病，身体康复如初。

「**按**」　　本案经确诊为肺气肿合并肺心病。从中医辨证，病机是脾肺气虚，湿痰壅盛，且有肾阳不足之征。初则小青龙汤加味，旨在平喘温肺化痰，使之咳减喘平，唇口发绀明显改善，取得预期效果。继之以六君子汤加味，主要从补益脾肾着手，起到了巩固治疗之目的。经过上述治疗，历时近 1 个多月，后以归脾丸合杞菊地黄丸调理。病者已经 3 年多未复发病，临冬天寒气冷，亦能正常生活。可见肺心病以补益肺脾肾三脏为主，是善后调理的重要方法，笔者多年验证，此举实为良策。

十二、苓甘五味姜辛半夏汤

　　本方出自《金匮要略》痰饮病篇，由茯苓、炙甘草、五味子、干姜、细辛、半夏组成。方中茯苓、干姜、炙甘草甘淡温以健脾燥湿，细辛温肾，五味子敛肺，半夏化痰，全方温化痰饮，是治痰饮宿肺的专方。它与小青龙汤的差异是，前者治寒痰宿肺不兼表证，故以之温肺化痰；后者为寒水射肺兼表证，故以小青龙汤解表化饮。此方还体现了仲景用"姜辛味"治痰饮的特色，干姜温脾，细辛温肾，五味子滋肺。病痰饮者关乎肺脾肾，仲景用姜辛味专治痰饮，符合病机，堪称治痰的圣药。后贤陈修园用二陈汤加姜细味，治寒痰停饮，颇合实际，与仲景之方有异曲同工之妙。

苓甘五味姜辛半夏汤治痰饮

病案举例：

胡某，男，47岁，工人。1963年9月11日初诊。

病者咳嗽气短，倚息不得卧，吐白痰夹水，每于早晚咳甚，咳时须俟痰出而后安。伴有胸闷不适，胃脘胀满，舌白而润，脉象弦滑。察其病属痰饮为患，肺有宿寒，未见外感，故从除痰饮、温肺散寒入手，方用苓甘五味姜辛半夏汤。处方：

茯苓15g　　炙甘草5g　　五味子5g　　生姜3片

细辛3g　　　制半夏10g　　干姜10g

水煎温服，嘱服2剂。

二诊：服上方两剂后，诸症大减，咳平安卧，精神倍增，早晚咳嗽减少。胃脘略感不舒，脉仍弦而滑，舌白润。病仍属肺气虚寒，痰饮未尽。守原方加广陈皮10g，去生姜，继进5剂后咳止痰平，其病如失，饮食大增，精神恢复，睡眠安宁，脉息和缓而虚，舌净口和，惟食后稍有胃闷胀，继以香砂六君子汤加味调理中焦，以善其后。

「**按**」　　病痰饮者，当以温药和之，这是《金匮》治痰饮的大法，故立苓甘五味姜辛半夏汤方。对于寒饮宿肺，不失为良方良策，是临床上常用方。其加减用法：有合苓桂术甘汤，有合六君子汤，有合二陈汤，均不外增强温肺化痰之功，更好地提高临床疗效。

十三、五苓散

　　五苓散方由茯苓、白术、桂枝、猪苓、泽泻五药组成，其功用为化气利水。桂枝辛温化膀胱之气；白术苦温，健脾胜湿；二苓、泽泻均为淡渗利湿之品，五药合用故能化气利水。从临床运用看，桂枝与肉桂可因症分别选用，如化膀胱气用桂枝，如温化下元则用肉桂。方后均载有捣为散，白饮和服的注释，说明古人用本方以散剂为是，且用白饮（即米汤）和服，以加强其化气利水之功。但汤剂与散剂，利水的作用有很大的区别。汤剂利水并不明显，捣成散剂，利水的功效显著加强，这是事实。

　　五苓散是苓桂剂中的常用方之一，它可以与平胃散合用，亦可与五皮饮合用。本方加茵陈名茵陈五苓散，是治寒湿发黄的通治方。方书中以五苓散主治蓄水、霍乱吐下、水肿身重痰饮等症，总括其功用均离不开"化气利水"，异病可以同治，凡气化不利者，皆可用之。

（一）五苓散治小儿遗尿

病案举例：

吴某，女，13岁，学生。1987年4月6日就诊。

患儿经年尿床，每晚必尿1～2次，且量多。采用各种方法，从下午即控制饮水，夜间唤其起床小解，依然无效。查体：小儿发育良好，体形偏胖，智力发育正常，性格偏于内向，少言寡语。除有尿床疾苦，其他体征无据可查。小便常规正常，尿比重正常。脉缓有力，舌苔薄白而润。处方：

白术10g　　桂枝6g　　泽泻6g　　猪苓6g
茯苓12g　　远志6g

水煎每日1剂，分2次服。嘱服3剂，以观动静。

服1剂药后，当晚小孩自行起床小解，未尿床，次日小孩表情欢快，精神振作。服完3剂后，基本不遗尿，食欲正常，神态敏捷，学习良好，多年痼疾得以临床治愈。

半年后，又出现遗尿1～2次，自觉疲乏，肢体笨重，脉缓有力，舌苔白润。小便常规正常。仍守原方加菖蒲6g，嘱服5剂，遗尿自止，病告痊愈，至今3年未复发病。

「**按**」　　小儿遗尿，不能动辄补肾，小儿为纯阳之体，妄补肾阳肾阴，于病无益，于体有害。为何小儿遗尿从化气利水求治？因为小便量多实属膀胱气化不利之征，水湿内停，上蒙心阳，所以，多数小儿夜尿，均有夜梦游玩，而出现尿床。故而用五苓散化气利水，气化则水化，加入温通心阳之菖蒲、远志，使之离照当空，气机布化正常，则遗尿自止。笔者用此法治疗多例，年龄小的7～8

岁，大的 25～28 岁，均获得很好的疗效。

（二）五苓散治尿道感染

病案举例：

徐某，女，48 岁，工人。

病者经常小便频急，尿量少，少腹坠胀，小便常规检查正常，诊断为尿道感染。用西药 PP 粉外洗，皮肤干，内服氟哌酸，能控制症状，不能治本，反复发作。就诊时主要症状：尿意频数，白天每 2～3 小时一次，甚至不足 1 小时一次，夜间 3～4 次，尿量少，尿道轻微刺激感，少腹坠胀，口不渴，大便正常，舌苔白润而滑，脉缓有力。处方：

白术 10g   泽泻 10g   猪苓 10g   桂枝 10g

茯苓 15g   白茅根 20g

每日 1 剂，水煎分 2 次服。

服上药 5 剂后，尿频消失，尿量增加，少腹坠胀感明显减轻，口和舌润，脉缓有力。嘱再服 5 剂；症状消失，一切正常，临床痊愈。随访半年，未复发病。

「按」   尿道感染是妇科常见病，多数以消炎、清热解毒药治，有的有效，有的无效，且反复多。而用五苓散治疗本病，主要是抓住尿意频急，次数多量少的临床特征。这个病证，实际是气化不利，故小便不利。因而用五苓散化气利水治疗。加白茅根有清解下焦湿热，淡渗清热之意。有时尿中检出白细胞，则加用金银花、白花蛇舌草、苦参、十大功劳叶之类，任择 1～2 味。如尿道口瘙痒，伴白带较多，用五味消毒饮加土茯苓、十大功劳叶、蛇床子之类，煎水坐浴、外洗，有清热解毒、清洁外阴的功效，与五苓散配合用，内外合治，相得益彰。

（三）五苓散治老年夜尿

病案举例：

吴某，女，65岁，退休干部。

病者身体瘦小，有冠心病史，下肢轻度浮肿，小便每晚4～5次，并有自遗现象。除外糖尿病。小便常规检查正常，肌酐、尿素氮均为正常值范围。自觉症状：精神稍差，饮食正常，白天尿量稍偏多，晚间少则3～5次，多则7～8次，影响睡眠，脉缓弱，舌体胖润，苔白滑。处方：

茯苓15g　　茯实20g　　白术15g　　猪苓10g

泽泻10g　　肉桂10g（入煎）　　益智仁10g

水煎日服1剂，分2次温服。

服2剂后，夜尿减至1～2次。服完10剂夜尿每晚1次，不再自遗，临床痊愈。继之以金匮肾气丸巩固。随访半年，病未复发。

「**按**」　　老年尿多，本属肾气不足，虚不固摄。然用五苓散取其化气利水，用肉桂温补肾阳，白术、茯苓补脾，泽泻、猪苓利水，加益智仁、茨实固涩纳肾，与泽泻、猪苓配伍，一收一泻，相互为用，药虽平常，不补肾而肾气自纳。临床验证多例老年尿多病者，疗效均满意。

（四）五苓散治茶黄

病案举例：

戴某，男，48 岁，农民。1957 年 4 月 10 日就诊。

病者入春以来，自觉肢体疲倦，四肢乏力，腹胀气滞，食少便溏，肤色黄，小便清长，小便常规无异，舌淡白润，脉缓而软。处方：

白术 10g	茯苓 15g	泽泻 10g	猪苓 10g
桂枝 10g	茵陈 15g	厚朴 10g	神曲 15g

每日 1 剂，分 2 次服。另嘱其采茶叶树根，每次用 2 两，炖水服。每隔 1～2 日服一次。

上药服 5 剂后，诸症大为好转，精神振作，食纳增加，腹胀气滞消失，大便成形，肤色如常，小便正常，脉缓有力，舌淡红而润。嘱其再服 5 剂，继以归脾丸善后。

「按」 茶黄即嗜茶叶过量（赣西北地区有饮茶吃茶叶的习惯，日积月累，脾胃不足之体，可罹患此病），病者肤色发黄，但巩膜无黄染，且有肢体疲乏，精神困倦，食纳少，腹胀便溏等脾胃湿困之症，故治以补脾利水，行气消胀之剂，终以健运脾胃治本。本病重在脾胃湿困，无肝胆郁结症，故无须治肝，更不能与肝病等同，病因病机、治疗大法，均从脾胃中焦入手，经治多例，均获痊愈。

（五）五苓散治肾炎水肿

肾炎治疗的全过程，初期治肺，中期治脾，后期治肾。三者之间有关联，如初期肺脾同治，中期以脾为主，后期以肾为主。五苓散在肾炎的初、中期均可运用，如初期以五苓散加宣肺药，中期加益气药，可以随症加减。

病案举例：

熊某，女，21 岁，缝纫工。1995 年 5 月 20 日初诊。

患者全身浮肿，疲乏无力，腰痛，尿频，饮食差，脉浮缓，舌白润。尿常规：蛋白（++++），白细胞（+），红细胞（++）。此前一星期，病者患感冒发烧，用吗啉胍（病毒灵）、板蓝根、青霉素治疗，感冒病症已基本控制，仍拟宣肺利水为法。处方：

茯苓 15g	猪苓 10g	白术 10g	桂枝 10g
泽泻 10g	防风 10g	苏叶 10g	桔梗 10g
杏仁 10g	白茅根 20g	益母草 15g	

嘱服 10 剂，水煎分 2 次服。

二诊：6 月 2 日。服前方后，浮肿明显减轻，除踝骨以下仍浮肿，其他消退。精神好转，食纳增加，小便通畅，口和，脉缓有力，舌白润。尿常规：蛋白（++），红细胞（±）。守上方去杏仁、桔梗，加生黄芪 15g，僵蚕 10g。嘱服 10 剂，水煎分 2 次服。

三诊：6 月 14 日。服上药后，自觉症状消失，饮食、二便、睡眠基本正常，脉缓苔白润。尿常规：蛋白（±）。仍守上方再进，嘱服 10 剂。

四诊：6 月 26 日。服上药后，尿常规：蛋白（-）。自觉症状消失，脉缓，舌白润。嘱继服上药巩固。每日 1 剂，服半个月复查。

8 月间来诊，经上述治疗后，一切恢复正常。本次因涉水后感全身酸楚，下肢轻浮，脚膝发胀。查尿常规，未见阳性。仍嘱服上方，隔日 1 剂，以 1 个月为期。后于 10

月来访告之未见反复，基本痊愈。

「**按**」 五苓散治肾炎水肿，是一张通用方。在肾炎的初中后期均可加减择用。本案初则感冒，继则出现全身浮肿，实为"风水"，故在五苓散中加入宣肺解表药，如防风、苏叶、桔梗、杏仁之属；俟表解后，则加入益气透表药，如黄芪、僵蚕之属。至于用白茅根、益母草则从凉血清热考虑，如尿中无红细胞，不用益母草亦可。笔者认为，急性肾炎属中医"风水"者，可以五苓散合越婢汤，或麻黄连翘赤小豆汤合五苓散加减，均可一方通治。但应注意，全身症状和尿蛋白全部消除之后，仍需坚持服药1～2个月，以巩固疗效，杜绝症状反复，实为必要。

（六）五苓散治前列腺肥大

前列腺肥大是老年常见病，轻则小便不畅，重则点滴全无，痛苦至极。本病之因实由膀胱气化不利，肾虚不能布化。西医手术是根本治疗办法，但临时措施，用中药也不失为有效之举。

病案举例：

刘某，男，65岁，干部。1992年6月5日就诊。

病者为前列腺肥大长期困扰，准备手术，在病房待安排。用留置导尿，小便不成流，膀胱坠胀难忍，尿量极少。邀余会诊。诊察所见，病者痛苦面容，少腹坠胀，小便点滴，尿液极少，烦躁不安，大便不快，每1～2天一次，质软，脉弦缓，舌淡润薄白苔。辨证属下元虚寒，气化不利。处方：

白术 10g 　　茯苓 15g 　　泽泻 10g 　　猪苓 10g

桂枝 10g 　　乌药 10g 　　牛膝 10g 　　炒小茴香 10g

水煎服，每日 1 剂，嘱服 2 剂。

病者服上药后，膀胱区坠胀明显减轻，小便能自行排出，尿量增加，人渐安静。饮食正常，脉舌仍如前，共服 4 剂，小便流畅，不用导尿能定时排尿。后手术切除前列腺，恢复正常。

「按」　　从临床看，前列腺肥大，影响尿液排泄，压迫膀胱而小腹坠胀，临时之举，急治其标，用五苓散化气利水，有很好的疗效。诚然，小便通利之后，用手术的办法使之根治。但用中药软坚散结，使前列腺缩小，这种可能也是有的，应继续观察，积累经验，能不用手术，用药物无损伤治好前列腺肥大，这不是上上策么？

茯苓桂枝白术甘草汤可算是苓桂剂的代表方。由茯苓、桂枝、白术、甘草组成。全方以茯苓为君药，重在淡渗健脾利水，桂枝为臣温阳化气，佐白术苦温燥湿，使用甘草调和脾胃，共同组成健脾渗湿，温化痰饮之剂。

从方剂结构分析，亦可以是桂枝甘草汤加茯苓、白术，以桂枝甘草汤温养心阳，加苓、术淡渗利水。是中焦停饮的首选方。《论》中所述：心下逆满，气上冲胸，起则头眩，脉沉紧。是中焦阳虚，脾胃失运，气不化水，聚湿为饮之症。临床上病痰饮者，可以本方调治。并常与二陈汤合用，使之增强化痰的功效。笔者运用本方治眩晕、慢支、肺心病、肠炎等均有其独特功效。

（一）苓桂术甘汤治眩晕

眩晕一证，从阳虚水气上逆之机推论，必有心悸，头眩，肢冷，恶寒；或脾胃虚寒之肠鸣、腹泻等，其病机均是中焦阳虚，水不化气，温阳化水是其主要治疗大法。

病案举例一：

汤某，40岁，教师。1983年8月10日初诊。

病者素体偏胖，痰多。最近发作头眩晕，欲呕吐，心悸动而烦，肢冷形寒，大便稀软，甚则腹痛泄泻，脉缓而弱，舌苔白润。处方：

| 茯苓15g | 桂枝10g | 白术10g | 法半夏10g |
| 广陈皮10g | 炙甘草5g | 嘱服2剂 | 水煎服 |

二诊：8月12日。服2剂后，自觉眩晕有所缓解，心慌悸动仍作，大便仍稀，出汗，脉缓弱，舌白润。守原方加天麻10g，柏子仁10g，刺蒺藜10g，嘱服5剂。

三诊：8月17日。服前方后，眩晕基本控制，惟头痛怕风，脉舌如前。守8月10日方加川芎6g，羌活5g，刺蒺藜10g，服5剂后，诸症悉平。一年多未复发病。

「**按**」 本案素体偏胖，属脾虚痰湿之体。眩晕发作系体质之内因，体虚容易招致外感，故原方中加祛风药，未易方而病愈。

病案举例二：

梅某，女，41岁，工人。1985年4月5日初诊。

病者头眩晕，卧床不起，睁眼则天旋地转，恶心呕吐，不能食，白带多而清稀。西医诊断为梅尼埃征。多次住院治疗，每年发作二三次。脉缓略弦，舌苔白润，面色清淡。处方：

| 茯苓20g | 桂枝10g | 白术15g | 炙甘草10g |

鹿角霜 15g　　芡实 20g　　　萆薢 10g

嘱服 3 剂以观动静。

二诊：4 月 7 日。患者告谓，服上药 1 剂则眩晕、呕吐等症明显减轻，精神倍增，食纳增加，白带减去十之八九。要求服原方，脉缓，舌白润。继用上方 3 剂，一切恢复如常，照常上班。

病案举例三：

吴某，女。43 岁，营业员，1963 年 8 月 10 日就诊。

病者患眩晕多年，每年必发多次，轻则三五天，重则十天半月，眩晕发作时头昏，眼花，胃反欲呕，卧床不起，耳鸣，食纳减，神疲乏力，脉缓稍弦，舌红少苔，但舌面湿润，伸出舌头即流清水。查阅以往所服诸药均为平肝息风药，如夏枯草、石决明、菊花、钩藤、天麻之属。如从脉弦、舌红少苔看，用以上药应当取效，为何久治不愈？仔细分析，病症眩晕，脉弦舌红苔少，说是阴虚肝旺，亦无不可，但其舌面滑润，涎如涌泉，因而一改前非，从湿痰论治。处方用苓桂术甘合二陈汤：

茯苓 20g　　桂枝 10g　　白术 10g　　炙甘草 6g

法半夏 10g　广陈皮 10g

嘱服 2 剂，以观其效。

二诊：8 月 12 日。病者服上药奇效，自谓近半年来，少有的头脑清醒，如病之初，精神舒畅，食欲倍增，口不干，二便调，脉息平和。但因未能见到我，遂请他医诊治，仍进前钩藤、菊花、天麻、夏枯草类药。进 1 剂，当晚又眩晕欲倒地，不能起坐，遂停原药而来求治。观其前后服药的反复，用苓桂剂取得显效，故仍改用 8 月 10 日方，嘱服 5 剂后，再来复诊。

三诊：8月18日。病者服上药后，一切如常，精神振作，食纳正常，二便平调，睡眠安宁，脉缓有力，舌红润薄苔。拟用六君子汤加黄芪、白芍、炒谷麦芽、炒鸡内金等味，嘱服数剂巩固疗效。一年后，告知病症如失，恢复健康。

「按」　　书云"无痰不作眩"和"无虚不作眩"，这是经验之谈。实践证明，虚与痰并存而致眩者居多。"虚"，理所当然是阳虚，只有中阳虚，痰湿始内生。（诚然，肾阳虚而作眩者，亦有其例）因为中阳不足，水气上凌，故眩晕而作。例一显然是水上凌心，以头眩、心悸为著；例二以脾胃阳虚，既有水邪上泛为眩，又有水湿下趋而为带下；例三的病机仍属中阳不运，但舌红苔少，而前医屡用平肝息风药，罔效，故试从温阳化饮之方试治，思路是对的，疗效也是显著的。然2剂之后，医又以平肝息风药，使之病复原样，停服后又用温阳化饮竣功。可见诊断正确与否，疗效天壤别。为何舌红苔少，而用温药有效？此间应当从机体素质寻求答案。患者素体阴虚，而犯痰饮水湿证，这种常中之变，临床鲜为人知，故屡用平肝息风无效，当改用温中化饮，则病去如剥蕉。体质与病机在常理之中是统一的，而个别病人也可以不一致，这只有在实际病例中才能知晓，不能把它当成普遍规律。

（二）苓桂术甘汤治痰饮

病案举例一：

王某，男42岁，医务人员。1965年5月2日初诊。

病者自 1964 年下半年起，四肢冷（就诊时正值初夏，尚穿棉衣），头晕眩而重，口淡时吐涎沫，两胁下胀痛，面黄肌瘦，下肢浮肿，食欲大减，二便正常，脉象弦缓（每分钟 50 次），舌苔白润滑。以温化涤饮法治疗。处方方用苓甘五味姜辛半夏汤加味：

茯苓 20g　　　干姜 10g　　　法半夏 10g　　北细辛 5g

五味子 10g　　制附片 10g　　炙甘草 5g

服上药 1 剂后，觉腹中雷鸣不已，至夜 8、9 点钟，矢气频作，泄泻多次，次日下肢浮肿渐消，四肢回温，食量倍增，继进 5 剂，病情逐渐好转。

二诊：5 月 29 日。服前方后，诸症悉减，而服第 1 剂后，肠鸣矢气频作，乃至泄泻，此为久羁之寒湿借姜、辛、附之力始获温散之机，故仍宗《金匮》"夫短气，有微饮，当从小便去之，苓桂术甘汤主之，肾气丸亦主之"的宗旨，改用苓桂术甘汤加半夏为治。处方：

茯苓 30g　　　肉桂 6g　　　漂白术 15g　　炙甘草 5g

法半夏 15g

水煎服，每日 1 剂。继进 15 剂，其病痊愈。

病案举例二：

童某，男，21 岁，邮电工人。1963 年 10 月 21 日初诊。

患者胃脘部及两胁下胀痛，痛处沥沥有声，呕吐清冷涎沫，四肢厥冷，不欲饮食，头眩晕，面色黧黑，口淡，大便溏泄，小便清长，脉象弦缓，舌苔白腻而润。询其病史，已历 14 年之久，从胃病论治多时无效。据其脉证符合痰饮病机，始投温热散寒，除痰涤饮之苓甘五味姜辛半夏汤试探。处方：

茯苓 15g　　　五味子 5g　　　姜半夏 10g　　细辛 3g

干姜 10g　　肉桂 6g　　　炙甘草 5g

水煎温温呷服。

二诊：服前方 6 剂后，肢厥回温，食量增加，精神好转，脉舌仍前。追因病延日久，体素虚寒。处方改投真武汤加姜、细、味治之：

制附片 10g　白术 10g　　白芍 6g　　　茯苓 15g

干姜 6g　　五味子 6g　　细辛 3g

每日煎服 1 剂。

三诊：服前方 5 剂，诸症悉减，饮食增进，精神好转，上肢回温，惟时欲呕，右胁下漉漉有声，下肢厥冷仍如前，脉细软，舌白滑。处方拟用四逆汤合苓桂术甘汤：

附片 10g　　川椒目 5g　　干姜 6g　　赤石脂 12g

茯苓 20g　　苍术 6g　　　肉桂 3g　　炙甘草 5g

每日 1 剂，水煎温服。

四诊：服前方 10 剂后，右胁之声已失，四肢温暖如常，睡眠良好，惟偶吐清水，口淡舌白润，唇色晦黯，脉弦缓。处方：

茯苓 25g　　漂白术 12g　五味子 10g　附片 10g

干姜 6g　　肉桂 3g　　　细辛 3g　　　炙甘草 5g

每日服 1 剂。

五诊：服前方 3 剂，病势缓和，停药数日。于前日又突然右胁下痛，呕吐清水，腹中肠鸣，脉弦缓而紧。疑其病情反复，水邪停于肠间，姑从分消入手，试投温化利水的五苓散，以探病情。服 2 剂非但无效，反见困倦神疲。嘱其停药观察，调理将息。

六诊：停药后 4 天，症见头眩晕，卧则舒，起则眩，腹中仍间有肠鸣，二便无恙，脉弦缓，改用苓桂术甘汤治之。处方：

茯苓 30g　　　桂枝 10g　　　白术 15g　　　制半夏 10g

炙甘草 5g

服 2 剂后两目红赤瘙痒，即减桂枝，改用桂木 5g。继服 20 余剂，诸恙始痊。

「按」　　　《内经》"饮入于胃，游溢精气，上输于脾，脾气散精，上归于肺，通调水道，下输膀胱，水精四布，五经并行"，是说明水谷运化之常。反之，如果"食少饮多，水停心下……"即脾胃虚弱，中阳不运，不能游溢精气，日积月累，久而成疾。王节斋所谓"脾土不及，气虚不运，食少化迟而生湿"，是谓痰饮为病之源。《圣济总录》还指出："三焦气涩，脉道闭塞，则水饮停滞，不能宣行，聚成痰饮。"总之，痰饮为病，其势缓慢，缠绵不已，《金匮》所论诸饮，总不外阳虚水积之咎。上述两案因条件所限，西医检测指标、诊断不详，例一有心动过缓，实际是心源性水肿；例二虽无明显心脏病变，实际是先天性心脏病，表现为胃肠功能改变，而久治不愈。二者虽表现形式不一，但头眩、心悸、胁痛、肢冷、肠鸣、腹泻、浮肿等各种症状，皆为水气内停之故。究其病因乃阳不化气，阴不成形，而停积之水，随其所窜的部位而异，症虽异，治略同，均以苓桂术甘汤加减而获愈。

十五、半夏泻心汤

半夏泻心汤由半夏、黄连、黄芩、干姜、人参、甘草、大枣组成。本方组合的指导思想，可以说是和法的具体运用，而其和法的宗旨是调和脾胃寒热。因而，亦可认为半夏泻心汤，即是由小柴胡汤演变而成的，从方意推论，其大法是和法的具体运用，即由和解表里而变成调和脾胃。

本方辛开苦降，调和寒热，治疗脾胃同病的"痞满证"。方中半夏、干姜辛温而散，黄连、黄芩苦寒而降，配合人参、甘草、大枣调和脾胃，是治脾胃肝胆病的常用方。在运用中应注意半夏、干姜与黄连、黄芩的用量比例。按原剂量黄连为姜、夏、芩的三分之一，即干姜、半夏、黄芩各10g，黄连3～6g，这个比例符合实际。如四药各等分，则有苦寒过甚之虞。

从临床实践看，本方辛开苦降，调和寒热，治脾胃同病，气机阻滞的痞满。因而，在方中加入行气药则更为完善，如加木香、枳壳，或厚朴、神曲，或合良附丸等，可随症加减。还必须指出，用半夏泻心汤治肝胆病，应加疏肝利胆药，如郁金、川楝子；治胃、十二指肠溃疡，加厚朴、高良姜、白芍、蛤粉；治肠炎加白头翁、蒲公英、野菊花等，均可随病机、病位而适当加味，有利于提高疗效。

此外，临床应用半夏泻心汤应抓住舌苔的特征。由于半夏泻心汤所治的是寒热并存，脾胃同病的痞满证，所以，胃肠道的病变反映在舌象上是很敏感的，这就是前人"舌苔以候胃"的经验总结，今人有将舌苔誉为"天然胃镜"。基于上述理由，半夏泻心汤证的舌苔应当是黄白相兼而腻。如果黄而不腻，属胃热，不能用本方，白而不黄，属胃寒，亦不可用。如舌苔光亮无苔，是为津伤阴虚，本方应在禁用之列。此间，辨证要点在舌苔，是为关键，不可忽略。

（一）半夏泻心汤治慢性肠炎

慢性肠炎的临床表现，多数是以脾胃湿热并存的症状为特征，且有气机阻滞的腹胀气滞，大便稀溏，或溏而不爽，口黏舌腻等胃肠湿热之症，用半夏泻心汤加味治疗，能获良效。

病案举例：

聂某，男，43岁，教师。1983年7月6日初诊。

病者患慢性肠炎已3年之久，大便经常稀软不成形，日二三次，便溏不爽，腹痛隐隐，肠鸣，食纳少，舌苔黄白厚腻，脉弦而缓。处方：

川黄连6g	法半夏10g	黄芩10g	干姜10g
炙甘草6g	西党参15g	广木香10g	枳壳10g
大枣3枚			

嘱服 5 剂。

二诊: 7 月 12 日。服上药 5 剂后, 腹痛显著减轻, 大便已成形, 日 1～2 次, 食纳差, 舌苔微黄而腻, 脉缓略弦。遵效不更方之原则, 守方再进。

三诊: 7 月 18 日。服上方 5 剂后, 旧病若失, 食纳倍增, 舌苔薄润, 脉缓。仍守原方隔日服 1 剂, 共服 20 剂。并嘱辅以参苓白术散, 每日早晨, 空腹服 15g, 以巩固之。

「**按**」　　半夏泻心汤治慢性肠炎, 是临床疗效较为确切的方法。因为慢性肠炎多见脾虚湿热并存之证。脾虚气机阻滞, 多腹胀隐痛; 湿胜多便溏而渴, 热在湿中, 缠绵不已, 大便次数多, 且溏而不爽。其病多久治不已, 虽能暂安, 亦多反复。所以, 取半夏泻心汤温清并施, 寒热平调, 因其寓有理中之意以补虚, 有芩连苦以清积热, 加广木香 (合有香连丸意) 温以行气, 加枳壳寒以宽肠。俟病情稳定, 泄泻、腹痛、大便稀基本控制之时, 辅以参苓白术散崇土益肺, 实为有效的巩固方法。但应指出, 若系慢性结肠炎, 有明显黏液便, 腹痛有定处, 当加蒲公英、紫花地丁、白头翁之清热解毒药。并可以药物保留灌肠, 使结肠能直接吸收, 疗效更佳。由于病情容易反复, 应多次服药, 持之以恒, 可以取得近期疗效。

(二) 半夏泻心汤治十二指肠溃疡

十二指肠溃疡属寒热夹杂, 以痞满气滞为特征, 亦属于"痞满"证范畴。所见腹胀气滞, 大便不爽, 食之胀甚, 或嗳气、呃逆等症, 仍应调和脾胃寒热, 取法辛开苦降,是为良策。

病案举例：

徐某，男，41 岁，干部。1996 年 3 月 4 日初诊。

病者以胃脘痛而就诊。经胃镜检查为十二指肠球部溃疡。主诉：胃脘胀，打呃嗳气，肚脐以上胀痞不舒，食纳后胀痞加甚，终日不已，大便时稀时干，多数不成形，经常有便急后重感。脉缓而弦，舌苔薄黄而腻。处方以四逆散加味：

| 柴胡 10g | 白芍 10g | 枳壳 10g | 郁金 10g |
| 炙甘草 5g | 青皮、陈皮各 10g | | 炒谷芽、炒 |

麦芽各 10g

水煎每日 1 剂。

二诊：3 月 20 日。服上药 15 剂后，诸症均有所减轻，但各症都不同程度存在。尤明显的是腹胀未减，食之胀甚，大便稀溏。舌苔黄白而腻，口舌黏腻，脉缓略弦。据上述病症分析，上药虽可缓解，但又无明显效益。遂改从调和脾胃寒热入手，改半夏泻心汤加味。处方：

法半夏 10g	黄连 5g	干姜 10g	黄芩 10g
党参 15g	炙甘草 6g	大枣 3 枚	广木香 10g
枳壳 10g	厚朴 10g	白头翁 15g	

每日 1 剂，水煎服。

三诊：4 月 3 日。服上药 10 剂后，诸症明显减轻，大便成形，每日 1 次。腹胀气滞消失，饮食增进，不打呃。舌质淡红而润，薄白苔，脉缓稍弦。守原方再进，隔日 1 剂煎服。每天早晨空腹服健脾益气冲剂 1 包。

四诊：4 月 20 日。如上治疗半个月，自觉症状消失，无任何不适，脉缓而常，舌苔淡润。胃镜复检：十二指肠溃疡痊愈。临床症状消失。嘱其仍隔日或两日服上药 1 剂，每日服健脾冲剂 1 包，以巩固治疗。

5 月 29 日来诊，告谓病情稳定，要求用药治乙肝三阳，已另行处理。

「按」　　本案用半夏泻心汤治十二指肠溃疡，据胃镜说明治疗效果明显，且服药时间不长，取得满意的疗效。

然而，本案初投四逆散加疏肝理气，健胃消食药，虽有微效，但未能明显改善症状。继之抓住腹胀气滞这一主症，以半夏泻心汤加行气消满，竟未更方而短期内收到明显疗效。此间细微处在于"但见一症，不必悉具"这一辨证思想。当然，这个"一症"必须是至关重要的"主症"，如果能在临床抓住这个主症，许多病都可以有的放矢，迎刃而解。不过，很难，很难！

十六、甘草泻心汤

甘草泻心汤方即半夏泻心汤原方重用甘草而成方。但不少方书如王邈达《汉方简义》所出甘草泻心汤无人参，并认为加甘草旨在温胃。如果从原文"医反下之，其人下利日数十行……"的病因病理病性来推论，确实是因下而损伤胃气，故用甘草、干姜甘温养胃。反推甘草泻心汤应有人参，是顺理成章的。林亿等认为，人参是甘草泻心汤必用之药，而方中无者，是脱落之故，此说可从。因此，笔者认为甘草泻心汤的用药应与半夏泻心汤相同，只是甘草泻心汤重用甘草，用药是针对医下之痞利并见的脾胃中焦虚寒，也是与半夏泻心汤的鉴别处。

（一）甘草泻心汤治多发性口腔溃疡

多发性口腔溃疡，属胃热者居多，可用清胃热、滋阴火者不少。然而，多发性口腔溃疡尚有久治不愈、经年反复发作者，一味清胃泻火，不仅无益反而有害，故仿《金匮》甘草泻心汤治狐惑之意用治本病，能取得疗效。

病案举例：

肖某，女，42 岁，气象台干部。1983 年 4 月 10 日就诊。

病者口腔溃疡，服维生素、消炎药及注射青霉素等均未能痊愈。中药用生地、玄参、麦冬、知母、莲子心、黄连等，服之非但无效，反而腹胀便溏，食量减少。察其口腔，牙龈多处溃疡面，食纳尚可，大便软，舌质淡，苔白润，脉缓而细弱。因其清胃无功，且有脾虚便溏之弊，故用寓有理中之意的甘草泻心汤，苦辛兼施，从脾胃湿热求治。处方：

炙甘草 10g　　川黄连 6g　　黄芩 10g　　　法半夏 10g
干姜 10g　　　西党参 15g　　大枣 5 枚　　蒲公英 12g
外用锡类散涂患部，一日多次。

上药服 5 剂后，明显好转，食纳增加，腹胀减轻，溃疡面趋愈合，继之以前方再 5 剂。

随后半年访视，经年痼疾，一方获愈。

「**按**」　　《金匮》甘草泻心汤治狐惑，犹今之谓"三联征"，但不能等同。临床观察多发性口腔溃疡，胃热恒多，而脾胃湿热亦不少。若用清热泻火药无效，尤其是药后腹胀便溏之甚者，更莫一味清胃滋阴，故用甘草泻心汤温清并用，攻补兼施，多能取效。临床验证多例，近期疗效是满意的。

（二）甘草泻心汤治阴痒

现代医学所称"三联征"应是口、眼、外阴三处俱有溃疡面。临床上也有口眼或口腔外阴同时出现溃疡的。本病有脾虚胃热兼见肝郁气滞，或有阴虚肝旺，水不涵木，病机不尽相同，用甘草泻心汤加味，均能取得疗效。

病案举例：

刘某，女，23岁，会计。1987年7月24日初诊。

病者初则口腔有两处如针尖大小的溃疡，并未介意，用维生素，辅以绿豆汤等清胃药食等，能够缓解。1个月前口腔有多处溃疡，且阴户大阴唇处亦有小溃疡面，并瘙痒难忍，用PP水洗局部皮肤干燥，痒势未减。继用青霉素注射、中药清热解毒之品，治疗月余，未能见效。

诊察所见，口腔两侧和舌边均有溃疡面，大者有绿豆大，小的如针尖样。阴户大阴唇两侧亦有多个溃疡面，但未见脓液，边缘清晰，溃疡不深，遇辛辣、咸味都感不适。食纳量少，腹胀气滞，大便稀溏，小便清，口不渴，睡寐欠宁，情志不悦，脉缓偏细，舌苔淡润。拟从调和脾胃寒热入手。处方：

党参15g	法半夏10g	川黄连6g	黄芩10g
干姜10g	炙甘草10g	大枣3枚	郁金10g
厚朴10g	薄荷6g		

服5剂，水煎日服2次。并嘱以淡盐开水，凉后漱口，日多次。

二诊：7月30日。病者服用上方后，自觉口腔溃疡、阴户瘙痒均明显改善，食纳增加，精神舒畅，脉缓而有力，舌苔淡红。守原方嘱进10剂，以观后效。

三诊：8月12日。病者来诊，察其口腔溃疡基本消失，自谓阴户瘙痒溃疡面亦已痊愈，全身无明显阳性体征，饮食、睡眠、二便基本正常。遂拟六君子汤加胡黄连、天花粉各小剂量。嘱服10剂，以巩固之。

「**按**」　　本案是脾虚胃热所致。综观其临床表现，以口腔溃疡、阴户瘙痒为主，故用甘草泻心汤为基本方，兼见肝郁气滞，故加入郁金、厚朴，其中加少许薄荷，是取逍遥散中用姜、薄的含义，移植于此，实即疏肝解郁的意思。大凡女性罹患本病，病因脾胃湿热，兼之肝郁气滞，影响情志，烦闷不舒，故在用药中考虑疏泄透达肝气，是在所必须的。此病既能取效，亦常反复，可以多次治疗，如图速效用激素，往往难以获效。

十七、厚朴生姜半夏甘草人参汤

本方由厚朴、生姜、半夏、甘草、人参组成，治汗后腹胀满症。究其病机，实因脾胃不足，气滞不运。因气滞不行，不可从补，补之气愈室；亦不可径攻，攻之则阳气益伤。故以本方补泻兼行之法，主治胃虚呕逆，痞满不食之症。方中厚朴苦温，生姜辛温，人参甘温，实有苦以坚之、辛以散之、甘以补之的意思（王邈达语）。全方共奏补虚消痞之功，治腹胀气滞之症。

厚朴生姜半夏甘草人参汤治腹胀

临床上腹胀之证，有气滞，有气虚，有虚实夹杂。内因有脾胃功能欠运，亦有气虚不运所致；外因有治疗失误，酿成脾虚气滞。

病案举例一：

叶某，男，39 岁，干部。1973 年 8 月 10 日就诊。

患者行胃次全切除术后，恢复良好。惟出院后逐渐感觉胃腹疼满，嗳气频作，大便不畅，虽少食多餐以流质软食为主，亦感痞满不饥。病情日见明显。脉象细弱，舌苔白润。病者虽属手术之后腹胀满，但与《伤寒论》发汗后腹胀满对照，病因虽不同，而病症病机相同，故用厚朴生姜半夏甘草人参汤加味。处方：

党参 15g　　法半夏 10g　　枳壳 6g　　厚朴 9g

炙甘草 6g　　佛手片 9g　　广木香 6g　　生姜片 3g

5 剂后自觉气结下行，腹胀嗳气大减。继服至 20 余剂，每隔 1～2 日服 1 剂，治疗 2 个多月，一切正常。1 年后访视，腹胀未复发作。消化良好，体略发胖。

本案曾刊于《新医药学杂志》1977 年第 6 期，并收录于《伤寒论讲义》（高等医药院校教材，第 5 版）

病案举例二：

范某，女，52 岁，工人，1994 年 5 月 10 日初诊。

病者从胃脘至脐周围终日痞满不畅，服健胃消食中药如厚朴、神曲、山楂、麦芽、青皮、木香之属，西药用干酵母、复方氢氧化铝（胃舒平）、吗丁啉，均不能持续缓解，稍有不慎，则脘腹胀如鼓。症见胃脘大腹胀不舒，叩之如鼓声，时而嗳气则舒，但须按摩之后方有嗳气，矢气少，大便软，日一行，食纳后胀痞更甚，舌薄腻白苔，脉缓有力。处方：

厚朴 10g　　半夏 10g　　白术 10g　　枳壳 10g

生姜 3 片　　党参 15g　　炙甘草 5g　　陈皮 10g

嘱服 3 剂，每日 1 剂水煎服。

二诊：服前方后，诸症减轻，胀疼感基本消失，嗳气不多，矢气稍多，食纳后无脘痞胀闷，口和舌润，脉缓有力。遂改为六君子汤加谷麦芽、炒鸡内金、厚朴、木香。服5剂遂停药，半年之内，未复发病。

「**按**」　　本案实属脾虚气滞的典型病例，虽前用中西药均为权宜之计，中药只注重消，而未能用补，故取朴、姜、夏、草、参合枳实丸，消补兼施，服3剂即明显改善，消除症状较快。且用六君子汤衔接亦很平稳，未见反复。可见用药贵在符合病机。

前案属手术之后，原因虽不同，结果却是一样的。通过上述两案得到启示：临床上腹胀气滞用行气药罔效，必然要考虑其气虚的一面，在行气药中加补气药可取效。亦有腹胀气滞用补药而愈补愈胀，这就势必要加行气药。厚朴生姜半夏甘草人参汤是补泻兼施，补中有消，消中兼补，对气虚腹胀者正合病机，并可合四逆散、六君子汤、枳术丸等同用，起到相互补益的功效。

十八、理中汤

　　理中汤由人参、干姜、炙甘草、白术各等分组成。方中以人参、白术、炙甘草补益脾胃，用干姜温中散寒，是温补脾阳的良方。

　　《论》中原方后的加减法有：①脐上动，肾虚水气上凌，去术之壅滞，加桂以降冲逆；②吐多属气逆，仍除壅气的白术，加治呕的生姜；③下利严重，是水湿偏胜而下趋，所以仍须用白术助脾胜湿；④心下悸，是水气凌心，加茯苓甘淡利水；⑤渴欲得水，是脾不散津，水饮停留，与津伤燥渴不同，故加重白术以培土制水，健脾运湿；⑥腹中痛，为里虚作痛，痛必喜按，所以加重人参以补中气；⑦里寒太甚，须加重干姜以温中散寒；⑧腹满是阳虚寒凝，故去白术壅补，加附子辛热以助阳散壅。以上8种加减法，加的在理，去的未必妥当，应在临床酌定。后人在仲景制方的基础上创制新方，如香砂理中、丁蔻理中、附桂理中、吴萸理中、椒梅理中，乃至连理汤、治中汤等，均以理中汤加味而成，有其独特的功效，是临床的常用方。

（一）理中汤治胃脘痛

凡胃脘痛，属于虚寒脾胃不足者，用理中汤治之，但应以临床证候为依据，可以因势利导，权宜加减。

病案举例：

柳某，男，57岁，农民。1964年4月23日就诊。

患者身体壮实，自30岁左右即患气痛（按：可能是胃炎或胃溃疡），迄今20多年，屡治不效，渐入老境，几乎2～3日痛一次，痛势增剧，痛时需俯卧，以手垫于脐腹则减，甚则吐酸、嗳气，或索饼食则痛渐缓，腹中有物状包块，时聚时散，但痛后疼胀特甚，腹部柔软，形体枯萎，面容憔悴，脉微细弱，舌质淡，苔白滑。本病由虚寒所致，投以温补脾胃，试图拨乱反正。处方：

西党参15g　土炒白术15g　炮干姜10g　炙甘草5g

广木香5g　西砂仁6g　黄连炒吴茱萸6g

水煎文火久煮，每日1剂。

病者服1剂后，痛势稍平，腹中之物如失。服第2剂痛已停止，饮食倍增，尤以精神显著好转，共服10剂，体质恢复能参加一般劳动，陈年痼疾，一药而愈，十分欣喜！

「按」　　本案胃脘虚寒痛，日久病深，因为中焦脾胃虚寒，导致长期脘腹满痛，且有寒滞凝聚，使之成为聚散无常的包块。食纳减少，生化之源不足，形容憔悴，脉息虚弱，故用温补中焦的理中汤加味，先投1剂取效，10剂痊愈，恢复一般劳动。可见辨证入微，病药合拍，其疗效是会满意的。

（二）理中汤治腹泻

一般来说，呕吐腹泻均属中焦脾胃，但呕吐应重在胃，腹泻则重在脾。前者多用芳香醒胃，降逆止呕；后者则应以温脾燥湿，培补中土以止泻。

病案举例：

裘某，女，52岁，退休工人。1993年4月5日就诊。

病者素体虚弱，饮食稍有不慎，即腹胀肠鸣泄泻，轻则每日1～2次，重则每日5～6次。便下溏软，或纯下稀水，肛门坠胀。精神疲乏，食纳乏味，头晕耳鸣。血压偏低，呈贫血面容，脉细弱，舌淡苔白润。处方：

党参15g　　白术10g　　干姜10g　　炙甘草5g

广木香10g　川黄连3g　神曲15g　　厚朴10g

每日1剂，水煎温服。

二诊：4月10日。服前方5剂后，泄泻完全停止，精神好转，饮食增加，脉缓而有力，舌淡红润。拟补益脾胃，兼调气血，方以归芪六君子汤加味。处方：

生黄芪20g　当归10g　党参15g　　白术10g

茯苓15g　　法半夏10g　陈皮10g　　山药15g

广木香5g　　炙甘草5g　生姜3片　　大枣3枚

嘱服10剂，每日1剂，水煎分2次温服。同时每日早晨空腹冲服健脾益气冲剂1包（含生药量15g）。

经调治半月，一切恢复正常，饮食量增，遂停汤药，仅用冲剂和归脾丸巩固治疗。

半年后来诊，体略发胖，精神健旺，能操持家务，一切如常。

「**按**」　　　脾虚腹泻是临床常见症状，因为脾胃功能不足，饮食稍事不慎，即可引起腹泻，治当健脾止泄。理中汤温理中焦是首选方，方中加小量黄连苦以坚肠，且配以干姜之温，寓有反佐之意，又与广木香同时入药，实即香连丸，有理气止泻之功。理中汤加黄连即连理汤，是一张止泻的好方子，是温病家巧妙地在辛温大热药中，稍佐寒凉的典范。

脾胃虚寒腹泻一证，急则止泻，泻止后应予平补脾胃，六君子汤属平补剂，可作巩固之举，再继之以归脾丸竣功，对于调补气血颇有裨益。

　　真武汤由附子、茯苓、白术、白芍、生姜组成，其功效为温阳利水。方中附子温肾阳（宜用制附片，且应久煎），苓、术温脾阳，白芍阴柔以制附子之燥，且合生姜和营卫。其中生姜务必是新鲜的，取其宣发之性，而不能用干姜代之，不然就失去用姜的意义。

　　《伤寒论》用本方治"太阳病发汗，汗出不解，其人仍发热，心下悸，头眩，身𥇒动，振振欲擗地"等症。其实，"太阳病过汗"这个"因"是不尽然的。临床上用真武汤者，未必都是因发汗所伤。换言之，凡阳虚水泛的病机，或水泛四肢而肿者，或咳喘水邪停肺者，皆可以真武汤治疗。

　　从真武汤温阳利水的作用机制看，临床辨证是很严格的。然而，从阳虚水停的病机而论，阳虚势必气虚，水泛又损伤阳气。因此，在原方中加入参、芪益气，使全方变成益气温阳利水，较之原方更为完善。临床慢性肾炎、肺心病等，用原方加参、芪益气，更有益于治疗。同时，用真武温阳利水，加入防己黄芪汤增强益气利水的功效。亦可在原方中加入桂枝，合成苓桂术甘汤，增强温通效应，对水泛上焦的种种病证，疗效更为显著。

此外，必须指出，运用真武汤应切实掌握"温阳利水"这个大法，不能局限于肾炎水肿。临床上凡是"阳虚水肿（水邪泛滥）"，无论其病在何脏，均可与之，这样就能正确地扩大其运用范围。笔者曾用本方治高血压、风心病、眩晕证等，均以"阳虚水邪泛滥"为辨证要点，疗效都很满意。

（一）真武汤治水肿

水肿应归肺脾肾三脏。肺水者，多为急性兼表，即肺气不宣，其病在表。脾肾水肿，则多为慢性，属里，应责之于脾肾之虚。而水肿反复发作，肾功能无损伤，尿中检不出蛋白，又多责于肺肾气虚，从补益脾肾求治能取得疗效。

病案举例：
王某，女，52岁，退休纺织女工。1984年4月10日初诊。

病者全身水肿，眼睑下垂，面色虚浮，四肢清冷，脚趺浮肿，甚则下肢及阴户皆肿，腹胀便软，头晕精神疲乏，胸闷气短，食纳量少，小便短少，脉细而缓，舌苔润滑而灰。经尿常规检查未见蛋白，亦无明显腰痛。心电图正常。处方：

生黄芪20g　防己10g　连皮茯苓20g　白术15g

腹皮 10g　　生姜 3 片　　赤小豆 30g　海桐皮 15g

嘱服 5 剂，每日 1 剂，水煎分 2 次服。

二诊：4 月 5 日。服上药 3 剂，自觉浮肿消退，小便增多。而服至 4～5 剂时，浮肿复起，小便反少，精神疲惫，呼吸气短，食纳少，四肢软，脉象细弱，舌灰白而润。仔细分析，前用益气健脾水利之黄芪防己茯苓汤三剂有效，缘何后两剂时，病未减，症复如故？实因病在肾，治在肺脾，虽前三剂在益气之中利水，小有疗效，而全方侧重在利水，肾之真阳不足，治肺不治肾，非其治也。故改用真武汤。处方：

制附片 10g　茯苓 15g　　白术 15g　　白芍 12g

鲜生姜 3 片

嘱进 2 剂，以观动静。

三诊：4 月 17 日。病者服上药两剂后，浮肿几乎全消，精神好转，胸闷心慌如失，步行登五层楼亦如常，食纳增加，小便清长，脉缓有力，舌苔红润。守原方继进 5 剂。每日 1 剂，久煎分 2 次服。

四诊：4 月 22 日。服药后水肿全消，四肢温和，食纳增加，精神倍增，脉缓有力，舌薄而润。守上方加生黄芪 20g，嘱进 5 剂，每日 1 剂，久煎分 2 次服。

五诊：4 月 27 日。病者浮肿消退，未见反复，精神如常，语音洪亮，步履稳健，食纳增加，睡寐安静，脉缓有力，舌淡而润。病机势头已好转，且浮肿未见反复。遂从巩固疗效议治，用归脾汤加附子。处方：

生黄芪 15g　制附片 10g　西党参 20g　白术 10g

当归 10g　　茯苓 15g　　远志 10g　　酸枣仁 12g

广木香 10g　龙眼肉 15g　生姜 3 片　　大枣 3 枚

服 3 剂后，一切正常。遂嘱其带药回家，继服 20 剂，以巩固疗效。半年后，随访未复发病，身体健康，能料理家务。

「按」 本病前者用黄芪防己茯苓汤，初则有效，继之无效。深究其理，实属忽略阳虚的病机，只治肺脾，且利水过甚；后用真武汤，应手取效，是切合阳虚水肿的病机，故一服即效，且未见反复，最后以养血归脾加附子，仍不失于脾肾两补，是治本之图。随访3年，病者康健如常，很少染病。

（二）真武汤治眩晕

眩晕多责于痰，古有"无痰不作眩"之说。痰与水同源异流，水泛成痰停饮是病理之常。但又有"无虚不眩"之说，说明眩晕与虚有关。所以，临床常见的"阳虚水泛"致眩晕，是眩晕的主要病机之一，如无明显的痰饮之征，其眩晕从阳虚和水泛求治，是符合病机的。

病案举例：

柳某，男，52岁，技术员。1984年11月5日初诊。

病者自谓眩晕日剧，发作时头眩昏，眼发黑，身体形寒，四肢不温，必饮热水后，方慢慢平静。甚者一日发数次，少则10多分钟，多则半小时，无法坚持工作。病者形体偏胖，面色清苍，四肢疲乏，大便稀软，脉细弱，舌淡润。血压110/70mmHg。心电图正常。处方苓桂术甘汤加味：

茯苓 20g	桂枝 10g	白术 15g	炙甘草 5g

生黄芪 20g　　灵磁石 15g

嘱服 5 剂。每日 1 剂，分 2 次温服。

二诊：11 月 5 日。病者服上药后，眩晕有所改善，发作时间少，每日一二次。其他病症未见好转，血压仍如前。脉细弱，舌淡润。处方改用真武汤加味：

制附片 10g　　茯苓 20g　　白术 15g　　白芍 10g

生黄芪 20g　　远志 10g　　灵磁石 15g　生姜 3 片

嘱其久煎，每日 1 剂分 2 次煎服。

三诊：11 月 25 日。服前方 10 剂后，眩晕已失，精神好转，四肢温和，饮食正常，大便日一行，成形。脉缓有力，舌薄润。改用六君子汤，调理善后。随访多年，身体健康，未复发病。

「**按**」　　本例眩晕，病机属阳虚水邪上泛。除眩晕之外，所现均为阳虚，脾肾不足之证。用苓桂术甘汤，只是健运脾胃，小有转机，未能切中病机。后改用真武汤加黄芪，稍佐灵磁石之沉降，服之明显好转，真所谓"离照当空，阴霾四散"，肾阳振奋，水邪退却，眩晕自止。用六君子汤调理，崇土制水，脾肺俱旺，水能敷布运输，病却身健，取得扶正固本的功效。

（三）真武汤治心动过缓

心动过缓属气虚阳虚者居多，或兼见痰饮，治疗可益气通阳，温阳化饮。临床所见阴虚者少，可见心律不齐，或房颤，心电图示心动过缓，未见心脏实质性病变。用益气通阳法或温阳利水法可获效。

病案举例：

王某，男，58 岁，退休工人。1992 年 3 月 10 日初诊。

病者经多方检查，确认为心动过缓，心电图除外其他病变。自觉头晕、胸闷，精神疲乏，睡眠不宁，容易惊醒，饮食尚可，二便正常。如心跳少于 50 次 / 分钟，则头晕眼发黑。超过每分钟 70 次，又感胸闷、烦躁。血压偏低，110/65 ~ 120/70mmHg 之间。脉缓两尺弱，舌淡润。拟温阳益气法。处方桂枝甘草汤加味：

桂枝 10g　　炙甘草 10g　　生黄芪 20g　　党参 15g
远志 10g　　柏子仁 10g

文火久煎半小时，每日 1 剂分 2 次温服，嘱服 10 剂。

二诊：3 月 25 日。服上药后，脉搏稍有力。早起心跳仍只有 45 次 / 分钟左右，精神不振，食纳量少，睡眠不实，面色㿠白，大便偏软，小便清长，舌白润，脉缓弱两尺无力。处方：

红参 10g　　制附片 10g　　生黄芪 20g　　茯苓 15g
白术 10g　　白芍 10g　　　桂枝 10g　　　炙甘草 10g
生姜 10g

嘱文火久煎 1 小时，取浓汁温服。

三诊：4 月 10 日。服上药 10 剂后，病者自觉精神好转，头晕、胸闷明显减轻，早间心率 50 次 / 分左右，最高 60 ~ 65 次 / 分。脉缓稍有力，舌淡红。守上方制附片加至 15g，红参改为西党参 20g。每日 1 剂，温服浓汁。

后因病者下乡，在老家继续服上药，隔日 1 剂，共服 120 余剂。1994 年冬来诊，告知病情稳定，一直用原方未作加减，偶尔停药即用单味红参炖服。心律保持在每分钟 60 次左右，全身情况良好，遂停药。随访至 1995 年，病情稳定，未见反复。

「**按**」　　心动过缓的病机应是心肾阳虚，首用桂枝甘草汤加参、芪，取得一定疗效。但视其面色㿠白，精神萎靡，眩晕，胸闷，乃一派心肾阳虚之象，故第二方即改投真武汤合苓桂术甘汤加参、芪，服10剂后明显改善症状。后因患者回家后就诊不便，守上方，使之心肾阳气振奋，脉转有力，心率稳定在60次/分左右，无任何不适，遂停药。

笔者用参芪真武汤合苓桂术甘汤，治疗多例心动过缓病者，疗效均很稳定。附片由10g增加至20g，夏秋高温季节，坚持服药，未见不良反应。

（四）真武汤治高血压

高血压病，一般多为肝肾阴虚，肝阳偏亢所致，治疗多以滋水涵木，平肝息风为主。临床上肾阳不足，水气上凌，用真武汤"温降"高血压者，极为少见。因为温药可使阳升，通常可使血压升高，不可孟浪。所以，用真武汤治疗高血压病，必须慎于辨证，掌握阳虚的辨证要点。其临床特征，应有全身性恶寒，或兼有眩晕、浮肿、便溏等，脉应虚弱，舌苔白滑，舌质青淡。如具有上述特征，辨为阳虚是贴切的，据此用温降是适宜的。

病案举例：

黄某，女，49岁，干部。1990年3月15日就诊。

病者有高血压病史，血压持续在（170～190)/(90～110）mmHg之间。屡用复方罗布麻片、利血平、降压灵、复方降压片、硝苯地平（心痛定）等药，但血压终未能降至正常。近半年来，病者感觉精神萎靡，头目眩晕，全身疲惫，身形恶寒，比常人怕冷，经常下肢浮肿，小便短少，食欲减退，脉象沉细弱，舌体胖大，舌苔淡白润滑。综上诸症，病属肺脾气虚，肾阳不足，拟益气补脾，温阳利水为法。处方：

制附片 10g　红参 6g　　茯苓 20g　　　白术 10g

白芍 10g　　生黄芪 15g　牛膝 10g

灵磁石 15g（先煎）　　　生姜 3 片

每日 1 剂，试投 2 剂。

服上药 2 剂后，病者精神明显好转，自谓全身有一种温煦之感，食欲增进，小便量增，浮肿消退，血压150/80mmHg，脉沉缓有力，舌苔薄白。上述病情表明服上药有效，嘱守方再进 5 剂。

俟服上药 5 剂后，病者告谓，其病如失，身体轻爽，浮肿消尽，饮食正常。脉沉缓有力，舌苔正常，血压135/75mmHg 左右，遂嘱停药观察。半年后随访，未服降压药，血压正常。

「**按**」　　　临床上温降高血压是针对"肾阳不足，水气上凌"的病机，温阳利水，使之阴霾四散，心阳振奋，肾水平持，使失调的阴阳得以平衡，血压自然恢复正常。尽管此种病例少见，但非用温降莫效。

温降高血压，是否应配合重镇药，以期潜镇降压？临床上治高血压的重镇药，诸如石决明、生龙骨、生牡蛎、灵磁石、代赭石、珍珠母等，能起到重镇降压的作用，但是配合温阳药降压，最好是选择不碍胃的品种，且不宜多种同用和药量过大，以免对脾胃产生不良影响。因为重镇药如牡蛎、石决明、珍珠母类药，性味偏寒，多用重用，往往对胃产生凉遏的现象，胃痞不舒，使之饮食减少。所以在温降药中适当地选择重镇药是必须的。而且配下行药如牛膝，可助重镇潜降，相得益彰。

降高血压药中，是否仍须配以平肝清胆药同用？从实践来看，使用温阳药，取其温阳利水，燮理阴阳，可达到降压的目的。如果在这种纯阳无阴的药中，加上清泻肝火之类的苦寒药，无疑是不合拍的。更不能以"反佐"之意，勉强在真武汤中加入龙胆草之类的苦泻药，这就乱了方阵，难免弄巧成拙。

（五）真武汤治风心病

风湿性心脏病，由于风湿的缘故，长期缓慢地损害心脏功能，病者身体无疑是虚衰的。临床所见，此类患者阳虚者居多，用温阳药治疗是符合病机的。但阴虚者，虽极为少见，也不乏其例。现择常见的阳虚病例介绍如下。

病案举例：

黄某，女，63岁，退休工人。1987年4月就诊。

患者从事纺织工作多年，有关节疼痛的风湿病史，多次查抗"O"、血沉均高于正常值，并可闻及心脏2级杂音。一般是对症治疗，发作时服中西药，控制症状后停药，仍坚持工作，未能根治，延至就诊前。

1987年春，经各种检查确诊为风湿性心脏病（二尖瓣狭窄并闭锁不全，心功能三级，心房纤颤）。就诊时症状：心慌心悸，胸闷，气短不足息，颜面青苍，形体消瘦呈慢性病容，轻度浮肿，两下肢午后浮肿逐渐加剧，到午夜双脚不能适履，膝以下浮肿，按之凹陷不起，小便短少色清，大便稀软量少，食纳不香量少，夜不能平卧，背恶寒怕冷，容易感冒，终日卧床。脉沉细弱有间歇，舌质淡润，苔白秽腻。处方：

西党参 15g	生黄芪 30g	制附片 20g	茯苓 20g
白术 15g	白芍 10g	汉防己 10g	海桐皮 20g
玉米须 30g	生姜 3 片		

每日 1 剂，文火久煎 1 小时，分 2 次温服。偶尔心跳过速，配以速效救心丸、心宝或地高辛，病情得以控制即停服。在服上述汤药时，辅以本院研制的"健脾益气冲剂"（基本方为参苓白术散合玉屏风散加味而成，每包含生药量 15g），每日 1 小包，早间空腹服。

「按」　　用参芪真武治疗风心病，可取得很好的临床疗效。本案用此方先后治疗 7 年多，病情稳定，身体好转，这无疑证实了它的临床疗效是可靠的。

真武汤是《伤寒论》少阴心肾阳虚，水邪泛滥的主方。何以能治风湿性心脏病？从方而论，真武汤温以制水，主治"太阳病发汗，汗出不解，其人仍发热，心下悸，头眩，身𣊬动，振振欲擗地"等症，所以，传统上把真武汤视为治疗肾阳虚衰，水邪泛滥的专方。但笔者认为，本方温肾利水是其主治功效，见诸药物的组合是完备的。然其肾阳虚，必然会影响肺气不足，方中缺少补气药，故临床运用应加强其补益肺气的药物，选用黄芪、党参最为适宜。真武汤加参、芪，其作用即为益气温阳利水，较之原方更为完善。从病而论，风心病心衰其病在心，而其症从中医的认识角度，多是心肾阳虚，肺气不足，故出现心悸，心慌，胸闷，心前区痛，气短不足息，颜面下肢浮肿，全身性恶寒，脉沉细弱，以及心房纤颤，一派心肾阳虚，肺气不足之症，故用参芪真武汤从本论治。可以认为，本方是风心病属心肾阳虚，肺气不足的主方之一。诚然，风心病临床上也有气阴两虚，湿中夹热者，则另当别论。

二十、吴茱萸汤

140

吴茱萸汤由吴茱萸、人参、生姜、大枣四药组成。吴茱萸大辛大温，温中散寒，降逆止冲，生姜散寒止呕，人参、大枣补虚和中，全方有温胃散寒，补中泄浊，降逆止呕的功效。本方《伤寒论》治"干呕，吐涎沫，头痛"之症。究其病机，实是肝寒犯胃，故以吴茱萸汤温胃散寒。但必须指出，吴茱萸为大辛大热之品，性辛温香窜，其辛辣之味胜过附子，故用量应当斟酌，一般以 3～5g 为宜。当然，能够准确辨证，多用也是可以的。

（一）吴茱萸汤治胃脘痛

本方治胃脘痛，应是肝寒犯胃，属虚寒之症，方可用吴茱萸汤主治。若胃热则非本方所宜，必须明辨。

病案举例：

范某，男，41岁，工人。1978年4月5日初诊。

患者有胃、十二指肠溃疡病史。就诊时自述胃脘疼痛，呕吐清水，遇寒冷疼痛加剧，得温熨痛减，头眩晕若空虚状，食欲减少，舌苔润滑，舌质淡，脉细而弦。辨证分析，病属肝寒犯胃，胃失和降。治当温肝散寒，降逆止痛。处方：

吴茱萸9g　党参15g　生姜12g　大枣5枚

法半夏10g　广木香6g

嘱服3剂，以观后效。

二诊：4月12日。服上方6剂后，痛减呕止，自觉胃部温暖舒适，头不昏眩，脉细缓，舌苔白润。处方改用六君子汤加味：

党参15g　白术10g　茯苓15g　吴茱萸5g

法半夏10g　炙甘草5g　生姜3片　陈皮10g

广木香10g

服5剂后，食纳倍增，二便正常。守前方去吴茱萸，加黄芪15g，继进10剂，以调理善后。

半年后访视，病未复发。

「**按**」　肝寒犯胃，其本在肝，其标在胃。吴茱萸汤具有温肝暖胃的功效，为肝寒犯胃的专方。本案病久脾胃不足，肝木乘之，故为肝寒犯胃之证，所述症状均为肝气横逆，上冲犯胃，故以吴茱萸汤原方加半夏和胃降逆，加木香之温运行气主治。但若胃脘痛、呕逆非肝胃虚寒者，不可妄用。因为吴茱萸的大辛大热，一旦误用，辛温助热，"得汤反剧"。

（二）吴茱萸汤治眩晕

眩晕本多虚多痰，且以中阳不足为病之本。而肝寒犯胃作眩，虽不以痰为本，但以虚为实，胃虚亦中阳不足，肝寒以犯之。其病机为脏腑相关，互为因果的缘故。

病案举例：

余某，女，49岁，保管员。1974年6月3日初诊。

患者头晕、咳呕1个多月，经治不愈。现症头顶空虚状，面色苍白，胃脘部胀疼，嘈杂冲逆，口吐清水，早晨起床后，头晕呕哕更甚。进食后好转，食饮不香，大便稀软，舌淡苔白，脉细软。钡餐透视，除外胃、十二指肠溃疡，诊断为胃窦炎。辨证分析，病属胃窦炎，病机系肝胃不和，肝寒犯胃。处方：

吴茱萸10g　党参15g　　炙甘草5g　　淡生姜4片
大枣5枚　　法半夏10g　陈皮10g
水煎服，每日1剂分2次服。

二诊：6月10日。病者服上方6剂后，诸症悉减。惟有轻微头脑空虚状，食欲不佳，舌苔白润，脉缓弱。继以六君子汤加味。处方：

党参15g　　白术10g　　茯苓15g　　法半夏10g
陈皮10g　　广木香10g　生黄芪15g　炙甘草5g
生姜3片　　大枣3枚
每日1剂，水煎分2次温服。

「**按**」　　患者宿恙为胃窦炎，而其主症为眩晕。这个病虽然病名不同，症状也各异，但从辨证的角度看，病机是一致的，均属肝寒犯胃，所以用吴茱萸汤温肝和胃，全身症状得以改善，病情自然消退，可见辨证施治的真谛所在。

葛根黄芩黄连汤是由葛根、黄芩、黄连、甘草四药组成的。原意葛根半斤，芩、连各三两，甘草（炙）二两。这种药量比例与临床小有出入。葛根用量半斤，当视其为主药，今之用量为 20 ～ 30g 足矣。芩、连的比例应为二比一，即黄芩 10g，黄连 5g 为妥。因为黄连的苦寒为三黄之最，且全方均为苦寒药，所以黄连与黄芩之比减半为好。甘草与芩、连之比又是二比一为好，按现行量算约以 6g 为宜，且以生用不炙为好。本方为治热利之方，用以清泄胃肠实热，主治热利下重，暴注下迫。这实际是今之急性胃肠炎纯热证。必须指出，"热利下重，暴注下迫"的症状，说明有里急后重的坠胀感，此乃热壅气滞之故，因而从方中所用药物看，缺少理气药，在原方中加入理气药如木香、枳壳之类是在所必须，使热去胀消，更为全面周到，临床上能取得药到病除之佳绩。

葛根黄芩黄连汤治热利下重

病案举例：

刘某，男，43 岁，干部。1998 年 6 月 10 日初诊。

病者由外地来南昌，因在就餐时食用不洁之品，当晚腹痛泄泻十余次，经服用氟哌酸、黄连素，暴泻已止，但仍感腹中痛，肛门坠，日 3 ～ 4 次，下异臭黏液便，量少为蛋花状，伴有低烧，口苦舌干，不欲食，厌油恶心，口渴微饮，小便短赤灼热，脉浮弦数，舌红苔黄腻。拟诊急性肠炎实热证。处方：

| 葛根 20g | 黄连 6g | 黄芩 10g | 青木香 10g |
| 枳壳 10g | 生甘草 5g | | |

水煎 2 次分服，嘱服 2 剂。

次日，患者告之，昨服 1 剂后，泄泻止，腹胀消，口苦舌干除，且知饥索食，早餐即进稀饭馒头，胃口恢复。第 2 剂，仍煎好带到途中服用。并致谢称：中药的疗效甚好，并不亚于西药，同样能治急病。

「**按**」　　葛根芩连汤治急性泄泻属实热者，已是常规常法，其疗效之确切毫不逊色于西药，且还有长于西药之处是：泻止腹胀即消，不留余患。这就是清热行气并行不悖的道理。

至于葛根芩连汤之有表证的问题，笔者认为，此方葛根为君药，其性为辛凉透表，说它能解表可以。然葛根之微辛，且大量寒凉之芩、连相伍，说它无表证亦可。这就没有必要拘泥于表证的有无，事实上葛根芩连汤所治之热利下重，多数无表证。但加行气药这个临床体会，则是毋庸置疑的，也是中药治利，利止后无腹胀气滞的道理所在。

实践中还可根据病情再加减，如大便异臭、便中夹血，可加生大黄、赤芍；如肛坠特甚，可加白头翁；气滞特甚可加槟榔。总之，根据热壅与气滞这个病机，加减用药是有临床意义的。

二十二、白头翁汤

　　白头翁汤由白头翁、秦皮、黄连、黄柏组成。方中四药均为清热胜湿之品，白头翁清热活血是治热利的主药，秦皮清热凉肝，连、柏苦寒清热止利，全方为治热利下重的下利。书中认为白头翁为无风自摇，有风自宁，所以称其为风药。此说从比象作解未必可信，如从性味理解，更符合实际。另外从白头翁性能清热活血，入肝经的属性看，临床用于前后二阴的病均能取效，如治小便涩痛，妇人带下，用之有效，即是从性味、归经的药理作用而论。

白头翁汤治痢疾

　　白头翁汤是《伤寒论》治热利下重之方。所谓热利下重，是指利偏热，为热所因的痢疾，且有热邪下迫里急后重等症，故用白头翁汤主治。

病案举例一:

华某,男,2岁。1956年7月5日就诊。

患儿症见腹泻肠鸣而急痛,大便白色胶状黏液,夹有红而晦黯的血液,腹中急痛,小便短数,口渴舌红等症,指纹青紫。处方:

| 白头翁 6g | 黄连 3g | 黄柏 3g | 秦皮 6g |
| 金银花 3g | 连翘 3g | 麦芽 6g | |

服2剂诸症减退,服4剂痊愈。

病案举例二:

贾某,男,2岁。1956年8月10日就诊。

患儿就诊前两天即感腹中阵痛,不欲饮食,来院就诊。症见腹痛,里急后重,大便日数十行,下纯红色黏滞的血便,舌红,指纹青紫粗滞。处方:

| 白头翁 6g | 黄连 3g | 黄柏 3g | 秦皮 6g |
| 金银花 6g | 连翘 6g | 赤芍 3g | 槐花 3g |

服2剂血便即止。继服2剂大便软溏,守方服至6剂而愈。

病案举例三:

马某,男,5岁。1954年7月20日就诊。

患儿症见发热口渴,腹痛,里急后重,下利红白夹杂,痛一阵,下一阵,大便为糊状胶黏,臭气异常,日十余行,小便短涩,不欲饮食,舌红而粗,脉弦数。处方:

| 白头翁 9g | 秦皮 9g | 黄连 3g | 黄柏 3g |
| 金银花 6g | 连翘 6g | 赤芍 3g | |

服2剂痛止,再服2剂,红白黏液停止,共服6剂痊愈,饮食恢复,一切正常。

病案举例四：

邹某，女，37岁。1954年8月5日就诊。

病者已病4天。症见口渴，呕吐，腹中绞痛，大便下血性黏液，秽浊异臭，日十余次，肛门急胀，小便黄短而赤，饮食不纳，脉弦数有力，舌苔白滑，舌质红绛。处方：

白头翁 15g　　黄连 5g　　　炒黄柏 6g　　金银花 15g

连翘 10g　　　赤芍 15g　　　秦皮 10g　　青木香 10g

槐米 10g

当天服上药2剂，夜间痛止，坠胀感减轻，口渴、呕吐均好转，次日又服2剂，粪转稀溏。第3天守原方再进3剂，下利止，病痊愈，饮食恢复，一切如常。

「按」　　　上述4例均为热偏重的痢疾。临床上只要辨明其属热偏重者，即可以白头翁汤主治。《伤寒论》中所说热利下重者是白头翁汤的主要客观指征。方中白头翁是主药，其性味苦寒，气质轻清，为可升可降之药，有下泄湿热，升散郁火之效，能入血分清肠热，为治热痢要药。凡痢偏于热而腹中急痛，里急后重，一般属木郁土中，为肝木不畅，故首选白头翁调达肝郁，以缓肝急而治热痢下重。连、柏、秦皮皆为清火坚肠之品。加金银花、连翘、赤芍、槐花者，取其解毒凉血，热邪偏胜的痢疾容易侵犯血分，协助白头翁汤奏效更捷。此间，再提一笔，白头翁汤还有治疗湿热带下之功，尤其是白头翁一药，此四味治湿热带下，或前后二阴的湿热证，皆可择用。

二十三、当归四逆汤

当归四逆汤由当归、桂枝、白芍、细辛、通草、大枣、甘草、生姜组成。本方是以桂枝汤为基础，加当归、细辛、通草温通血脉，治疗血虚经寒的四肢厥寒。这种手足厥寒是由于血虚经寒所致，并非阳虚四肢厥冷，故不用姜、附。此外，方中为何不用生姜？应当是传抄的失误，原方应当用生姜，理由：一，原方是以桂枝汤为基础，调和营卫，姜、枣是主药；二，当归四逆汤有加吴茱萸、生姜的用法。所以，当归四逆汤中应有生姜，是情理之中的事，毋庸置疑。

（一）当归四逆汤治冻疮

冻疮是因为气血不能布达四肢，其病机当是血虚经寒，用当归四逆汤温通血脉，是病药合拍的，临床疗效也是好的。

病案举例:

常某,女,19 岁,教师。1963 年 12 月 20 日就诊。

自述患冻疮,历年发作,此次因感冒风寒,通身不适,肢体寒凉,手足麻痹,两手背冻疮红肿瘙痒。又适值经水临期,并伴有腰胀痛,腹痛不舒。脉象微细,舌质淡红,苔薄白而润。处方:

当归 10g	桂枝 10g	细辛 3g	通草 5g
炙甘草 5g	白芍 10g	柴胡 10g	台乌药 10g
生姜 3 片	大枣 5 枚		

每日 2 剂,水煎服。

服 2 剂见效,厥寒已罢,手足回温,冻疮好转尤著,痛经亦随之而平,脉缓有力,舌色红润,仍宗前法。继进 5 剂而痊愈,当年未发冻疮。

「**按**」 本案冻疮属血虚经寒,寒凝血滞所致,又伴经临腹痛,故以温经散寒,兼佐疏肝顺气,用当归四逆汤加味,取得速效。笔者用本方加味治冻疮多例,在手足开始瘙痒时服药,疗效均快捷,如已成疮破溃,则疗效不佳。此外,用当归四逆汤合四妙勇安汤治脱疽(脉管炎),亦有一定的疗效,但也要抓住时机,在肢端麻木尚未变色之时用上述方药,有缓解和治愈的可能。

(二)当归四逆汤治痛经

痛经从其病机看,若为血虚经寒,寒凝血滞影响经血通畅而致痛经者,用当归四逆汤温通血脉,其痛自止。

病案举例：

毛某，女，21 岁，学生。1972 年 9 月 20 日就诊。

病者自发育之后，月经一直不正常，每于临经腹痛，血量少色淡，多数都要吃药才能顺畅。且每年冬天必发冻疮。每来月经一次，均须卧床数日，无法坚持学习和正常生活。经服四物汤养血、逍遥散疏肝均罔效。就诊时，腹痛蜷曲，四肢清冷，面色青苍，少腹抽痛，经血不畅，量少色淡，饮食乏味，二便正常，神疲乏力，四肢倦怠，脉缓而细，舌苔白润。处方：

当归 15g	白芍 10g	桂枝 10g	通草 6g
细辛 3g	吴茱萸 6g	炙甘草 5g	生姜 3 片
大枣 5 枚	香附 10g	益母草 15g	

嘱服 3 剂，水煎温服。

服上药 1 剂，腹痛减少，四肢温暖，精神好转，服第 2 剂后，月经通畅，经血鲜红。服完 3 剂，月经顺畅，精神振作，饮食正常，二便通畅，诸症消失。嘱其停药，并以后每于月经临期腹痛开始即服 2 ～ 3 剂，经畅即停药，坚持 3 ～ 6 个月经周期，以达到完全缓解，临经通顺的目的。

「按」 痛经一证，临床所见，多数为经寒而痛，少有血热作痛，这是血寒则凝，血热则行的缘故。由于血虚寒凝，气滞不通可导致痛经，所以用温经通络的当归四逆汤治疗，是病药合机的辨证施治。本案历经多年，询其痛经史均属虚寒血滞，审其历次所服汤药，均是四物养血或桃红四物活血，或逍遥散疏肝解郁，少有顾及温通血脉的方药，上述用药是临床医者的惯例。其实四物虽可养血，逍遥固可调达疏肝，但均未能从血寒而痛经的因果关系来认识痛经的病机，故用药多不验。笔者的实践经验证明，不论已婚未婚女性，不论是经前还是经后腹痛，当归四逆汤是首选方。此外，还要提及，不少山区妇女，临经涉水，往往经临即止，随之腹痛，这更是外寒侵袭，寒凝血滞导致的，用当归四逆汤是特效方，往往一剂知，二剂已，确实灵验。

（三）当归四逆汤治无脉症

无脉症临床多见，有的是先天性的，有的是病理性的，后天偶发，其发作多因长期涉水，冷冻所致，发病机制是血虚经寒。

病案举例：

吴某，女，45 岁，菜场营业员。1974 年 10 月 20 日就诊。

病者突然发现右手下冷水后，疼痛刺骨，渐次发展至不能涉水，右手皮肤温度明显低于左手，不涉水亦感怕冷。诊时所见，病者面部青淡，未见贫血面容，全身情况尚好，月经正常，二便尚可，舌淡红润，左脉缓偏细，右手无脉，肘部腋窝仍能触及搏动，其他无变化。以往也未发现无脉。思索良久，试从血虚经寒论治。处方：

当归 15g　　白芍 10g　　桂枝 10g　　细辛 3g
通草 5g　　炙甘草 5g　　生姜 3 片　　大枣 5 枚
服 5 剂，水煎每日 1 剂。

服上药 2 剂后，病者自己摸到右手有脉搏动，且觉温度回升，下水的疼痛感减轻。服完 5 剂后来诊，脉息缓而有力，与右手对比无明显差异，遂拟参芪四物汤加桂枝、细辛，嘱服 10 剂巩固。

半年后来诊，脉息正常，未见无脉现象。

「**按**」　　病理性的无脉症，临床偶能见到，多是血虚经寒，加之外寒侵袭，暂时无脉，一般用当归四逆汤能取得预期疗效。但脉复之后，适当调补气血，并适度禁止涉水也是必须的。本案无脉还应从脉伏来理解。

（四）当归四逆汤治乌鼻症

乌鼻、乌嘴的病人常见，严重者手足也出现乌黑，多数与天气寒冷有关，论其病是血虚经寒，治疗应温经散寒。对乌鼻乌嘴中医没有恰切的病名，是否与雷诺病有关，还待临床观察。

病案举例：

李某，男，45 岁，农民。1965 年 3 月 4 日就诊。

病者每于立冬之后，逐步发现鼻尖部位青紫，渐次发黑，不痛不痒。严重时口唇亦发现青紫，两手指亦有轻微青紫。其他未见异常。其乌黑的鼻尖部须待次年四五月才逐渐消失。脉细微，舌淡红而润。处方：

| 当归 10g | 桂枝 10g | 白芍 10g | 细辛 3g |
| 通草 6g | 炙甘草 5g | 生姜 3 片 | 大枣 3 枚 |

嘱每日 1 剂，水煎温服。

病者诊后未见复诊。次年来诊告谓，前方服 25 剂后停药，未见反复。

「**按**」　　本病诊断属中医"寒厥"，即血虚寒凝，但其表现并非四肢寒厥，而是鼻尖乌黑。因此，与雷诺病未必完全合拍。但通过辨证论治，用温经散寒的当归四逆汤取效，从血虚经寒作解，是符合病机的。

二十四、当归芍药散

当归芍药散由当归、芍药、茯苓、泽泻、川芎、白术组成。本方六味药可分为两组，一是当归、芍药、川芎，为血分药，有和血疏肝的功用；一是茯苓、白术、泽泻，为气分药，有健脾运湿的功能。全方共奏养血活血，健脾行水的功效。临床运用十分广泛，为妇科的良方。后世妇科大师傅青主的完带汤，应当说是在本方的基础上脱胎而成的，独擅补脾渗湿，亦不失为一张治带下病的良方。

本方出自《金匮要略》"妇人妊娠病脉证篇"，原文说："妇人怀妊，腹中绞痛，当归芍药散主之"，"妇人腹中诸疾痛，当归芍药散主之"，前者为妇人妊娠腹痛，后者为妇人腹中诸痛，皆用当归芍药散主治。陆渊雷在《金匮要略今释》中罗列了许多资料，据《三因方》称，本方治妊娠腹中绞痛，心下急满，及产后血晕，内虚气乏，崩中久利，常服通畅血脉，不生痈疡，消痰养胃，明目益津；据《青州医谈》称，该方治妊中保胎亦佳；据《类聚方广义》称，该方用治妊娠产后不利腹痛，小便不利等，用此方验胎，以及胎萎不长，腹中拘急，又说能治眼目赤痛症，其人心下有痰饮，并可治脱肛肿痛，出水不止。汤本求真认为妇人胃及子宫之痉挛，用本方多有奇效。陆氏引证甚详，这里不予繁举。

笔者临床亦用本方治妇科病颇多。根据《金匮要略》妇人腹中诸疾痛的启示，凡妇人腹中痛为输卵管肿胀、盆腔炎、膀胱炎、宫颈炎、子宫肌瘤等均可以当归芍药散治之。如白带病，世人多用完带汤，固然有效。但仔细分析，完带汤的功效是补脾渗湿，作用较本方单一。而用当归芍药散治带下病，加萆薢、芡实，既和血柔肝，又健脾利湿，兼佐收涩分利，比之于完带汤，疗效更胜一筹。可适当加入白头翁、野菊花、蒲公英、黄柏等清热解毒利水之品，以增强疗效。因为当归芍药散具有养血活血，健脾利水的作用，所以，后人认为此方实即逍遥散的蓝本，是很有道理的。

（一）当归芍药散治子宫内膜炎

子宫内膜炎是妇科常见病，其主要症状是白带多、腰痛、腹痛等。临床仍需辨寒热，审虚实，方可取效，不能一概以消炎通治。用当归芍药散加清热解毒药，并辅以外洗药，能收到预期的疗效。

病案举例：

李某，女，42岁，工程师。1982年11月10日初诊。

患者已作妇检，诊断为子宫内膜增生过长，慢性宫颈内膜炎。症见白带多而稠，秽臭，腰酸痛，少腹两侧疼痛，性交接触出血，脉弦实，舌质淡，苔白润。处方：

当归 10g　　赤芍、白芍各 10g　　土茯苓 20g

白术 12g　　泽泻 10g　　川芎 6g　　紫花地丁 10g

金银花 15g　草薢 10g　　黄柏 10g　　香附 10g

15 剂。

二诊：12 月 12 日。服前方后，白带减少，腰痛减，接触出血已极少，脉舌正常。继以参芪保元汤加味内服。并辅以金银花、紫花地丁、蒲公英、十大功劳叶、野菊花各等分，煎水熏洗外用，每日 1 次。经治 10 天后，临床痊愈。半年后因患荨麻疹来诊，询问前症从未复发，一切正常。

「按」　　　子宫内膜增生过长、慢性宫颈炎所表现的白带多、腰痛等，均属湿热下注之症，导致气滞血不和，故用当归芍药散活血行水，渗利湿热，药证是相符的。方中用土茯苓，配金银花、紫花地丁、黄柏等，功专于清热解毒，实际即是消炎。尤其配合外用熏洗，局部直接给药，对所有白带多，阴户潮湿，瘙痒者均可收效。

（二）当归芍药散治盆腔炎

盆腔炎在已婚已育妇女中，发病率高，其病机多是气血水之郁滞，气滞血瘀，水湿停滞所致。用调和气血，行水祛瘀法，治之有效。

病案举例：

陈某，女，45 岁，干部。1978 年 10 月 2 日初诊。

患者左侧腹腔内有一个炎性包块，经治疗后消失。现症左侧盆腔处疼痛，每大便时痛甚，腰痛，白带多，并偶尔夹有血性分泌物，脉弦实，舌偏红少苔，饮食如常，子宫刮片，除外癌变。拟用和血行气，健脾利水法治之。处方：

当归 10g　白芍 10g　　茯苓 15g　　白术 10g
泽泻 10g　川芎 5g　　益母草 30g　续断 10g
香附 10g　生薏苡仁 15g　萆薢 10g　黄柏 10g
嘱服 7 剂。

二诊：10 月 10 日。服前方后，白带显著减少，血性分泌物消失，惟腰痛特甚，且有紧束感，遇阴寒气候疼痛加剧。因腰痛影响子宫附近疼痛，其他无异常，脉舌仍前。拟守前方加味。处方：

当归 10g　赤芍、白芍各 10g　　茯苓 15g
白术 10g　泽泻 10g　　川芎 5g　　延胡索 10g
牛膝 10g　香附 10g　　秦艽 10g　　独活 10g
寄生 20g　续断 10g　　刀豆壳 30g
嘱服 10 剂，每日 1 剂。

药后白带少，腰痛等诸症消失，病告痊愈。3 个月后随访，病未复发。

「按」　《金匮》："妇人诸腹痛，当归芍药散主之。"临床以此指导治疗盆腔炎，是符合其大法的。所谓"诸腹痛"实际包括了盆腔炎，尤其是已婚已育之女性，因为气血不畅，酿成气血水瘀滞，罹患盆腔炎引起腹痛者，临证屡见不鲜，用当归芍药散为基本方，随证加行气活血药，或加除湿利水药，或加滋养肝肾药，均能收到满意的疗效。但必须指出，由于本病易治易效，亦易反易复，故临床痊愈之后，必须坚持服上药一段时间，巩固治疗。

（三）当归芍药散治子宫肌瘤

子宫肌瘤的形成，中医理论认为，气滞血瘀是主要病因，由于气滞血瘀，郁积成疾，故一则形成有形的肿块；一则经血淋漓断续无常。用桂枝茯苓丸是常法，而用当归芍药散亦不失为一条较为重要思路。

病案举例：

刘某，女，34岁，工人。1994年12月10日就诊。

病者月经前后不正常已有半年之久，且每次月经均衍期不净，出血量偏多，精神疲惫，因而就诊于妇科求治。B超示在子宫下方有鹌鹑蛋大小的肌瘤，为子宫浆膜肌瘤。妇科常规检查未见异常。

患者自觉少腹疼胀，月经来潮时间多提前，且时间延长，淋漓不尽，有时达半月之久，前后两次月经时间仅相隔一星期左右，经血淡，白带偏多，腰疼痛，精神疲乏，食欲尚可，大便正常。脉弦虚而涩，舌淡润，苔薄白。处方：

当归10g	白芍15g	茯苓15g	白术10g
泽泻10g	川芎6g	生黄芪20g	益母草20g
生牡蛎15g	生蒲黄、炒蒲黄各6g		香附10g

每日1剂，水煎分2次服。

患者服上方5剂后，月经时间缩短，血量集中，少腹疼痛明显减轻，精神好转，脉缓有力，舌淡红。嘱其仍服上药，继续治疗。

病者陆续服上方30余剂，B超复查，肌瘤明显缩小，后底部有一小拇指大的块状物。月经基本正常，血量集中三四天，且量减少，精神、食欲均好转。后以参芪四物汤加生牡蛎、香附、浙贝母、泽泻、益母草等，巩固治疗。

半年后随访，病情稳定，月经正常，遂停药观察。

「**按**」　　用当归芍药散治疗子宫肌瘤，亦符合活血化瘀的原则，加入适量软坚散结药，能取得一定的疗效。至于软坚散结药，有用三棱、莪术，有用牡蛎、贝母等。临床还是从实际出发，如果失血日久，用"文攻"为好，不宜"强攻"，选药以平和适度，更符合整体情况。

（四）当归芍药散治输卵管肿胀

输卵管肿胀多因气滞血瘀，甚则引起阻塞现象，双侧或单侧输卵管胀痛肿大，少腹两侧触之即可发现，且按之疼痛。或伴腰痛，或白带增多，用当归芍药散治疗，使之行气活血，行水散结，疗效是理想的。

病案举例：

张某，女，38岁，工人。1988年4月10日就诊。

患者自称少腹胀痛，以左侧输卵管部位疼痛明显，触之可见条索状肿物，略用手按则疼痛加剧，甚则痛及下腹、阴道，白带略增，腰胀。如行房事，则下腹疼更甚。精神较差，二便如常，饮食无异，舌淡白润，脉缓稍弦。处方：

当归10g	赤芍、白芍各10g		茯苓15g
白术10g	泽泻10g	川芎5g	香附10g

乌药 10g　　郁金 10g　　炒小茴香 6g　益母草 15g

每日 1 剂，水煎服，嘱服 10 剂。

1 个月以后，病者告知，服前方自觉诸症轻，疼痛基本消失，少腹条状物亦消散，触之柔软不痛，故未继续服药。

「**按**」　　当归芍药散治输卵管肿胀，其机制是活血行水散结，所用诸药亦属平常轻柔之品。用此法治疗多例，均能取得较好的临床疗效。笔者认为，当归芍药散治疗妇人诸腹痛，其可重复性是无须置疑的，应当在临床上进行大面积的病例观察，可以摸出一套治疗妇科多种疾病的有效办法，进行总结推广。

二十五、肾著汤

肾著汤由干姜、炙甘草、茯苓、白术等组成。本方的功用是补脾燥湿，善治寒湿著于肾的腰痛。其腰痛的特点是腰间冷痛，诚如《金匮》所说，腰冷痛如坐水中状，腰重如带五千钱。此说非常形象，是病人的痛苦所在，既典型又具体。说它典型是此种腰痛，确实"腰间冷若坐水中状"，说它具体是此种腰痛但见一症即可诊断为脾虚寒湿腰痛，用本方疗效确切。若系女性，必伴有白带增多，少腹坠胀等症；若系男性，多伴便溏、腹胀等脾虚湿胜等症。总之，方为温脾散寒，治则以腰痛为主症，临床用之得当，疗效颇佳。

（一）肾著汤治腰痛

病案举例：

胡某，女，26 岁，教师。1970 年 7 月 5 日初诊。

病者年初生小孩后，自觉腰痛不适，重痛并存，逐渐加剧，腰痛怕冷，虽盛夏腰部仍需垫棉絮，不能下冷水，经久治不愈。曾作多次尿培养、尿常规检查，以及摄片均未发现异常。所服中药诸如补血养血，固肾温肾之类。诊察所见：腰痛难以俯仰，面色苍白，精神困倦，四肢清冷，食纳少。白带多而清稀如水，有时流至大腿。舌苔淡白润，脉缓而弱。处方：

| 干姜 10g | 白术 15g | 茯苓 20g | 炙甘草 10g |
| 芡实 20g | 山药 20g | 川续断 10g | 菟丝子 10g |

嘱服 5 剂，每日 1 剂，水煎服。

二诊：7 月 10 日。服上药后，腰痛渐缓，重痛减轻，白带明显减少，食纳增加，精神好转，舌淡白润，脉缓而软。继服上方加炒薏苡仁 30g。每日 1 剂，水煎服。

三诊：7 月 25 日。病者服上方 10 剂后，腰痛如失，白带少许，食纳增加，精神好转，舌淡润，脉缓有力。处方：

炙黄芪 15g	白术 10g	西党参 15g	当归 10g
茯苓 15g	远志 10g	枣仁 12g	广木香 10g
菟丝子 10g	枸杞子 10g	龙眼肉 15g	炙甘草 5g
生姜 3 片	大枣 3 枚		

嘱加米酒入煎。服 10 剂以资巩固。

后随访两年，前症未复发。

「按」　寒湿腰痛，特点以重痛为主，女性伴白带增多，显属脾虚，用干姜苓术汤（即肾著汤）能取显效。如腰冷痛，可加巴戟天、仙灵脾温肾壮阳，或加牛膝、枸杞子、寄生以滋养肝肾；如腰冷痛，四肢逆冷，加附子、肉桂以温肾散寒；白带多而清稀者，加芡实、山药、薏苡仁收涩止带；若白带稠黏且多，则应加萆薢以分清别浊。终以养血归脾，佐以固肾从本论治。

（二）肾著汤治外伤性腰痛

病案举例：

涂某，男，40 岁，干部。1992 年 7 月 3 日就诊。

病者腰痛已数月而住院。缘于 3 个月前因外伤后腰痛，遂请伤科医治，用活血化瘀药，诸如当归、桃仁、丹参、田七之类，未见好转。继之住某中医院，医以肾虚论治，服用补肾的阴阳之品，用六味加巴戟、杜仲、枸杞子、川断之类。服用 1 个多月，病情并未改善。尔后转入我院针灸，取穴肾俞、委中、八髎等穴，针后加灸；内服壮腰治肾药。经治月余，仍未显效。病者现症见腰痛很有规律，每天午后 2 时开始，至午夜 12 时左右慢慢缓解。局部怕冷，酸楚不适，重痛绵绵，形体偏胖，腹微胀，大便偏稀软。遇阴雨气候上述症状加重，脉缓两寸有力，尺脉沉，舌苔白润，舌体大有齿印。处方：

干姜 10g	白术 15g	茯苓 20g	炙甘草 10g
牛膝 10g	乌药 10g		

嘱服 5 剂，以观动静。

病者服 2 剂，午后冷痛感减轻，且痛胀一阵后基本缓解，不至于痛至午夜。服完 5 剂后，患者谓腰部无任何不适，不冷不酸，一切如常，遂出院。数月后追访病未复发。

「按」 本案腰痛，病延数月，辗转多次，始则活血化瘀无效，继之用壮腰补肾，均未显效。终以温脾燥湿取效。可见辨证之细微处不可粗疏。一，察其证候特点，以午后至午夜痛甚酸楚，应是寒湿困脾。二，体形偏胖，长期大便偏稀，是为脾虚湿胜之咎。故尔从湿寒困脾求治。肾著汤重在健脾燥湿，方中以甘草干姜汤温脾，又加白术、茯苓，亦为健脾渗湿之品。加牛膝作引经药用，加乌药稍顺其气，二药均属配角，不是主将。缘何前两个多月用药未效，一则活血化瘀，能通经活络，不敌寒湿，二则壮肾健腰，虽是从腰论治，但亦未触及寒湿，且以六味为基本方偏于滋阴，虽参合枸杞子、巴戟天之属，仍未能温脾燥湿，所以看似成方成法，实是隔靴搔痒，未中肯綮。因而，以肾著汤单刀直入，一味健脾湿燥，病药合拍，起此沉疴，可见"辨证论治"并非空谈，落到临床实处，是看得见摸得着的。

二十六、麻黄连翘赤小豆汤

麻黄连翘赤小豆汤由麻黄、连翘、杏仁、赤小豆、生梓白皮、甘草（炙）、生姜、大枣等组成。本方宣肺解表，清热除湿，适用于湿热发黄兼表证。方中生梓白皮，药房多不备，可以桑白皮代之，或加茵陈增其清热利湿之功。临床以本方治急性肾炎、急性黄疸性肝炎均可收到疗效。

（一）麻黄连翘赤小豆汤治急性肾炎

急性肾炎，中医称风水，即湿热兼表证。因其风邪在表，内郁湿热，故一身浮肿，小便黄赤，用麻翘赤豆汤加味有效。

病案举例：

陈某，女，19 岁，学生。1983 年 8 月 20 日初诊。

病者参加高考之后，自觉疲乏无力，一身困重，早起眼睑浮肿，不发热但觉诸身酸楚，尤其是腰酸不舒，小便灼烧不畅。尿常规：蛋白（+++），红细胞（++），白细胞（+++），管型（+）。脉浮缓而软，舌苔白润。处方：

麻黄 10g	杏仁 10g	连翘 10g	桑白皮 15g
赤小豆 30g	滑石 15g	生甘草 5g	白茅根 20g
益母草 20g			

每日 1 剂，分 2 次水煎服。嘱服 5 剂。

二诊：8 月 26 日。服上药后，浮肿消退，全身轻爽，小便清长畅利，食纳正常，脉缓软，舌苔润滑薄腻。尿常规：蛋白（++）。守原方加僵蚕 10g，防风 10g，藿香 10g，佩叶 10g，嘱服 7 剂。

三诊：9 月 4 日。患者自觉症状消失，饮食、二便均正常，小便常规：蛋白（-），脉缓，舌润。遂改方。处方：

生黄芪 15g	防己 10g	茯苓皮 15g	杏仁 10g
桑皮 15g	防风 10g	赤小豆 30g	白茅根 20g
益母草 15g			

每日 1 剂，水煎分 2 次服，嘱服 10 剂，复查小便，再酌情停药与否。

两个月以后，患者入学就读，告谓尿常规正常未见反复，遂停药。

「按」 急性肾炎属中医风水范畴，病机为表郁湿热，治当宣肺解表。俟表邪解，湿热除，病自愈。但临证时不能满足于临床症状消失，一定要小便常规全部阴转，仍须服药巩固。如无其他变故，可以以麻黄连翘赤小豆汤为基础，酌情加减，一方到底，无须易方。笔者验证多例，疗效确切。

（二）麻黄连翘赤小豆汤治急性黄疸型肝炎

病案举例：

叶某，男，40 岁，工人。1982 年 5 月 6 日初诊。

病者以往有肝炎病史。近因工作劳累，自感四肢疲倦，食纳减少，腹胀气滞，大便稀软，自服神曲茶等腹胀减轻。随之诸身不适，恶寒身倦，恶心厌油，小便短黄，巩膜黄染，查尿三胆强阳性。谷丙转氨酶 215IU/L，舌苔薄白微黄而腻，脉浮弦软。处方：

麻黄 10g	连翘 10g	桑白皮 15g	郁金 10g
法半夏 10g	炒谷芽、炒麦芽各 15g		厚朴 10g
茵陈 20g	赤小豆 30g	芦根 15g	

嘱服 5 剂，每日 1 剂，水煎分 2 次服。

二诊：5 月 11 日。服前方后，精神较前好转，巩膜黄染稍退，身形倦怠减，食欲增进，恶心止，小便仍黄，舌苔薄黄而白微腻，脉弦缓有力。守方减麻黄为 6g，加生薏苡仁 15g，嘱继服 10 剂，以后再酌。

三诊：5 月 25 日。服药后精神好转，食纳恢复到病前状态，巩膜黄染消退，尿三胆阴性，小便清长，舌苔薄润，脉缓不弦紧。转氨酶 109IU/L。其他基本正常。拟以疏肝健脾法巩固。处方小柴胡汤加减：

柴胡 10g	党参 10g	法半夏 10g	黄芩 10g
茵陈 15g	藿香 10g	佩兰 10g	郁金 10g
炒谷芽、炒麦芽各 10g		六一散 20g	

嘱服 10 剂，每日 1 剂，水煎分 2 次服，并嘱饮食清淡，忌辛辣油腻。

四诊：6 月 10 日。病者告谓，无任何不适，饮食、睡眠均正常，大便稀软，小便清长，脉缓有力，舌淡红而润。

嘱其再进前方 10 剂，隔日煎 1 剂，分 2 次服。

6 月 25 日复查肝功能已正常，无其他不适症状，临床痊愈。随访半年，未见反复。

「**按**」 急性黄疸性肝炎，中医称"急黄"，治以清利湿热为主。初期着眼宣透，使邪有出路。本案未用任何西药，初则用麻黄连翘赤小豆汤解表宣肺，清热利湿，使之湿热分消，表邪外达，用药近 1 个月，除邪务尽。继之用小柴胡汤加味，以疏肝健脾，芳化醒胃。不用壅补腻滞之品，使患者湿热清，脾胃健，纳食好，充分发挥中焦的职能，使病者逐步康复。

二十七、麻黄杏仁薏苡甘草汤

《金匮》治湿病的麻黄杏仁薏苡甘草汤，以麻黄、甘草、薏苡仁、杏仁四药组成。主治一身尽疼，发热，日晡所剧者的风湿，并说明是汗出当风，或久伤取冷所致。本方药少力轻，麻黄倍甘草发汗透表不至过多出汗，加杏仁助麻黄宣透肺气，以薏苡仁祛湿，药量较轻，是一张治疗湿邪在表的良方。

麻黄杏仁薏苡甘草汤治湿热痹

病案举例：

戴某，男，32 岁，农民。1951 年 4 月 10 日初诊。

病者在春插期间，突然夜半两脚疼痛，醒后不能着地，步履艰难。次日即邀余出诊。询其病史，发病前两天，两下肢即有疼痛，踝关节处红肿，下田劳动后，涉水则疼痛更甚，以致不能行走，伴有诸身疼痛，发热恶寒，无汗，小便短黄，口不渴，舌红，苔薄黄滑润，脉浮数而软。处方麻黄杏仁薏苡甘草汤合三妙散加味：

麻黄 6g　　杏仁 10g　　生薏米 20g　　苍术 10g

黄柏 10g　　牛膝 10g　　海桐皮 15g　　生甘草 5g

水煎服，每日 1 剂。

服两剂即能行走，继服三剂，肿痛全消，恢复劳动。

「**按**」　　南方春季多低温久雨，劳动者涉水淋雨，外湿所侵，罹患湿病最是常见。由于风寒湿三气合邪，故当宣肺利湿，麻黄杏仁薏苡甘草汤颇合病机。然其舌红苔黄，脉浮数，是为湿邪化燥之征，故在方中合入三妙散清热燥湿，使风寒湿邪既能外达，又截断燥化入里之势，取得快捷之效。

二十八、茵陈蒿汤

茵陈蒿汤，是《伤寒论》阳明病篇治湿热发黄的主方。原方是茵陈配大黄、栀子，偏重于热，故为阳黄之主方，但随临床病机变化，亦可随证加减。一般的用法：一是治阳黄用茵陈蒿加大黄、栀子、金银花、连翘；二是治阴黄用茵陈蒿加附子、干姜、白术；三是无论阳黄阴黄，在上述用药之中，加疏肝利胆药，如郁金、川楝之类，使之胆汁通畅，增强原方功效。

茵陈蒿汤治胎黄

胎黄是新生儿出生后肤色发黄，一般一星期后逐渐消退。倘若十天半月黄色不退反而加深，并出现烦躁、便秘等，应视为病态，进行必要的治疗。

病案举例：

刘某，男，初生 15 天。

患儿出生后 4 天即现身目发黄，经用葡萄糖粉口服，并进中药（处方不详）无效，黄疸有加深之势。初时症见面目及身发黄，发热，体温达 38.2℃。烦躁，啼哭，吸乳迟钝，大便秘结，小便短黄，舌质红，苔黄粗，指纹青紫而粗。处方：

绵茵陈 6g　　川黄柏 3g　　炒栀子 3g　　大黄 3g

连翘 5g　　　金银花 6g　　炒枳壳 2g

诸药入煎，少量多次分服。

3 剂后大便下黑粪，小便量增，身黄减退。守原方继进 3 剂，临床痊愈。

「**按**」　　　初生 1 个月之内发生黄疸称胎黄。钱仲阳说："有初生而身黄者，胎疸也。"胎黄一般是由母体移热所致，巢元方说："小儿在胎，其母脏气有热，熏蒸于胎，至生下儿，体皆黄，谓之胎疸也。"前人所说的胎黄，应当包括生理性胎黄。黄疸因于湿热交蒸，婴儿得之，除体质娇嫩的特点外，与成人黄疸别无不同，所以仍取茵陈蒿汤合栀子柏皮汤治疗，加入金银花、连翘以助茵陈透散和解毒，稍佐枳壳取其行气，协大黄以泄热。药少力专，无毒副作用，疗效快捷。

二十九、柏叶汤

　　柏叶汤由侧柏叶、干姜、艾叶、马通、阿胶组成。方中马通原是用马屎泡后澄清，取其混悬清液，多数医家将马屎改为童便，此举可从。阿胶一药，原方未录，查《外台秘要》《本草图经》《备急千金要方》等，均认定有阿胶。《本草纲目》认为阿胶非但滋阴，亦能止血。全方柏叶、干姜、艾叶属温性，入阿胶、童便止血，故可称之为温以止血的首选方。此外，童便一味，即为止血药，古方以此入药者众，内、外、妇科均有取童便为引经药的，运用十分广泛。

（一）柏叶汤治鼻衄

　　鼻衄一证，属肝旺肺热者居多，因为血热妄行，所以鼻衄者，以泄肝、泻肺热者常见。然而鼻衄属虚寒者亦有之，用柏叶汤是首选方。

病案举例:

李某,男,18岁,学生。1953年5月6日就诊。

病者鼻衄已半个多月,经用仙鹤草注射、维生素K,中药四生丸、犀角地黄汤等皆无效。就诊时,病孩鼻部及头面均浮肿,头目眩晕,精神萎靡,口苦而不渴,舌苔滑润,脉弦虚。处方:

侧柏叶炭10g　　炒艾叶10g　　炮姜炭6g

阿胶15g(另烊化冲服)　　　童便一盏兑服

服1剂药后鼻衄即止,3剂痊愈。

「**按**」　　本案虽属青少年鼻衄,但因失血半个月,面浮肿,精神委顿,用寒凉药过甚,乃致酿成脾肺气虚,故用温以止血。药证相符,一剂血止,三剂痊愈。

(二)柏叶汤治吐血

吐血有因胃有因肺,但无论其血自何脏而来,因其失血多,均可造成脾虚不统摄,肺弱不能自制,用清凉之剂是无效的,惟有温脾止血,方可中的。

病案举例:

王某,女,57岁,家庭妇女。1952年9月10日就诊。

患者有结核病史。既往有咳血病症。素体衰弱,于秋燥季节,劳累过度,突然吐血不止,注射止血药,并进清热止血药无效。就诊时,症见吐血盈碗,频频不已,血色淡红,精神不振,颜面苍白,舌白口燥不渴,脉濡缓。拟用温以止血,调摄处之。处方:

柏叶炭 10g　　炒艾叶 10g　　炮姜炭 5g

阿胶 15g（另烊化冲服）　　童便一盏冲服

1 剂后血止，3 剂痊愈。后以归脾汤调理。

「按」　　本例吐血显然自肺来，一则有肺结核病史，一则燥热伤肺，致使突然吐血不止。治疗一般多从肺热究之，用清凉者居多，但久治不已，非但血不止，且更伤害身体，故应予温以止血，柏叶汤是首选方。方中干姜、艾叶温散寒凝，柏叶、阿胶、童便皆有止血功效，用之得当，确有覆杯之效。

（三）柏叶汤治下血

下血是肠风下血，即痔疮出血。一般痔疮出血多属湿热下注大肠，引起长期反复出血，若下血日久，必然损伤脾胃，酿成虚不摄血。

病案举例：

周某，男，30 岁，农民。1951 年 8 月 20 日就诊。

病者素有肠风下血，反复发作，缠绵不已，身体日见衰弱，于秋收季节，劳动强度较大，引起大量出血，面色苍白，精神萎靡，四肢倦怠，食欲不振，口苦不渴，脉象弦缓。处方柏叶汤合槐花散：

阿胶 15g（另烊化冲服）　　柏叶炭 10g　炒艾叶 10g

炒枳壳 10g　槐花炭 10g　荆芥炭 10g　炮姜炭 6g

童便一盏兑服

每日 1 剂，水煎服。

上方服 3 剂血止，食量倍增，后改用归脾汤巩固竣功。经多年追访病未复发。

「**按**」　　肠风下血多因湿热下迫大肠，用清湿热之品是其常，但若病延日久，一则失血过多，一则清凉过甚，酿成脾胃气虚，不可收摄，此时理应温养固脱。本案取柏叶汤养血温摄，是针对失血过多，又加入槐花散，止其肠风下血，可谓是经方与时方合用，各擅其长，又相得益彰。

上述三案，所采用的柏叶干姜汤，即《金匮》柏叶汤，《备急千金要方》之柏叶汤有阿胶，全方具有温中止血，以及行血、引血归经之效，主治气寒血脱之症。而血热妄行所致失血，务当禁用。如第一案，屡经寒凉，已呈气虚阳脱；例二亦经寒凉止血未效，且年老体弱，故应以温养；例三虽壮年体实，但素患肠风，失血过多，自当温养固脱，故上述吐血、衄血、便血三案，虽出血部位不同，而病机为血脱阳虚则是一致的，故用本方温经养血，效果较满意。但临床上失血之症，属实属热者居多，属虚属寒者偏少，因而在失血一证，无论吐、衄、便血，用温热药必须慎用，以免助热动血。

三十、甘麦大枣汤

甘麦大枣汤由甘草、小麦、大枣等味组成，本方系《金匮》妇人脏躁病专方。由于心脾阴液不足，情志抑郁或思虑过度，出现悲伤欲哭，精神失常，周身疲惫，故以小麦养心气，甘草、大枣以润燥缓急。临床运用尚可随证合方，如合小柴胡汤加龙、牡，或合酸枣仁汤等，均有很好的疗效，是治疗妇人更年期综合征、经前期紧张症的一张良方。

甘麦大枣汤治经前期紧张症

病案举例：

徐某，女，26岁，未婚。1981年4月就诊。

患者初潮以来，月经基本正常。近因学习紧张，心绪不悦，月经已3个月未来，精神抑郁，烦躁不可名状，乳房及两胁、少腹隐痛，夜梦纷纭，食纳乏味。舌淡红，苔薄白润，脉涩而短。处方：

炙甘草 10g　浮小麦 30g　大枣 5 枚　　郁金 10g

泽兰叶 10g　香附 10g

5 剂。

服上药 2 剂后，月经来潮，血色红，量中等，烦躁等症消失。

第二个月，经期又推迟半月未至，烦躁等症又发，但较前为轻，遂自服上方 2 剂，月经来潮，诸症悉平。此后趋于正常，未再服药。追访半年，月经依时而下。

「按」　　甘麦大枣汤为治脏躁专方。本案非真脏躁症，但因五志之火，动必及心，以致闭经，其病机与脏躁颇同，可称作经前期紧张症，故用甘麦大枣汤，取其甘平养心，辅以郁金疏肝，泽兰、香附行气活血，经水遂得通。余用此法曾治室女经闭多例，均获良效。

三十一、酸枣仁汤

酸枣仁汤由酸枣仁、知母、炙甘草、茯苓、川芎组成。方中酸枣仁是主药，滋养肝血，知母清虚热除烦，甘草缓肝，茯苓宁神。其中川芎一味很值得琢磨，一是川芎调血养肝，二是全方所有药物，均为阴药静药，唯川芎有行气之功，静中有动，使阴药不至于凝固呆滞，这一配伍确实奥妙。故治疗由肝血不足，阴重阳亢所致的虚烦不寐，本方是首选方。笔者在临床上有两种选择，一是在运用柴胡龙牡汤时，择酸枣仁、知母两味配合，能起到疏肝镇静、滋阴养肝的作用；二是用原方配合百合知母地黄汤，治虚烦失眠有独特之功用。

（一）酸枣仁汤治更年期综合征

病案举例：

周某，女，49岁，干部，1968年9月10日初诊。

病者月经紊乱已 2 年，有时半年没月经，有时 20 天来一点点，不像正式的经血。近一年来烦躁易怒，心慌惊惕，难以入睡，睡后易醒，身体日见消瘦，口干舌燥，大便偏结。查心电图正常，肝功能正常。脉缓弦有力，舌红少苔。处方：

酸枣仁 15g　　知母 10g　　　生地 15g　　　百合 20g

炙甘草 5g　　　大枣 3 枚　　　郁金 10g　　　绿萼梅 10g

合欢皮 15g　　生龙骨、生牡蛎各 15g　　　火麻仁 15g

虎杖 15g

每日 1 剂，水煎分 2 次服。

二诊：9 月 19 日。服前方 7 剂后，诸症悉减，烦躁减，心慌平，大便畅，睡眠安宁，精神好转。脉缓稍弦，舌淡红润。守原方再进，嘱隔日服 1 剂。

半个月后随访，病者服用上药后，自觉精神好转，睡眠状况明显改善，饮食正常。嘱其常服天王补心丹、六味地黄丸调理巩固。

「按」　　　更年期失眠、心悸、情绪波动是肝阴不足，津血亏虚之故，用酸枣仁汤加味，使肝血得养，虚热得去，烦躁自然平静。本案因其大便干结，故去茯苓、川芎，加虎杖、火麻仁润燥通下，故可取得近期疗效。

（二）酸枣仁汤治失眠

孙某，女，52 岁，财务人员。1991 年 11 月 5 日初诊。

病者因工作劳累，长期失眠，难以入睡，睡后容易惊醒，精神差，身体瘦弱，食纳少，大便成形，口渴不饮，血压正常，脉细弱，舌红少苔而润。处方：

　　酸枣仁 15g　　知母 10g　　　茯苓 15g　　　川芎 5g

　　炙甘草 5g　　女贞子 10g　　旱莲草 10g　　柏子仁 10g

　　浮小麦 30g　　珍珠母 15g　　灵磁石 15g

　　炒谷芽、炒麦芽各 15g

　　每日 1 剂，水煎分 2 次服。

二诊：11 月 15 日。服前方 7 剂后，自觉失眠有明显好转，入睡后可延至早晨 5 ～ 6 点钟方醒，精神倍增，食纳加量，口不渴，脉细有力，舌淡红润。仍守原方再进，嘱隔日 1 剂，以资巩固。

　　1 个月后相遇告之，服药 10 剂后停药，诸症消失，以调理休息为主，未再服药，继续观察。

　　「按」　　　妇女绝经后，有一段时期出现失眠，其病机多为肝血不足，血不能养心，心神不宁。这种病状不宜峻补，若补益不当，可助火化热，但滋阴又可壅滞，故只能用补而不燥、滋而不腻、清滋而益补者。酸枣仁滋养肝血，养阴宁神，无任何弊端，稍事加减，治疗妇女停经之后的失眠，是最佳选择。

三十二、百合知母汤与百合地黄汤

《金匮》百合知母汤与百合地黄汤，是治疗百合病的主方。百合病是什么病？《金匮要略》讲义称：百合病是一种心肺阴虚的疾病。其所描述的症状均为现代所称神经官能症，诸如默默不语，欲卧不能，欲行不能，饥不思食或厌食等。本病多发于热病之后，心肺阴液耗伤或余热未尽所致。据此用百合、知母、生地三药分组两方，以滋阴清热。笔者临床习惯，将三药合成百合知母地黄汤，治疗阴虚内热之口干渴饮（糖尿病消渴）和心烦失眠之症。前者合沙参益胃汤加减，后者合酸枣仁汤或二至丸加减，颇有临床效益。

（一）百合知母汤治糖尿病口渴

病案举例：

谢某，女，52 岁，退休女工。2001 年 4 月 15 日初诊。

病者自述口渴饮水，日夜喝水若干次，饮不解渴，但无消谷善饥、消瘦的表现，某医院作一般肺胃热证治疗。笔者接诊，病者诉其口渴饮水，白天较多，夜间 2～3 次，每次 150～200mL，小便偏多，但不是饮一泻一。口苦而干，大便偏干，舌少苔质偏红，脉细弦偏软。处方：

生地 20g　　百合 30g　　知母 10g

南沙参、北沙参各 15g　　麦冬 10g　　石斛 15g

天花粉 15g　乌梅 15g　　连翘 10g　　竹叶 10g

每日 1 剂，嘱服 7 剂。并嘱其做血糖测定。

二诊：4 月 22 日。服上药 7 剂后，口渴明显减轻，饮水量减少，口苦减轻，自觉人很舒适，舌红减，大便更软，脉缓弦减。血糖餐前 7.5mmol/L，餐后 12.5mmol/L，确定为糖尿病。处方：①守上方继续服用，每日 1 剂；②增服消渴丸，日 3 次；③六味地黄丸，日 3 次（暂不用其他降糖药，观察半个月）。

三诊：5 月 8 日。前方服 15 剂后（消渴丸、六味地黄丸亦同时服半个月），口渴已基本缓解，饮水量与平时同等，口不苦，精神舒适，饮食控制半饱，不饥饿，亦无须加副食。小便清，大便正常。夜寐安静，脉缓稍弦，舌淡润。复查血糖餐前 6.4mmol/L，餐后 10.6mmol/L。从其口渴的主症看，病情已基本控制，且血糖亦得以降低，故处方稍事更改如下。处方：

生地 20g　　知母 10g　　百合 30g

南沙参、北沙参各 15g　　麦冬 10g　　石斛 15g

每日 1 剂，水煎分 2 次服。消渴丸、六味地黄丸继续按量服用，巩固治疗。

1 个月后，复查血糖已基本正常，餐前 6.1mmol/L，餐后 10.3mmol/L。口渴已消失，食量均正常。脉缓，舌淡润。嘱其中药煎剂隔日服 1 剂，丸药每日照原量服，再巩固用药 3 个月。

「按」　　百合知母地黄汤，合两方为一方，用其治疗肺胃阴虚，着实是一个良方。百合清肺热，性味平淡；知母除虚热虚烦，滋而不腻；生地滋阴清热，味薄不滞。全方三味滋阴清热药，不偏不腻，不伤脾胃。适当伍佐他药，治疗肺胃阴虚口渴，阴虚燥热口渴，肺胃实热口渴，都可随机运用。

本案口渴多时，在服用上方一星期时，口渴明显减轻，取得滋燥润肺胃之功，加沙参等益胃之药，两者相得益彰，故而很快控制口渴。后查出血糖偏高，其渴是因血糖升高而致，但药仍不变，只是加重滋阴清热之六味地黄丸和含小量降糖药的消渴丸，疗效又得以提高和巩固，直至血糖基本正常，仍不变易其方，且嘱其以此为巩固善后之方。临床用本方治疗类似病症，观察多例均获满意疗效。其中有的口渴者，并未查出血糖升高，用本方按前法加减治疗，亦能取得速效。由此可见，百合知母地黄汤，其主治阴虚口渴之症，不论血糖升高与否，均可随证运用。《金匮》百合病篇主方，完全是来源于实践，绝非空谈，值得效仿和再实践，再提高。

（二）百合知母汤治夜寐不安

病案举例：

王某，女，49 岁，退休工人。2001 年 9 月 10 日初诊。病者已进入更年期，月经紊乱，夜寐心烦，难以入睡，容易惊醒，食纳差，大便偏结。在月经前后，上述症状加重。舌红少苔，脉细弦。处方：

　　生地 15g　　　知母 10g　　　百合 20g　　　酸枣仁 15g
　　夜交藤 15g　　合欢皮 15g　　浮小麦 30g　　绿萼梅 10g
　　女贞子 10g　　旱莲草 10g　　红枣 3 枚
　　每日 1 剂，水煎分 2 次服。

　　二诊：9 月 17 日。服上药 7 剂后，睡眠明显好转，心烦已平，每晚能睡 7 小时，精神好，食纳好，二便调，舌淡润，脉细缓。嘱再服上药巩固，每日 1 剂，煎服同前。

　　「按」　　妇女更年期失眠、烦躁是常见症。究其病因是肝血不足，心无所养，故心烦不寐。百合知母地黄汤滋阴润燥，配合酸枣仁为滋养肝血，余药均为滋阴养心，解郁平肝。本方治疗更年期失眠之症，依理依法，与方与药都是协调一致，故屡试屡效。

三十三、炙甘草汤

　　炙甘草汤由炙甘草、人参、桂枝、生姜、大枣、阿胶、生地、麦冬、麻仁等组成，以清酒为引。方中炙甘草为主药，补益脾胃，配人参益气，桂枝通阳，姜、枣调和营卫。阿胶、生地、麦冬、麻仁滋养阴血。加清酒通络活血，故有"复脉汤"之称。全方为温养阳气，滋养阴血，主治心之阴阳两虚的心动悸、脉结代。由于方中有参、桂、姜、枣，配炙甘草，实际是桂枝甘草汤加人参，亦可视为桂枝汤去芍药加人参，虽然配用滋阴之胶、地、麦、麻，但毕竟以温养阳气为主，故实践中应把握其阳虚的特征，方可以原方运用。若阴虚象显露，则不能全方合用，必须去温养阳气之参、桂、姜、枣，不然则助热化火，出现燥象。后人吴鞠通看准阴虚的一面，故其将原方去参、桂、姜、枣，加养阴之品，更名为加减复脉汤，克服了原方温燥之弊，发展养阴之长，并扩大其运用范畴，真可谓深得仲景之奥秘，发《伤寒》之未备，是真正读通了《伤寒论》的第一人，也是变通活用经方之楷模。

炙甘草汤治早搏

病案举例:

陈某,女,16岁,学生。1965年8月20日初诊。

患者自中考之后,经常心慌心悸,胸闷气短,夜寐不深,精神疲惫,饮食偏少。二便正常。心电图提示窦性心律不齐。脉缓无力、间歇。舌淡润苔薄白。处方:

炙甘草10g 桂枝10g 党参15g 阿胶15g(烊服)
生地10g 麦冬10g 火麻仁15g 生黄芪15g
生姜3片 大枣3枚

嘱每日1剂,加米酒为引入煎。

二诊:8月29日。服前方7剂后,心慌悸动,胸闷气短明显改善,精神好转,睡眠安静,脉缓有力,偶有间歇。舌淡润,苔薄白。守原方加柏子仁10g,每日1剂,煎服法同上。

前方继服10剂,9月入学体检,心电图正常。学业完成走上工作岗位,至婚配生育均未发现心脏有何变故。直至20世纪90年代发现血压高来诊。

「**按**」 炙甘草汤治早搏已成规律,其疗效也是确切的。但据临床实践看,应严密掌握"阴阳两虚"这个病机。如偏于阴虚者,舌质偏红,苔少或黄,表明阴虚有内热,绝不可用。服之又见夜寐烦躁、口燥咽干等燥象,应立即停药,改用其他方药。

本案早搏,从脉缓无力、舌淡润、苔薄白而论,应是阳虚气虚显露,故用阴阳并补的炙甘草汤,并加黄芪补气,使其早搏得平,疗效相当稳固。笔者认为,患儿年龄不大,且无器质性病变,其窦性心律不齐,可能因学习紧张,一时之气虚不足，故未更方而愈。从临床经验看，冠心病、肺心病以及心肌炎等出现早搏者，必须辨明心之"阴阳两虚"才能应用炙甘草汤，不然将适得其反。

医案实录

中篇

一

（一）肺系病证

1. 感冒

病案举例一：

王某，女，62岁，退休工人。

患者体弱病多，每于气候变化时出现感冒症状。近一月余，常感恶寒，时有低热，自服板蓝根冲剂、螺旋霉素2日，症状未见改善，且恶寒尤甚，体温最高38℃，伴头痛，午后尤甚，肢体酸楚。又自服扑热息痛片1片，汗出，体温渐降，但数小时体温又继续上升至38℃左右，查血常规：WBC4.28×10^9/L，N72%，V27%，E19%。西医诊断为病毒性感冒。症见发热，微恶寒，汗出不解，面色晦黯，周身酸楚，胸脘痞闷，恶心欲吐，微咳少痰，不思饮食，舌淡紫苔薄白，脉细弦而弱。处方小柴胡汤合桂枝汤加味：

柴胡 10g　　黄芩 10g　　法半夏 10g　　生姜 4 片
大枣 4 枚　　桂枝 10g　　白芍 10g　　　党参 15g
前胡 10g　　苏叶 10g

服 1 剂后，体温降至 37.5℃，2 剂后体温正常，诸症悉除。唯有头痛而昏。守原方去前胡、苏叶、桂枝、白芍，加蒺藜 10g，川芎 6g。继服 5 剂而愈。（李旭执笔）

「按」　　本案体虚外感，用柴胡桂枝各半汤加味，符合临床实际。用柴桂各半所治之感冒，不论其热度高低，均可取效，实际本方与补中益气汤所治虚人外感，其病机、药理均如出一辙。在某种意义上说，仲景的柴胡桂枝各半汤为东垣的补中益气汤提供了重要的理论基础。

病案举例二：

陈某，男，70 岁，退休干部。1985 年 4 月 2 日初诊。

病者素体虚弱，经常感冒，鼻流清涕，诸身酸胀，恶寒不发热，衣着比常人多 2～3 倍，清明时节穿皮棉袄、呢子大衣，仍不觉热，胃纳少，大便量少，小便清长，脉浮虚数，口不渴，舌红嫩少苔。处方桂枝汤合玉屏风散：

桂枝 10g　　白芍 15g　　生黄芪 15g　　白术 10g
防风 10g　　炙甘草 5g　　生姜 3 片　　　大枣 3 枚
水煎分 2 次温服，每日 1 剂。

另服健脾益气冲剂（参苓白术散合玉屏风散加味研制而成），每日早空腹服 1 包（约生药 15g）。

二诊：4 月 10 日。经服上药 7 剂，诸症悉平，宽衣解带，身暖和煦，饮食正常。二便无异。嘱其停药，继续服健脾益气冲剂 1 个月，每日早晨空腹冲服。

患者自此后半年多未感冒，身体日见恢复，健康状况良好。当年冬天又嘱其服龟鹿胶各半斤，渐恢复体力、劳力。

「**按**」　　本例病者先后多年接诊，每每感冒即按上方服药 3～5 剂，随即恢复健康。究其病机为肺气虚表不固，营卫不和，以桂枝汤调和营卫，以玉屏风散补气固表疏风，凡气虚表不固，营卫不和者，是方非常合拍。笔者认为体虚感冒者用桂枝汤调和营卫可，但表虚不固者用桂枝汤稍显不足，合入玉屏风散增强补虚之功。必要时把经方与时方结合起来运用，发挥各自之长，可以提高临床疗效。

临床上还有补中益气汤加桂枝，或补中益气汤合桂枝汤，均可用于虚人外感。这几种用法大致相同，只是在具体病例中，再审视其小异而酌用之，就可取得满意的疗效。

2. 体虚感冒

刘某，男，47 岁，邮电职工。1995 年 7 月 4 日初诊。

病者经常感冒，反复多年，弱不禁风。此次感冒流涕，头眩晕，腰胀痛，不发热，身形寒。检查血象无异常。有肝病史。脉虚弦，寸沉弱，舌苔淡润。拟补益气虚，调和表里。处方柴胡桂枝各半汤合玉屏风散：

柴胡 10g	桂枝 10g	党参 15g	黄芩 10g
法半夏 10g	白芍 10g	炙甘草 5g	生黄芪 15g
白术 10g	防风 10g	生姜 3 片	大枣 3 枚

每日 1 剂，水煎分 2 次服。

二诊：7 月 11 日。服前方后，感冒如故，频频喷嚏，胸背不舒，鼻鸣清涕，口中不爽，脉同上，苔薄稍滑润。拟改为补中益气汤加味。处方：

生黄芪 15g　　漂白术 10g　　党参 15g　　　陈皮 10g

升麻 5g　　　柴胡 5g　　　当归 6g　　　　桂枝 10g

辛夷 10g　　　葛根 15g　　　白芍 10g　　　藿香 10g

生姜 3 片　　　大枣 3 枚　　　嘱服 7 剂

三诊：7 月 18 日。服上方后，精神较振作，鼻塞减轻，仍鼻鸣，喷嚏减少，大便成形。惟有皮肤瘙痒（素有夏季皮炎），四肢疹色淡红，脉舌仍前。药已中病，守上方加白鲜皮、地肤子各 10g，每日 1 剂，水煎分 2 次服。

四诊：7 月 25 日。服前方 7 剂后，鼻鸣、喷嚏较前减轻，如休息较好，喷嚏容易自止。自述房劳之后，更容易感冒，头晕体软，喷嚏频作。但感冒趋势较前减轻。两寸脉沉无力。其病肺肾不足无疑，拟从肺议治。处方桂枝汤合玉屏风散：

生黄芪 20g　　白术 10g　　　防风 10g　　　桂枝 10g

白芍 10g　　　炙甘草 5g　　　生晒参 15g　　生姜 3 片

大枣 3 枚

嘱服 7 剂，每日 1 剂，水煎分 2 次服。

五诊：8 月 28 日。前方服用 28 剂，自述全身症状明显减轻，鼻塞流涕喷嚏时而偶发，稍事休息即能缓解，脉寸弱仍前，两关旺，舌苔中心干净。拟守原方加白芷 10g，辛夷 10g，每日 1 剂水煎服。

六诊：9 月 5 日。前述诸症病状大减，但天热时，耐力下降，鼻鸣减少。近日有轻微腹泻，水样便，腹中轻微胀痛，舌质淡，苔薄润，脉缓寸弱。处方：

生黄芪 15g　　白术 10g　　　生晒参 15g　　陈皮 10g

当归 10g　　　升麻 5g　　　柴胡 5g　　　　桂枝 10g

厚朴 10g　　生姜 3 片　　大枣 3 枚

每日 1 剂，水煎分 2 次服。

上方服 21 剂，至国庆前后，自觉精神培增，感冒完全痊愈。

「**按**」　　体虚感冒之人，体虚是本，感冒是标，相互为患，体虚可以招致感冒，感冒又可导致体虚。所以补虚为先，补益肺气，感冒自愈。但必须指出，凡是肺气虚（可说是免疫力下降）应以补益肺气为主，反复多次治疗方可巩固。本案年龄虽不大，但素体弱不经风，多年反复感冒。本次从 7 月开始治疗，延至 9 月，几经感冒，几度治疗，以补中益气汤、玉屏风散、桂枝汤三方交叉使用，随其症而加减，取得应有的疗效。至国庆节以后，仍以健脾益气冲剂继续巩固。经过治疗，多年反复的感冒终能得以控制，并体质丰满，全身状况得到合理调治，临床痊愈。在此，还得提醒一句，感冒虽小，务必认真对待。

3. 慢性咽炎

吴某，男，46 岁，干部。1992 年 4 月 5 日初诊。

病者咽喉干痒，喉头滤泡红粗，经常干咳无痰，甚则声音嘶哑。若遇风寒侵袭，咳嗽加剧，胸闷不舒，饮食、二便、睡眠均正常。无烟酒嗜好。脉缓稍弦，舌淡红润。处方：

前胡 10g　　桔梗 10g　　苏叶 10g　　射干 10g

僵蚕 10g　　浙贝母 10g　　生甘草 5g　　瓜蒌壳 15g

每日 1 剂，水煎服。

二诊：4 月 12 日。服上药 7 剂后，咽喉干痒基本消失，咳嗽已止。咽喉部仍红，嘱再服 5 剂，以巩固之。

「按」　　慢性咽炎多为喉头滤泡增生，咽痒干咳。伴有咽干等症，属肺热者多。有一名方：开音汤，即桔梗、甘草、浙贝母、僵蚕四药组成，实即甘桔汤加浙贝散结，僵蚕疏风。其药味简练，配伍精当，是喉科要药。临床如风寒侵袭，可加麻黄、杏仁，合成三拗汤宣肺散寒；如风热犯肺，加薄荷、桑皮、黄芩；如肺热阴虚，除咽燥干咳，尚有黄痰，加沙参、天花粉、百部、白及等均能取得良好的疗效。如咽喉不红，咽部淡白，舌苔白润，属风寒者，此方不适宜。

4. 咳嗽

康某，男，5 岁，1995 年 3 月 6 日初诊。

患儿经常咳嗽，早晚空气寒冷咳嗽增剧，咳甚伴微喘，无痰，夜间咳嗽影响睡眠，饮食稍减，二便正常，脉浮缓，舌薄白润，拟疏风散寒，宣肺止咳。处方三拗汤加味：

炙麻黄 3g　　杏仁 5g　　　前胡 5g　　　　桔梗 5g
僵蚕 3g　　　苏叶 5g　　　浙贝母 5g　　　炙甘草 3g
每日 1 剂，水煎分 2 次温服。嘱其忌油腻。

二诊：3 月 11 日。患儿服上药 5 剂，咳嗽基本控制，惟轻微几声咳嗽，夜能安卧，饮食正常，惟有咽喉干痒稍痛，脉浮缓，舌薄润。守原方去麻黄，加射干 6g，嘱服 3 剂。

上药服完，其病如失，无任何不适。

「按」　　小儿咳嗽，最初轻宣肺气，微辛散寒，以三拗汤加味屡屡见功。但必须指出：一，小孩娇嫩之躯，辛温宣肺止咳药，宜轻不宜重，重则耗伤肺气，于病于体均不利；二，小儿咳嗽多因受寒而发，不宜用辛凉滋润药，市售之种种糖浆，即便能止咳一时，但凉遏滋润反而留寒不散，必致久咳不已；三，宣肺必用麻黄，但麻黄用量宜轻不宜重，可用前胡、苏叶、僵蚕之类疏风药协同麻黄，以免耗伤肺气；四，用不用化痰药，应视其痰之有无，有痰者合二陈汤，无痰者则无须加入；五，如风寒兼有肺热者，稍加桑皮、黄芩、芦根，且小量，不可过重，以免影响麻黄辛温药之宣散。总之，小儿咳嗽，因其体质娇嫩，且因受寒而咳者居多，第一步以宣肺散寒为主，取效之后，再酌情调治，绝不可于初始即操牛刀重锤，往往适得其反，贻祸无穷。

5. 哮喘

病案举例一：

郑某，男，62岁，退休工人。1994年3月10日初诊。

患者哮喘多年，近年因年老体弱，经常发作。诊时所见：咳嗽气粗，痰多清稀，咽喉有痰黏附，胸闷气逼，哮鸣似笛声，形寒怕冷，不发热，食纳尚可，大便溏软，睡眠因咳喘影响，脉缓而弦，舌淡润而滑。处方小青龙汤加味：

桂枝 10g	麻黄 10g	法半夏 10g	细辛 3g
五味子 6g	干姜 10g	白芍 10g	茯苓 15g
苏梗 10g	广陈皮 10g	炙甘草 5g	生姜 3 片

嘱每日1剂，水煎2次分服。

二诊：3月16日。服前方5剂，哮喘明显减弱，痰少稍稠，哮鸣音消失，胸不闷气舒展，身暖如常，食纳增量，大便成形，睡眠更安静，脉缓有力，舌淡润。处方：

麻黄 6g	杏仁 10g	法半夏 10g	茯苓 20g
广陈皮 10g	僵蚕 10g	炒薏苡仁 20g	葶苈子 10g

苏梗 10g   炙甘草 5g

每日 1 剂，水煎 2 次分服。

三诊：3 月 27 日。服上方 10 剂后，咳喘基本平息，惟早晚有两阵轻咳，日间很少咳嗽，痰量减少，痰不黏不稀，呼吸均匀。饮食正常，大便成形，睡眠安宁。脉缓有力，舌淡红润。处方：

党参 15g   白术 10g   茯苓 15g   法半夏 10g

陈皮 10g   紫菀 10g   款冬花 10g   苏梗 10g

葶苈子 6g   炙甘草 5g

每日 1 剂，水煎 2 次分服。

四诊：4 月 8 日。服上方 10 剂，自觉咳平气顺，呼吸畅利，精神倍增，痰少。睡眠饮食二便皆趋正常。脉缓有力，舌淡润薄白苔。处方：

党参 15g   白术 10g   茯苓 20g   法半夏 10g

陈皮 10g   杜仲 10g   菟丝子 10g   巴戟天 10g

炒薏苡仁 15g   葶苈子 6g   苏梗 6g

每日 1 剂，水煎分 2 次服。嘱隔日服 1 剂，以资巩固。

后以健脾益气冲剂辅助服用。近期疗效明显，临床痊愈。

后在六、七月间，先后两次服上方 10 余剂，以期冬病夏治。起到扶正固本的效益，当年冬天哮喘基本控制。

「按」   哮喘是老年人的常见慢性病。其治疗应急则治其标，缓则治其本。在急性发作时宣肺止咳平喘，用小青龙汤或三拗汤加味，使之肺气宣，哮喘平，其中麻黄是止咳平喘的要药，而且是其他药所不能替代的。但用量不宜过大，在小青龙汤中有五味监制，用量可稍大一点；

若在三拗汤中则只能用 6g，量用大了会耗气出汗。

哮喘多因痰阻气道，因而急性发作期应当化痰，用半夏，或加浙贝母、川贝母，但痰是脾湿所生的，务必要用健脾药，此间以茯苓、薏苡仁最为适宜，因其性平渗湿而不燥，比之于苍术、白术为优。既用半夏、贝母化有形之痰，又用茯苓、薏苡仁治生痰之源，使痰得以消失，是治哮喘的良策。

急性期过后，紧接着要固本扶原。第一步还是以平稳的六君子汤加味，适当用些紫菀、款冬花、苏梗之类以平哮喘之余波。第二步俟哮喘平定，则用脾肾两补之剂，为以六君子汤加杜仲、菟丝子、巴戟之类补而不燥，补肾的药物应取阴中阳药，可常服或研末冲服。如果可能再配合冬虫夏草，疗效更趋稳定。并且提倡冬病夏治，在入暑伏日服六君子汤加补肾药，配合艾灸，确能取得巩固疗效，健身却病的效益。

总之，治哮喘应分三步走，一是止咳平喘，二是理气化痰，三是脾肾调治，扶正固本。而且主张少用抗生素，如果有肺部感染，待其稳定之后即停抗生素。

病案举例二：

程某，男，63 岁，干部。1999 年 10 月 5 日初诊。

患者因油漆过敏引发哮喘，初则并不介意，随着年龄增大，经常容易感冒诱发哮喘。诊察所见：咳嗽气喘，胸闷气逼，夜不能卧，背胀，痰多而黄白兼有，食纳量中等，大便稀溏，睡眠不宁，脉弦浮数，舌红苔黄白腻。处方：

麻黄 6g	杏仁 10g	前胡 10g	桔梗 10g
黄连 5g	法半夏 10g	瓜蒌 10g	僵蚕 10g
川贝母 6g	桑皮 10g	黄芩 10g	芦根 15g

生甘草 5g

每日 1 剂，水煎分 2 次服。

二诊：10 月 14 日。患者服上方 7 剂后，咳嗽减轻，痰量减少，胸闷气逼好转，夜寐安静，食纳量少，大便稀溏，脉弦滑，舌质红，苔黄。处方：

麻黄 5g	杏仁 10g	前胡 10g	桔梗 10g
黄芩 10g	茯苓 20g	炒薏苡仁 20g	川贝母 6g
炙甘草 5g			

每日 1 剂，水煎服。

三诊：10 月 26 日。服前方 10 剂后，咳嗽明显减轻，痰量减少，痰色白，胸闷已失，呼吸畅利，食量增加，大便仍稀溏不爽，舌质仍红，苔黄薄腻。处方：

蜜麻黄 3g	杏仁 10g	前胡 10g	桔梗 10g
葶苈子 6g	黄连 5g	法半夏 10g	陈皮 10g
黄芩 10g	僵蚕 10g	防风 10g	川贝母 10g
茯苓 20g	炒薏苡仁 20g	炙甘草 5g	

隔日 1 剂，水煎温服。

四诊：11 月 14 日。服前方 10 剂后，病者精神较为好转，遇寒潮阴雨，胸闷背胀的反应好转，夜能安静入睡，咳嗽减少，痰量减少，食量继增，大便稍有成形，舌质红退，苔腻变薄但舌根苔仍厚腻，脉缓仍弦。处方：

太子参 15g	北沙参 15g	麦冬 10g	五味子 6g
茯苓 15g	炒薏苡仁 20g	白术 10g	法半夏 10g
黄连 3g	葶苈子 6g	瓜蒌壳 6g	防风 10g
僵蚕 10g	陈皮 10g	炙甘草 5g	

每日 1 剂，水煎服。

五诊：11 月 26 日。服上方 10 剂后，精神倍强，呼吸畅利，咳嗽基本控制，痰量减少，夜能安睡，食纳增多，脉缓有力，舌质淡红，舌苔前半退尽，根部腻苔仍有。汤剂仍守上方，并辅以散剂冲服。处方：

　　党参 15g　　北沙参 15g　　麦冬 10g　　　　五味子 10g
　　白术 10g　　茯苓 20g　　　炒薏苡仁 15g　　生黄芪 15g
　　防风 10g　　僵蚕 10g　　　法半夏 10g　　　陈皮 10g
　　炒谷芽、炒麦芽各 15g　　　炒鸡内金 10g　　巴戟天 10g
　　上药共研细末，每日早空腹服 10g，以白开水冲服。

　　并嘱服冬虫夏草 100g，每日 5g，以瘦肉少许炖服。又在次年夏暑伏天，艾灸肺俞、肾俞、脾俞、膏肓、气海、关元等穴。

　　经上述治疗，汤药已停用，改用散剂冲服，先后研上药三料，追踪观察一年多，至 2001 年冬天，虽气温较低，少有感冒，亦未发哮喘，能坚持正常工作，取得了显著疗效。

　　「按」　　本案病例痰热盛，肺气阻塞，有慢性支气管炎肺气肿。在治疗中分如下几步：

　　一是止咳化痰，宜宣肺平喘。当咳嗽频繁，以止咳宣肺平喘为先。因其痰热互阻，肝胆脾胃湿热并存，故以三拗汤宣肺止咳嗽，以小陷胸汤清热化痰，加宣肺之前胡、桔梗、僵蚕；加化痰药半夏、川贝母；加清热药桑皮、黄芩。期间较长时间用茯苓、薏苡仁祛脾胃湿治痰之源。

　　二是滋燥润肺，肺脾同治。当咳嗽得以缓解平定之时，用参脉散清滋润肺，仍然用少量黄连以清肝胆脾胃之郁热。同时用六君子汤补脾理气化痰，从本论治。因本案病者为嗜酒、吸烟、饮茶之体，长期湿热熏蒸郁遏，致使脾胃湿热内阻，这是肺胃肝胆郁热不宣的内因，故而用小陷胸汤取黄连、半夏之清热化痰。

三是肺肾同补，固本扶正。哮喘病者俟咳喘平定，适时补益肺肾是治本之图。用六君子汤合参脉散，加健脾补肾药如巴戟天、仙灵脾、补骨脂之类。方中又合玉屏风散增强固表疏风，补益肺气。这第三步以散剂冲服，看似庞杂，实为集中于肺脾肾三脏，补所当补，扶正固本之良策。

四是冬病夏治，以汤药与艾灸并重。本例病者除了药物对症治疗外，已历两年，在夏暑之日艾灸有关穴位，起到了应有的作用。

总之，治疗哮喘，包括肺气肿、慢性支气管炎等，应当因人而异，因病择药，掌握人体之寒热虚实之不同，运用清热化痰、温肺化痰之各异，始终把握肺脾肾三者之孰轻孰重，以恰当地辨其证，审其因，各司其属，治标治本，定可取得却病延年之最佳疗效。

病案举例三：

李某，男，5岁。2000年5月4日初诊。

患儿因感冒发烧，咳嗽，用退热药后发热已退，惟咳嗽更甚，呼吸气粗，气喘痰鸣，痰阻不易咳出，夜间咳甚，大便不畅，小便短少。脉浮软，舌淡润苔白滑。处方：

麻黄 3g	杏仁 5g	法半夏 5g	陈皮 5g
桔梗 5g	前胡 5g	僵蚕 3g	川贝母 3g
瓜蒌仁 6g	炙甘草 2g		

每日1剂，水煎2次分多次服完。

二诊：4月9日。服5剂后，咳嗽基本平静，呼吸平和，稍有痰，食纳增加，大便通畅，小便清长，脉缓，舌淡薄白苔。守上方去瓜蒌仁加紫菀、款冬花各3g，每日1剂，嘱服5剂。并服健脾益气冲剂，巩固调理。

「**按**」　　小儿体质娇嫩，容易招致外感，外感又容易诱发哮喘，防止感冒是控制哮喘的关键所在，提高身体抵抗力又是防止感冒的关键，将这两个环节把握住，遏制哮喘是可以的。因而要防治小儿哮喘应分两步，一是平时的防，以调补肺脾为主，可用参苓白术散研末冲服，以增强其抗抵力；一是发作时的治疗，可以三拗汤为基础，加宣肺化痰药如前胡、桔梗、浙贝母、半夏、僵蚕之类，其中麻黄是必用药，麻黄宣肺平喘是其他药所不能替代的，但用量应以年龄而定，不宜用大量，小量用麻黄，可配合前胡、苏叶增强其功效。如果注意平时的预防，发作时能准确治疗，小儿哮喘是能治愈和巩固疗效的。

6. 肺结核

屈某，男，35岁，船工。2000年12月1日初诊。

患者一年前咳嗽，痰中带血，低烧，就诊于结核病院。摄片提示：右肺中叶有一空洞（直径3cm），肺纹理增粗，用抗痨药治疗，未见显效，多次复查空洞大小依然。就诊所见：面目潮红，全身消瘦，咳嗽吐黄痰，痰中带血，自觉有午后潮热，体温不高，饮食良少，大便常干燥，夜中烦躁，脉弦实偏数，舌体粗红，薄黄苔。处方：

南沙参、北沙参各15g	前胡10g	桔梗10g
杏仁10g	百部10g	白及10g	黄芩10g
桑皮10g	浙贝母10g	知母6g	百合15g
白茅根15g	芦根15g	生甘草5g	

每日1剂，水煎2次分服。另用田三七5g，或白及20g，先将药炖1小时，再用瘦肉入内炖半小时，放少许盐，田三七连渣食用，白及则弃渣喝汤吃肉。两药交替服用，每日一次。嘱服10剂。

二诊：12月12日。服上药后，自觉潮热减轻，烦躁感稍平，咳嗽吐痰减轻，痰中无血，舌体红粗好转，脉弦转柔软不数。守上方加山药15g，扁豆10g，炒谷芽、炒麦芽各15g，每日1剂，嘱服15剂。

三诊：12月29日。服前半个月，精神明显好转，咳嗽减轻，痰量减少，偶尔有胸闷胁痛，饮食增加，夜寐安静，脉缓柔软，舌体红润，薄白苔。处方：

北沙参15g	石斛15g	天花粉15g	桔梗10g
杏仁10g	百部10g	白及15g	百合15g
山药15g	扁豆10g	瓜蒌壳15g	郁金10g
芦根15g	炒谷芽、炒麦芽各15g		炒鸡内金10g
生甘草5g			

每日1剂，分2次水煎服。田三七、白及照原方法服用。

四诊：2001年元月15日。服上药后，呼吸畅利，胸不闷，胁痛除，咳减痰少，食量正常，夜寐安宁，脉缓有力，舌淡红润。嘱服上药继续观察，并摄片复查。

五诊：2月10日。X片示：右肺纹理增粗，原空洞部位约有1cm大小模糊空影。自觉全身情况良好，面色红润，体力有所恢复，咳嗽每日有几次，但痰少而畅利，饮食恢复正常，二便通畅，脉缓有力，舌淡红，润薄苔。处方：

北沙参15g	石斛15g	山药15g	天花粉15g
百合15g	白及15g	百部10g	桔梗10g
杏仁10g	芦根15g	炒谷芽、炒麦芽各15g	
炒鸡内金10g	生甘草5g		

每日1剂，水煎服分2次服。田三七、白及仍按法内服。

六诊：3月10日。服上药20剂，自觉一切正常，咳嗽基本停止，痰不多，体力较前充沛，能坚持上班，二便通畅，脉缓有力，舌淡红润薄白苔。守上方继续治疗。

七诊：4月5日。上方服20剂，中途感冒3天，咳嗽加重，痰稍多，不发烧，食量稍差，二便正常，脉缓有力，舌淡苔薄白。守上方加前胡10g，防风10g。每日1剂，水煎2次分服。

八诊：4月27日。服前方20剂，身体恢复较好，仍坚持上班，食纳正常，二便、睡眠均正常，脉缓有力，舌质淡红苔薄白。守上方继续治疗，田三七、白及仍按原量。每日交替服一次。

九诊：5月20日。复查胸片，右肺纹理增粗，空洞缩小为0.3cm大小。服前方20剂后，自觉症状消失，胸不闷，呼吸畅利，不咳嗽，亦无痰，饮食、二便、睡眠皆正常，面色红润，体重增加，无任何不适，脉缓有力，舌质淡红苔薄润。病可称临床痊愈。为巩固治疗，仍嘱其每隔日服药1剂，田三七、白及交替服用。每3个月摄片复查。

「按」 肺结核用西药多能获效。本案用西药近一年未能控制，可能是西药单纯抗痨，对于扶体、调理滋养不足。中药一直以清肺养阴健脾之品，使之肺气不燥、脾能健运，仍不失"补土生金"之意。笔者习惯用白及清肺润肺，确有补肺之功，又配合田三七祛瘀生新，是抗痨要药，田三七久煎炖肉是补血良法。

肺为清肃之脏，治疗用药宜轻灵活泼，不宜用重坠浊腻之品，用药清而不能腻，补而不能燥，且应注意饮食清淡，忌用辛燥烧烤温补之类。如能随症加减，酌情遣方用药，中医治肺结核有独特的优势。

7. 结核性胸膜炎

杨某，男，75岁，退休干部。2001年10月23日初诊。

患者右侧胸胁痛3个多月，经西医诊断为结核性胸膜炎，采用抗结核、抗感染、抽胸水等措施，病性稳定，但缠绵不已。现仍右侧胸胁痛，晚间3点左右胸闷不畅，呼吸紧逼。不发热，不咳嗽，口不干。睡眠尚可，纳食一般，大便干结，小便正常，舌质黯红，苔少而薄白，脉弦缓。处方：

柴胡10g	党参15g	法半夏10g	黄芩10g
炙甘草5g	郁金10g	全瓜蒌15g	天花粉15g
浙贝母10g	薤白10g	葶苈子6g	桔梗10g
生牡蛎15g			

每日1剂，水煎2次分服。

二诊：10月30日。服前方7剂后，自觉精神明显好转，体力大增，夜间胸闷减轻，睡眠安静，食量增加，大小便正常，舌淡苔薄白，脉弦缓。守前方党参改太子参，仍每日1剂，水煎分2次服。

三诊：12月6日。服前方后，自觉症状完全消失，胸水已抽不到，胸片证明，肋间液平面已消失。呼吸均匀畅利，睡眠好，饮食正常，小便频，精神欠佳，脉缓稍弦，舌淡苔薄白腻。守前方去太子参，加种洋参15g，嘱服7剂，煎服法仍如前。

四诊：11月13日。服前方剂后，自觉症状消失，胸闷完全解除，胸水完全吸收，X线证实胸廓清晰。饮食睡眠均正常。惟夜尿多，每晚6～7次（可能与前列腺肥大有关）。舌淡薄苔，脉弦缓。处方：

柴胡 10g	种洋参 10g	法半夏 10g	黄芩 10g
炙甘草 5g	郁金 10g	瓜蒌皮 15g	天花粉 15g
生牡蛎 15g	浙贝母 10g	白及 10g	葶苈子 6g
桔梗 10g			

每日 1 剂，水煎分两次服。

随访，2002 年 4 月 13 日。患者服上药 14 剂后，诸症消失，胸水未反复，不咳嗽，呼吸均匀。饮食、二便、睡眠皆正常。临床痊愈。

「按」　为何以小柴胡汤加减治胸腔积液？一般地说，胸腔积液为水停胸胁，部位属肝，病机为三焦不畅，水邪停聚，故用小柴胡汤宣透三焦，有间接散水之功，合瓜蒌薤白半夏汤加葶苈子是宣肺散水的直接作用，辅以天花粉、桔梗、浙贝母、生牡蛎，皆为软坚散结之品，既可散有形之水，又可消无形之气结。所以在小柴胡汤的基础上，合用以上诸药，虽然平淡无奇，确有轻可去实之功，经用于治疗多例结核性胸膜炎、胸腔积液，得到的疗效都是稳定的。

8. 悬饮（胸腔积液）

吴某，男，53 岁，农民。近两周来，发热恶寒，时寒时热，咳嗽阵作，痰黏色白，神倦乏力，胸闷气短，口苦微渴，右胁不适，甚则疼痛，舌红苔白滑，脉弦滑。化验：血常规 WBC10.1×10^9/L，N64%，L36%，ESR46mm/h。胸片提示：右侧少量胸腔积液。处方小柴胡汤加减：

柴胡 10g	黄芩 10g	法半夏 10g	太子参 15g
葶苈子 10g	枳壳 10g	郁金 10g	炙甘草 6g
生姜 4 片	大枣 4 枚		

嘱服 10 剂，上述症状消失，复查胸片。胸水已吸收。临床痊愈。（李旭执笔）

「**按**」　　本案有胸腔积液，可以认定病者素体较差，肺气多不足，体虚则可招致外感，故而外有风寒引发咳嗽胸闷痰多，溢于胸胁则成积液。用小柴胡汤透达外感，加葶苈子、枳壳、郁金泻肺行气利水，方药简练，疗效甚捷。

值得提出的是，胸腔积液一般视为炎症，如无实热之症，苦寒消炎药不宜妄用，以免损伤脾胃，不利于疾病的恢复。

9. 脓胸

范某，男，47 岁，工人。2002 年 2 月 9 日初诊。

病者两个月前因感冒发烧住院治疗。当时发热，恶寒，咳嗽胸痛，吐黄稠痰，血象高（具体不详），经省、市两家医院诊断为肺部感染、脓胸。用消炎抗感染治疗后，全身症状消失，惟左侧胸痛仍剧烈，呼吸、咳嗽均牵引胸胁作痛，吐黄稠痰，两胁痛，大便不畅，小便黄，口不渴而苦，低热 37.2 ～ 37.5℃ 之间。舌质稍红，苔薄黄腻，脉弦偏数。处方：

太子参 15g	柴胡 10g	黄芩 10g	法半夏 10g
瓜蒌壳 10g	郁金 10g	天花粉 15g	生牡蛎 15g
蒲公英 15g	葛根 15g	金银花 15g	生甘草 5g

水煎服，每日 1 剂。

二诊：2 月 19 日。服前方 10 剂后，低热退，胸痛减轻，偶有胸痛但闷痛稍有减轻，痰量减少，饮食增加，二便通畅，睡眠安静，舌质红，苔薄黄腻，脉浮缓偏弦。守原方加生薏苡仁 20g，每日 1 剂，水煎分 2 次服。

三诊：3 月 5 日。服上药 14 剂后，自觉左胸部疼痛基本消失。早晨起床后仍有几声咳嗽，吐少量黄脓痰，食纳尚可，睡眠安静，二便正常，舌尖红，苔薄黄腻，脉缓有力。

四诊：4 月 9 日。服前方 35 剂。4 月 5 日复查胸片示：①左侧胸壁包裹积液；②左侧肺部感染，胸腔积液明显收转；③左侧胸膜肥厚。自觉症减轻，不咳嗽，胸胁不痛。深呼吸时左胸部有轻度隐痛，有少量黄稠痰。纳食正常，睡眠安静，二便通畅。舌淡红，苔浮黄腻，脉缓有力。处方：

党参 15g　柴胡 10g　法半夏 10g　黄芩 10g
炙甘草 5g　瓜蒌壳 10g　郁金 10g　生牡蛎 15g
芦根 15g　蒲公英 15g　生薏苡仁 15g　藿香 10g
厚朴 10g

水煎服，每日 1 剂，分 2 次服。

五诊：4 月 23 日。病者服上药 14 剂后，胸胁无不适，呼吸顺畅，不咳嗽，早间有少许白痰，饮食、睡眠、二便均正常，舌淡苔白润，脉缓有力。守上方再进 10 剂后停药。

五月上旬随访，停药后一切正常，胸不痛，不咳嗽，临床痊愈。

「按」　脓胸为肺部感染而成，从部位看属于中医胁痛范畴。本案发作时经西药抗感染，前后近 2 个多月，低烧不退，胸痛，黄痰不止，舌红黄苔，实因湿热蕴结于胸肺，且有气阴受伤之虞，故用柴胡、黄芩透发于外，清泄于内，用太子参配天花粉、芦根具有清热生津益气的功效。用半夏、瓜蒌、郁金、天花粉、芦根清湿热理气止痛以化痰，用金银花、蒲公英既清热又解毒，后加入生薏苡仁、厚朴、藿香加强芳香淡渗之功。本病前后病程较长，用西药抗感染的同时，如能配合中药清湿热，解表邪，使病邪外透内清，兴许疗程更短收效更快。

（二）心系病证

1. 冠心病

张某，男，65 岁，退休干部。1996 年 10 月 9 日初诊。

病者已被确诊为冠心病、房颤。两年多来心慌，心悸不安，胸闷短气，活动加剧。夜寐不安，容易惊醒，醒后难以复睡，常自汗出，其汗黏腻，饮食、二便均正常，舌淡黯略青，苔薄白满布于舌，脉弦而促，左寸不足。拟用益气通阳法。处方桂枝甘草汤加味（实即参桂保元汤）：

生黄芪 20g　生晒参 15g　桂枝 10g　　炙甘草 10g
柏子仁 10g　丹参 15g　　远志 10g　　浮小麦 30g
每日 1 剂，久煎浓汁温服。

二诊：10 月 28 日。服上方 15 剂后，心慌、心悸减轻，仍有胸闷、气短，以午后 4、5 点钟为甚，夜寐仍欠安，食纳、二便均正常，舌淡红，苔薄白腻，根部黄腻，脉促，右脉略弦。守上方加郁金 10g，生龙骨、生牡蛎各 10g。每日 1 剂，水煎服。

三诊：11 月 11 日。服前方 15 剂后，心悸、心慌未发作，午后偶有胸闷，劳累后可出现短气。夜寐尚安宁，饮食、二便正常。舌淡苔薄白，脉滑数，两寸偏沉。守原方加茯苓 15g，汉防己 10g。每日 1 剂，久煎取浓汁温服。

四诊：12月2日。服前方10剂后，人已感安和，惟夜寐欠安，容易惊醒，舌淡苔薄白，脉细缓（脉律齐）。处方：

生黄芪 20g	生晒参 15g	桂枝 10g	炙甘草 10g
柏子仁 10g	丹参 15g	远志 10g	郁金 10g
汉防己 10g	茯苓 15g	酸枣仁 15g	浮小麦 30g

每日1剂，久煎温服。

五诊：12月15日。服上药10剂后，心慌心悸未发，胸闷气短减轻，夜寐亦安宁。但近日出现颜面轻度浮肿，行动则有轻度气逼，饮食、二便均正常，舌胖苔淡润，脉促，两寸不足。守上方加防风10g，白术10g，海桐皮15g。每日服1剂，浓煎分2次服。

六诊：1月13日。前方已服20剂，心悸心慌一直未发，但午后仍有胸闷气短，颜面及两下肢轻度浮肿间断出现，精神无恙，近有鼻塞，轻微咳嗽。舌淡红，苔薄腻，黄白相间，脉缓有力，寸尺均不足。缘因体虚兼表，故在益气助阳中兼以宣肺解表。处方：

防风 10g	苏叶 10g	瓜蒌壳 15g	白术 10g
生黄芪 15g	生晒参 15g	桂枝 10g	炙甘草 10g
柏子仁 10g	生龙骨、生牡蛎各 15g		茯苓 15g
汉防己 10g	酸枣仁 15g	海桐皮 15g	

每日1剂，久煎浓汁温服。

七诊：1月28日。服药半月病情稳定，惟今日清晨又发心悸心慌，心神不宁，面色浮红，口苦，夜寐多梦，舌黯淡，苔薄黄，脉促。视其症情，虚中有实，热有炎上之势，遂改原方。处方：

生晒参 15g	生黄芪 15g	炙甘草 5g	北沙参 15g
丹参 15g	苦参 10g	玄参 6g	柏子仁 10g

浮小麦 30g　　酸枣仁 15g　　郁金 10g　　　茯苓 15g

桂枝 6g　　　代赭石 20g

服 3 剂，心悸平定，自觉无任何不适。舌淡苔薄白，脉弦而促。视其病情稳定，仍恢复原方。处方：

防风 10g　　　白术 10g　　　生黄芪 15g　　生晒参 15g

桂枝 10g　　　炙甘草 10g　　柏子仁 10g　　丹参 15g

浮小麦 30g　　远志 10g　　　瓜蒌壳 15g　　郁金 10g

生龙骨、生牡蛎各 15g　　　茯苓 15g　　　汉防己 10g

酸枣仁 15g

每日 1 剂，久煎温服。

八诊：2 月 19 日。服上药半月，病情稳定，春节期间停药数日，病情未波动，心悸发作极少，饮食、二便、睡眠均正常，舌淡质偏黯，苔薄白，脉浮弦缓有力，偶见结代。处方：

生黄芪 20g　　生晒参 15g　　桂枝 10g　　　炙甘草 15g

丹参 15g　　　柏子仁 10g　　郁金 10g　　　远志 10g

生龙骨、生牡蛎各 15g　　　浮小麦 30g

每日 1 剂，或隔日 1 剂，久煎分 2 次温服。

病者用上方间断服用近一年多，病情稳定，1997 年 12 月 10 日复诊随访，心悸心慌未复发作，其他均正常，脉缓有力，舌淡红而润。临床痊愈，继续观察。2000 年 3 月 8 日来诊，病情稳定，这些年很少发作，偶尔发病。仍守上方服 5～10 剂停药，即恢复正常。

「按」　　　冠心病属中医胸痹范围，房颤隶属心悸怔忡，这两者在中医辨证均可归属胸痹证。对本病治法，笔者主张以补气为主，以通阳为先，不宜更多用活血化瘀药。因为凡冠心病患者均为老年，气虚是本，补气是首要的，以桂枝甘草汤为基础，加黄芪益气，消除胸闷气短极快，胸中大气运转如常，血行自然流畅，即气行则血行之理。桂枝甘草通阳温而不躁，故以此四药组成益气通阳方药，视病情加化痰药，加镇静安神药，加活血药（以丹参、郁金为好），使之补而不腻，温而不燥，行不伤正，是治冠心病的几全之策。笔者经多年的摸索，经治病例甚多，证明这是一条好的思路。

2. 肺心病

葛某，男，64 岁。1996 年 9 月 29 日初诊。

病者经确诊为肺源性心脏病，诊见喘息气粗，张口抬肩，咳嗽痰多色白，间歇性发作五六年，多于秋冬季节发作，此次因不慎风寒发作 10 余天，胸闷，腹胀，纳少，口唇发绀，下肢浮肿，小便短少，舌苔淡润而薄腻，脉虚弦而数。证属肺脾气虚，痰湿内停。治当培土生金，除湿化痰。处方六君子汤合苓桂术甘汤加味：

党参 15g	白术 10g	茯苓 15g	法半夏 10g
陈皮 10g	五味子 10g	苏子 10g	葶苈子 10g
生黄芪 15g	汉防己 15g	桂枝 10g	海桐皮 15g
炙甘草 5g			

每日 1 剂，水煎分 2 次温服。

二诊：10 月 4 日。服上方 5 剂后，咳嗽咯痰、气喘诸症大减，小便清长，大便偏稀，口唇发绀减轻，食量不多，仍有少量泡沫痰，舌苔根部厚腻，脉转缓而有力。视前方取得良效，嘱其原方再进，以冀取得更好的疗效。

三诊：10 月 11 日。前方又进 7 剂后，诸症继续减轻，下肢浮肿消退，仍咯泡沫状黏痰，腹微胀，纳少，矢气频，大便成形，口渴喜热饮，神疲不耐劳，不能久行，背部怕冷，时而躁烦微汗，舌苔根部已退，脉虚弦偏数。察其气逆痰阻已平，但脾肺心阳不足，痰饮内伏不净，拟用苓桂术甘汤、外台茯苓饮加味。处方：

茯苓 20g　　桂枝 10g　　白术 10g　　炙甘草 5g

干姜 10g　　五味子 10g　细辛 3g　　法半夏 10g

枳壳 10g　　陈皮 10g　　生晒参 15g

每日 1 剂，水煎温分 2 次服。

四诊：10 月 15 日。病者服上方 4 剂后，气喘咯痰等症明显减轻，身暖近于常人。然近日足肿又复起，但不严重。并见腹部微胀，小便短少，大便软，舌淡黯，苔根部厚腻，脉虚弦浮数。仍属肺脾气虚，水饮不化，拟益气健脾法从本论治，方以防己黄芪汤合苓桂术甘汤加味。处方：

茯苓 20g　　白术 10g　　桂枝 10g　　炙甘草 5g

防己 15g　　生黄芪 15g　海桐皮 15g　苏子 10g

葶苈子 10g　生晒参 15g　法半夏 10g　陈皮 10g

每日 1 剂，水煎分 2 次温服。

上方服 15 剂后，诸症悉平，生活如常。拟以六君子汤加巴戟天、仙茅、仙灵脾等，嘱其隔日 1 剂，以资巩固。年底访视，未复发病，近期疗效甚佳。

「按」　　肺源性心脏病属中医咳嗽痰饮范畴。本病迁延日久，多为脾肺心肾之虚，因为体虚，容易招致外感，往往虚实夹杂，以虚为本。其治法不外温肺化饮，补益脾肾。笔者在发作期喜用小青龙汤、苓甘五味姜辛半夏汤、二陈汤加味。症状稳定，咳喘平息，巩固治疗用六君子汤合二仙汤加味，是图治本的良策。这种用法有很好的临床疗效，并有远期的效益，笔者是效仿湖南刘炳凡先生《脾胃论真诠》所载用六君子汤加味的经验。

至于浮肿一症，是肺源性心脏病常见之症。其治法，轻则以防己黄芪汤加味，重则应以真武汤合苓桂术甘汤，温肾补脾利水；两下肢浮肿严重者，非附、桂温阳莫属，不能用行气利水法，否则，反伤其正，实不可取。

至于温肺化痰，仲景以干姜、细辛、五味子为伍入药。三味药统辖肺、脾、肾，温以化痰。《伤寒论》《金匮》诸方治痰饮者都体现了这一组药的配伍。陈修园善用二陈汤加姜、细、味，其大法与仲景温肺化痰同出一辙。

3. 风心病

黄某，女，50岁，干部。1971年4月20日初诊。

患者确诊为风湿性心脏病，并多次住院治疗，未能控制症状，邀余诊治。症见心慌心悸，动则气喘，不能平卧，口唇发绀，头眩欲呕，恶寒怕冷，四肢不温。血压低（98/65mmHg），心脏听诊有吹风样杂音。脉缓弱，舌质淡苔白润。处方：

制附片10g　茯苓20g　　白术15g　　白芍10g
生黄芪20g　防己15g　　桂枝10g　　炙甘草6g
生姜3片　　党参15g

每日1剂，水煎1小时分2次温服。

二诊：5月15日。上药服10剂，患者自觉症状消失，能上街买菜操持家务，饮食、睡眠二便均正常，脉缓有力，舌红淡润。嘱其隔日服上药1剂，坚持数月，以巩固疗效。

后因工作调动，半年后又以苓桂术甘汤加参、芪、附，继续服用。有时隔日服1剂，服1～2个月后停药。后又坚持服上药，如此间断服药。两年后，笔者出差至其新单位，邀余往诊。察其体态丰满，形神兼备，告知服上药共

150 余剂，自第一次服中药后，已停用一切西药。诊其脉缓而有力，察其舌红淡润。询其饮食、二便、睡眠皆正常。嘱其不更方，继续间断服上药，以资巩固。

「按」　　本例风心病，前后共治疗近 4 年之久。患者自服中药后，停服西药。中药以真武汤合苓桂术甘汤加参、芪，药病合拍，扭转病势，俟其心衰得以纠正，浮肿消退后，竟用苓桂术甘汤加参芪附，前后 4 年，服药数百剂，病情得以平稳控制。尽管肺肾不足，心脾阳虚之症日趋危急，多次住院，但参芪真武合苓桂术甘汤从整体调治，益气温阳利水，补益肺肾，温养心脾，基本上能控制病情，体质得以恢复，抗病能力增强，收到较好的治疗效果。

4. 心肌炎

张某，男，42 岁，干部。1984 年 4 月 10 日初诊。

患者因出差 10 多天旅途劳累，回家后两天即感诸身不适，继之恶寒发热，身痛，头痛，四肢酸痛，食纳差，T38.9℃，遂用西药治疗（药不详），病情缓解，但自觉胸闷、心慌，体温波动在 37.5～38.5℃之间，继续西药治疗。一周后，热退，食纳恢复，心慌加重，精神疲乏，饮食尚可，二便正常，睡眠梦多，口干不多饮，脉浮弦偏数，间歇（3～5 次或 7～8 次停跳一次），舌淡红，薄白苔微黄。心电图提示心律不齐。西医诊断为心肌炎。处方：

生黄芪 15g　太子参 15g　桂枝 10g　　炙甘草 10g
瓜蒌壳 10g　北沙参 15g　丹参 20g　　苦参 10g
生龙骨、生牡蛎各 15g　　浮小麦 30g
水煎服，每日 1 剂。

二诊：4 月 18 日。服前方 7 剂后，胸闷减轻，精神好转，心慌减轻，间歇脉已缓解，1～2分钟停一次，睡眠更实，饮食、二便均正常。脉缓稍弦不数，舌淡红苔薄白。守前方加味。处方：

生黄芪15g　太子参15g　桂枝10g　　炙甘草10g
瓜蒌壳10g　丹参20g　　橘络10g
生龙骨、生牡蛎各15g　浮小麦30g　苦参10g
水煎每日1剂。

三诊：4月28日。病者服上药7剂后，自觉症消失，精神倍增，胸闷已失，心慌基本控制，一天之内有1～2次，并不严重，睡眠安静，食纳正常，二便无异。复查心电图正常。处方：

生黄芪15g　太子参15g　桂枝10g　　炙甘草10g
丹参20g　　苦参10g　　橘络10g　　浮小麦30g
每日1剂，水煎服。嘱服10剂后停药观察。

3个月后，病者告知，停药后，病未复发。1年后随访，自停药后，未复发病，且身体比原来更健壮。

「按」　　本病多发于青壮年，大多数是在感冒后出现心律不齐，心电图可提示心肌炎。从其病的因果关系看，先有感冒，后有心肌炎，所以称病毒性心肌炎，心电图只能提示早搏，应结合现病史来诊断。中医没有心肌炎之说，而这种心慌、间歇脉所呈现的症状为气阴两虚，兼有湿热。病者多数有胸闷、心慌、精神疲惫、夜寐不宁、口渴不多饮、脉浮弦偏数等症。故借桂枝甘草汤通阳，配参、芪益气，加丹参活血，沙参养阴，用苦参清血分湿热，稍加龙牡镇静，浮小麦养心。药虽平淡，取效甚捷，如无其他并发症，可以一方治愈。值得提出的是，方中四参（沙参、太子参、丹参、苦参）是主治气阴虚兼湿热毒的心悸动良药。特别是苦参入内服药治心悸，有独特之处。笔者体会，在众多的气分药中，用一味清血分湿热的药，又配合桂枝、丹参，以达到入血分、清湿热的良效。在临床上用此方法治疗多例心肌炎病，疗效都是理想的。

5. 心悸（冠心病）

王某，男，65岁，退休干部。1995年4月18日初诊。

病者经多方确诊为冠心病、阵发性早搏。胸闷，偶尔心前区痛引肩背，有时夜间亦有早搏发生，劳累亦可增加早搏。其他情况尚可，饮食、二便属正常。脉缓稍弦，舌苔薄白。拟温通胸阳，镇静安神。处方桂枝甘草汤加味：

桂枝10g　　炙甘草15g　　生黄芪20g　　生晒参15g

远志10g　　郁金10g　　　柏子仁10g　　橘络10g

丹参15g　　生龙骨、生牡蛎各15g

嘱服15剂，每日1剂，水煎分2次温服。

二诊：5月8日。服前方后，早搏发作减少，胸闷亦有减轻，其他未见不适，舌苔白润，脉缓有间歇。守原方嘱服15剂，以资巩固。

本案先后服用上方3次，早搏基本稳定，除劳累后、气候变化、感冒时等对病情有影响外，一般少有发作。已历数年，健康如常。2000年春见面，老人体态丰满，语音洪亮，步履稳健。

「**按**」　　本例冠心病从治疗开始，病情逐步稳定，一直用前方加减，先后数年，未更方药，每次服半个月，早搏基本控制，并未用其他药物。桂枝甘草汤药味精炼，功效专一，温通心阳温而不燥，配合参、芪益气，故而能起到益气温阳的良好效果。本方参、芪、桂、甘四味药，与《博爱心鉴》的参桂保元汤相合，彼则用肉桂温肾阳，此则以桂枝通心阳，各建其功，同中有异。

6. 心动过缓

刘某，男，69 岁，退休工人。1987 年 4 月 5 日初诊。

患者自觉头昏眼花、心慌、胸闷、精神疲乏，食纳少，大便稀软，睡眠不实。后经心电图检查，心率 56 次 / 分。早晨醒后，自摸脉搏只有 50 次 / 分，有时不足 50 次 / 分，活动后可增至 60 次 / 分或 65 次 / 分。血压亦偏低，一般是 90/80 ～ 65/60mmHg 之间。其他无异常发现，脉缓弱，舌质淡，薄白苔。处方苓桂术甘汤加味：

茯苓 20g　　桂枝 10g　　白术 10g　　炙甘草 10g
生黄芪 20g　党参 15g

水煎服，每日 1 剂。

二诊：4 月 20 日。服上方 10 剂后，自觉精神好转，头晕眼花、心慌、胸闷等症稍改善，但心率仍未见明显增加，早间醒后 55 次 / 分左右，活动后到不了 70 次 / 分。脉仍缓弱，舌白润滑质淡。拟守前方加制附片 10g，嘱久煎，每日 1 剂。

三诊：5 月 4 日。上方服 10 剂后，心率有明显改善，早间醒后，脉跳 60 次 / 分，活动后可达 70 次 / 分，头昏、胸闷、心慌均缓解，精神好转，食纳稍增，睡眠安静，脉缓有力，舌淡红苔薄润。守原方加远志 10g，柏子仁 10g。嘱每日 1 剂，久煎温服。

病者自服用上方 60 余剂，后停药。自行用红参 5g，制附片 6g，每隔日或隔两日服一次。1 年后来诊，诉脉率维持在 60 ～ 70 次 / 分，身体健康如常，能坚持锻炼和做轻微家务劳动。

「按」 心动过缓，当从心阳不足，心气亏虚论治。患者长期心动过缓，除有胸闷、头眩晕之症，未见其他症状。故用苓桂术甘汤补脾温阳，加参、芪益气，服之有一定的疗效。但心率未见提高，故而再加附子温阳，心肾之阳得以振奋，脉率有所提高，并且稳定在 70 次 / 分之间，又稍加远志通心窍，柏子仁养心。服用近 3 个月，心动过缓得到纠正。后自行长期服参附汤，起到了巩固的作用。本案始终治以振奋心阳，补益脾肾，以苓桂术甘汤为基本方，方药与病机吻合，长期守方，缓缓图功，收到了较好的临床疗效。

7. 二尖瓣闭锁不全

周某，女，25 岁，务农。1975 年 9 月 5 日初诊。

患者为先天性二尖瓣闭锁不全，从小到大口唇、手指紫红而黑。诊时所见，病者面色紫红，口唇乌黑，手指呈杵状，稍事活动则现胸闷气息不匀。食纳正常，二便无异，睡眠安静，月经正常。脉缓参差不齐，舌淡润紫黯色。据临床症状，可以认定为二尖瓣闭锁不全。中医辨证为气滞血瘀，心血不畅。处方拟用苓桂术甘汤加味：

| 茯苓 20g | 桂枝 10g | 白术 10g | 炙甘草 10g |
| 生黄芪 20g | 党参 15g | 丹参 15g | |

每日 1 剂，久煎浓汁，两次分服。

二诊：9 月 11 日。服前方 5 剂后，自觉精神振奋，面色淡红，口唇乌黑明显减退，手指颜色变红而有光泽，胸闷消失，气息舒畅。其他均无异常。脉缓有力无间歇短促，舌红润。前方有效，嘱继用原方，每日 1 剂。

三诊：9 月 22 日。服前方 10 剂后，患者面色红润，重现青春少女的芳容，口唇乌黑全消，手指仍为杵状，但颜色红润，活动有力，胸闷消失。适逢月经来潮，经血量较前多，颜色亦鲜红。饮食、二便、睡眠皆正常。自觉精力充沛，劳动增强。脉缓有力，舌红淡润。嘱其继服前方，加黄芪为 30g，隔日服 1 剂。先后共服 50 余剂，后随访近期疗效满意。

「按」　　先天性二尖瓣闭锁不全，应当手术治疗，但因农村女孩家境不宽裕，一直拖延至 20 多岁。当时来诊是寄希望于中药能根治。用苓桂术甘汤加黄芪、党参，旨在益气健脾，温通心阳，配合丹参为温通活血，全方具有温通心阳（桂枝、甘草）、益气健脾（参、芪、苓、术）、活血化瘀（丹参、桂枝、黄芪）之功效。前后共服药 70 多剂，取得良好的近期疗效。仍嘱其在身体恢复的情况下，再进行手术根治，以免日后年老体衰难以胜病，酿成后患不可救药。

（三）脑系病证

1. 头痛

病案举例一：

章某，男，16 岁，学生。1997 年 10 月 8 日初诊。

患童长期头痛，其痛在头前额、两侧，紧束胀痛，痛甚则头顶有如盖子紧扎抽痛。多因风寒诱发，或是学习紧张劳累，则疼痛不休，痛则流泪，坐立不安。饮食尚可，口味微苦，大便偏干，每日或隔日 1 次。睡眠在不头痛时安静，如头痛则影响睡眠。CT 检查头颅未见异常。神经科诊断：神经性头痛。脉浮弦两寸关偏旺，舌淡润薄白，中后根稍腻。处方：

葛根 15g　　防风 10g　　法半夏 10g　　黄芩 10g

刺蒺藜 10g　僵蚕 10g　　钩藤 10g　　　菊花 10g

夏枯草 10g　天麻 10g　　生甘草 5g

水煎服，每日 1 剂。

二诊：11 月 19 日。服前方 7 剂后，头痛明显好转，在服药期间未发现持续性疼痛，偶尔会短暂疼一会儿，能坚持学习，未见有疲劳感。饮食、二便、睡眠皆正常。舌象正常，六脉均匀和缓。嘱继服前方 10 剂，隔日 1 剂，以资巩固。

数月后随访，疼痛未再发，临床痊愈。

「按」　　本案头痛实因风寒郁遏，加之学习紧张，故而长期疼痛不休。方中葛根、防风、刺蒺藜祛头风散寒，天麻、钩藤、僵蚕亦为风药，所不同者，前者疏风散寒，后者平息肝风且兼透散，这两组风药，共同组合后外风可祛，内风可平，均有透达外散之功效。伍入黄芩、半夏和胃清胆，调和寒热。加菊花、夏枯草平肝明目，兼佐疏风，甘草协调诸药，共奏祛风散寒，和胃平肝之功，故而能治风寒郁遏之头痛。本方实宗《张氏医通》之选奇汤改制而成。临床上可因人而异加减化裁，是一张治头痛的有效良方。

病案举例二：

陆某，女，41 岁，工人。1974 年 7 月 10 日初诊。

病者经常反复头痛，经西医诊断为血管神经性疼痛。前医以四物汤养血，以天麻钩藤饮祛风，以止痉散定痛均未显效。目前头痛以前额两太阳穴痛甚，痛如抽掣样，痛时眼睛发胀。夜烦多梦，精神抑郁，大便不畅，口苦舌燥。血压正常。月经正常，月经前后必发头痛。脉缓弦，舌质偏红，苔薄润。处方：

葛根 15g	防风 10g	刺蒺藜 10g	天麻 10g
钩藤 10g	僵蚕 10g	夏枯草 15g	当归 6g
赤芍 15g	黄芩 10g	法半夏 10g	珍珠母 15g
灵磁石 15g	生甘草 5g		

水煎每日 1 剂，稍凉服。

二诊：7 月 15 日。服前方后，头痛如失，精神清爽，夜寐安宁，食纳增加，口和舌润，脉缓，嘱继服 5 剂。后以杞菊地黄丸巩固。随访 1 年多，病未复发，多年痼疾，一方治愈。

「**按**」　血管神经性头痛，多为血虚生风，又受外风侵袭，故反复发作。方中用葛根、防风、刺蒺藜祛外风，且不耗散。以天麻、钩藤、僵蚕祛内风。配当归、赤芍养血，配黄芩、半夏、甘草和胃清热，用夏枯草平肝，用珍珠母、灵磁石重镇平肝，全方共奏养血息风，和胃重镇之功，主治偏头痛，疗效可靠。笔者将此方命名为偏头痛方。

病案举例三：

唐某，女，33 岁，干部。1996 年 4 月 18 日初诊。

自诉产后出现偏头痛，反复发作，或左或右，或突然出现头脑一片空白，神魂不宁，尤以夏季发作频繁，夜不安静，恶梦纷纭，醒后精神疲倦，产后月经量少，色黯无块，经来前后，烦躁而不能自控，白带较多，常伴腰部酸胀，食纳尚可，但食量小，舌体淡胖，苔薄白，脉细弱稍弦。处方：

当归 6g	白芍 15g	川芎 6g	葛根 15g
防风 10g	钩藤 10g	刺蒺藜 10g	黄芩 10g
法半夏 10g	郁金 10g	佛手 10g	芡实 20g
萆薢 10g	天麻 10g	生薏苡仁 15g	

每日 1 剂，水煎服。

二诊：4 月 30 日。服前方后，偏头痛未发作，但仍偶有头脑空白、空虚感，起则头眩，天气热尤甚，常有无故烦恼不安，月经量少，色黯有块，大便偏结，脉细缓，舌苔薄润。处方：

当归 6g	白芍 15g	黄芩 10g	天麻 10g
法半夏 10g	钩藤 10g	葛根 15g	僵蚕 10g
菊花 10g	刺蒺藜 10g		

每日 1 剂，水煎服。

三诊：5 月 7 日。服上药后，头晕头痛已除，但性情仍急躁易怒，月经量仍少，脉细缓，舌淡润。处方：

制首乌 15g	当归 6g	白芍 15g	川芎 6g
益母草 15g	酸枣仁 15g	党参 15g	白术 10g
茯苓 15g	炙甘草 5g	知母 10g	
炒谷芽、炒麦芽各 15g		夜交藤 15g	旱莲草 15g
女贞子 10g			

每日 1 剂，水煎服。

四诊：6 月 4 日。服上方 15 剂后，自觉精神好转，无甚痛苦，偏头痛未再发作。惟排卵期性情急躁，心慌意乱，胸闷叹息，夜寐多梦，脉细稍弦，舌苔淡润。方拟柴胡加龙牡汤合甘麦大枣汤加味，调理而愈。

「**按**」　　本例产后血亏，遂导致肝旺风动而长期偏头痛，烦恼急躁，初则以选奇汤变制，着重以白芍养血，佐以祛风药，并用黄芩半夏和胃，加萆薢、芡实为治带所宜。继则以四物养血，四君健脾，使之脾胃健旺，血有所生。后以柴胡加龙牡合甘麦大枣汤调理，疏肝胆，益心脾，经一段时间的调理，多年痼疾得以祛除。

2. 脑梗死

田某，女，75岁，退休干部。2000年10月30日初诊。

患者半年前脑梗死治疗后出院。现症头晕眩，右侧头半边空虚感，甚则站立不稳。睡眠差，时间短，半夜醒后难以复睡，精神疲惫，食纳差，舌质淡红，苔薄白，脉缓两尺脉弱。处方：

生黄芪 15g	白芍 10g	党参 15g	白术 10g
茯苓 15g	法半夏 10g	陈皮 10g	柏子仁 10g
远志 10g	天麻 10g	葛根 15g	炙甘草 5g

每日1剂，水煎服。

二诊：11月21日。服前方7剂后，夜寐好转，醒后可以再睡，右侧头部胀痛、发麻，有头皮增厚沉重感，走路不稳，脚软无力，双下肢浮肿，舌质淡，滑腻苔，脉缓。守上方加僵蚕10g，地龙10g，牛膝15g，刺蒺藜10g。嘱服10剂，每日1剂，水煎分2次服。

三诊：12月1日。服药后仍右侧头胀眩晕，步履不稳，右侧手指麻木及右脚趾麻木，双下肢轻度浮肿，食纳尚可，睡眠欠佳，舌淡肿大，苔薄，脉缓两尺弱。处方：

生黄芪 20g	白芍 10g	陈皮 10g	法半夏 10g
茯苓 15g	白术 10g	党参 10g	柏子仁 10g
远志 10g	天麻 10g	葛根 15g	僵蚕 10g
地龙 10g	牛膝 15g	刺蒺藜 10g	田三七粉 3g

丹参 15g　　炙甘草 5g

水煎每日 1 剂，分 2 次服。

四诊：2001 年 1 月 16 日。服前方 20 剂，自觉右侧头疼发麻，有时很清爽，有时又显头疼，夜寐好转，右侧腰痛下肢麻木，背部怕冷，晨起心慌心悸。舌质淡红苔薄白，脉缓两尺弱。处方：

生黄芪 20g　　桂枝 10g　　　赤芍 15g　　　葛根 15g

丹参 15g　　郁金 10g　　　三七粉 3g　　远志 10g

柏子仁 10g　川芎 6g　　　杜仲 10g　　　菟丝子 10g

炙甘草 5g　　浮小麦 30g

每日 1 剂，水煎分 2 次服。

五诊：2 月 27 日。上方服 20 余剂，自觉症状有所减轻，精神食欲正常，睡眠尚可。惟右侧头痛，颞后部为主，腰右侧隐痛，劳累后明显，脉缓两尺弱，舌质淡苔薄白。处方：

生黄芪 20g　桂枝 10g　　　赤芍 15g　　　丹参 15g

郁金 10g　　葛根 15g　　　田三七粉 3g　杜仲 10g

菟丝子 10g　川芎 6g　　　桑枝 15g　　　防风 10g

天麻 10g

每日 1 剂，水煎服。

六诊：3 月 9 日。服前方 10 剂后，病情稳定，头眩胀痛有所减轻，肢体麻木亦减轻，饮食正常，睡眠尚可，脉缓弱，舌淡薄白苔。守原方继进，每日 1 剂，水煎服。

七诊：4 月 10 日。服前方 10 剂后，头胀痛减轻，右侧手脚怕冷，腰痛重，脉缓弱，舌淡白。守上方加大活血15g。隔日 1 剂，嘱服 7 剂。

八诊：5 月 18 日。服药后症状减轻，四肢关节胀痛，脚麻木，手怕冷，腰痛，睡眠尚可，舌淡胖嫩苔白，脉缓弱。处方：

生黄芪 20g　桂枝 10g　　白芍 15g　　防己 15g

茯苓 15g　　白术 15g　　防风 10g　　秦艽 10g

桑枝 15g　　木瓜 10g　　蚕沙 15g　　炙甘草 5g

生姜 3 片　　大枣 3 枚

每隔日 2 剂，水煎分 2 次服。

九诊：8 月 17 日。服前方 20 剂后，天气热暂停水药，服西药维持。自觉头眩比以前较好，减轻十之五六，饮食睡眠尚可。惟走路有时不稳，往左边倾斜，四肢麻木。白天劳累后哈欠频作，舌质淡苔薄白，脉弱。处方：

生黄芪 20g　党参 15g　　白术 15g　　茯苓 15g

当归 10g　　川芎 6g　　　菖蒲 10g　　桃仁 10g

红花 5g　　　路路通 15g　鸡血藤 20g　炙甘草 5g

每日 1 剂，水煎服。

十诊：8 月 21 日。自述服前方症状有改善，比上半年明显好转。现症仍右侧头痛，时轻时重，四肢麻木，食纳尚可，大小便正常，下肢轻度浮肿，脉缓弱，舌淡苔薄白。处方：

生黄芪 30g　桂枝 15g　　白芍 15g　　炙甘草 5g

桃仁 10g　　丹参 15g　　白术 10g　　茯苓 15g

防己 15g　　海桐皮 15g　生姜 3 片　　大枣 3 枚

嘱其每日 1 剂，水煎分 2 次服。

「按」　　本案接诊近一年，症状明显改善，取得近期疗效。在治疗过程中，随症设方，不囿于活血化瘀，病情稳步好转，整体情况改善良好。笔者认为，凡老年脑梗死，补气调理脾胃是第一，只待其饮食改善，摄取消化好，对改善整体情况十分有利，在此基础上用补气活血通络药，方可取效。时下有主张重用川芎（30g）、桃仁、红花等齐头并进，如此似乎与病无益。因为活血药都能耗气，加之老年本已虚弱，所以临床上以补气调理脾胃为主兼佐活血通络，疗效是较为满意的，虽不能完全治愈，但对提高生活质量，改善症状是有益的。

3. 脑萎缩

刘某，男，70岁，退休干部。1996年7月8日初诊。

病者50岁左右，因车祸外伤颅骨骨折，经手术后逐渐恢复智力。有酗酒史。近一年来记忆力、定向力和思维能力下降，加重2～3个月，行走时步态不稳，双膝关节疼痛，右踝关节以下微肿，口角歪斜，左鼻唇沟变浅，语言不利，口黏口苦不饮水，食纳尚可，二便如常，舌淡红，苔薄白黄腻，脉弦缓。病属痰浊阻滞，经遂不畅。处方姑拟黄连温胆汤加味：

黄连 3g	枳壳 10g	竹茹 15g	陈皮 10g
法半夏 10g	茯苓 15g	炙甘草 5g	郁金 10g
菖蒲 10g	远志 10g	地龙 10g	僵蚕 10g

每日1剂，水煎服。因其血压偏高，另行服降压药。

二诊：7月15日。服前方后，口黏口苦减轻，语言变清晰，步态转稳。惟右腿内侧有牵拉痛，右手指麻木，舌淡红，苔黄白腻，脉弦缓。拟守前方加牛膝15g，桑枝15g，络石藤15g，木瓜10g，蚕沙15g，每日1剂水煎服。

三诊：8月2日。服前方19剂后，精神较前好转，语言清晰，说话吐词更有力，行步更正，饮食睡眠尚可。头颅CT提示：右额叶脑组织软化，中上脑室轻度扩大，脑池、脑沟、脑裂轻度增宽。左额骨缺损及颞骨骨折手术后改变。自觉右下肢症状仍无改善，舌淡红，苔薄微黄腻，脉弦软。处方：

黄连 3g	竹茹 15g	枳壳 10g	陈皮 10g
法半夏 10g	茯苓 15g	炙甘草 5g	郁金 10g
菖蒲 10g	远志 10g	地龙 10g	僵蚕 10g
牛膝 15g	桑枝 15g	络石藤 15g	生薏苡仁 15g

每日 1 剂，水煎分 2 次服。

四诊：服上方 24 剂后，右下肢症状明显减轻，面色红润，精神好转，行走较前轻松灵活，但两足欠温。记忆力增强，语言叙述流畅，腰膝酸软乏力，夜尿多，大便软。食纳尚可。脉较前流畅，两尺偏沉，舌淡润薄苔。血压 135/75mmHg。拟从肝肾滋补求治。处方：

熟地 15g	山萸肉 10g	五味子 5g	茯苓 15g
肉苁蓉 10g	巴戟天 10g	杜仲 10g	怀牛膝 15g
当归 10g	白芍 10g	白术 10g	山药 15g
生晒参 15g	生黄芪 20g		

嘱浓煎，每日 1 剂。

至 10 月 22 日，上方共服 30 余剂，病者各症均消失，精神好，食欲好，行步正，睡眠充足，每日早晚户外活动。特别值得一提的是，性欲功能恢复良好。停药观察。

「**按**」　　病者有脑外伤史，加之年逾七旬，出现脑萎缩是情理之常。其出现语言不利，行步不正，实为痰浊阻滞，长期酗酒，酿成湿热痰浊阻滞，故以温胆汤加味，经一段清胆和胃，通络祛痰，症状得以改观。续之以益气养阴补肾调治数月，全身情况又得以改善，肾气得充，故性功能亦增强。笔者以为脑萎缩，补肾是重要一着，肾生髓得以充养，全身情况方有转机。然其用药，仍应以"阴中求阳"为好，不宜用附桂之峻温，以左归饮为基础加用巴戟天、杜仲乃至仙茅、仙灵脾之属，温而不燥，是为良策，对老年性脑萎缩有一定的疗效。在补肾生髓的原则指导下，随证因体之不同，择用补而不燥，滋而不腻，兼之调理脾胃的药物，临床可收较好的功效。

4. 癫痫

病案举例一：

龙某，女，9岁，学生。1986年5月6日初诊。

患儿发病前是学习优等生。突然感到精力不集中，夜寐烦躁，情绪躁动，继之晚间发现抽搐，人事不省，口吐白沫，牙关紧闭，2～3分钟后，仍熟睡，次日疲劳不起床。开始每月1～2次不等，随后发作频繁，每周发1～2次，白天也发，学习随之下降，考试不及格。已服西药镇静，未见效。后又服中药镇痉息风，诸如天南星、天竹黄、蜈蚣、全蝎、蕲蛇之类甚多。时逾半年，病未控制，无法坚持学习。

就诊见患儿消瘦，面色两眼红赤，躁动不安，坐立不宁，喜欢说话，食纳少，夜寐辗转不稳，说梦话，手心热，大便干燥，脉细弦数，舌红少苔，舌根黄腻，中心红赤。综观上述，实为心火亢旺，肝胆不宁；又因久病过服祛风燥血之虫类药，虑其实中有虚。姑从清心泻火、养血镇痉论治，佐以养胃化痰。处方黄连阿胶汤合三甲复脉汤化裁。

黄连3g	阿胶6g	白芍10g	炙甘草3g
生龙骨、生牡蛎各10g		炒龟板、炒鳖甲各10g	
炒谷芽、炒麦芽各6g		山药10g	法半夏6g
鸡子黄1枚（冲服）		生地10g	连翘6g

嘱服 5 剂，每日 1 剂，煎 2 次稍凉服。

二诊：5 月 13 日。服药后，病孩躁动现象基本平定，未发抽搐，睡眠安静，食纳稍增，面色红赤减轻，舌黄腻退，舌面红赤减，手心热减，大便通畅，脉细弦稍数。病情有所缓解，仍守上方继进。嘱服 10 剂。

三诊：5 月 25 日。上药服 10 剂后，病孩诸症减轻，近半个月未发现癫痫发作，性情平稳，语言减少，恢复往日文静状态，饮食正常，睡眠安静，二便正常。学习成绩有所上升。舌苔淡红，薄白润。脉细稍弦。仍守前方加减。处方：

　　生地 10g　　白芍 10g　　　阿胶 6g（烊服）　炙甘草 3g
　　知母 6g　　　生龙骨、生牡蛎各 6g
　　炒龟板、炒鳖甲各 10g　　山药 10g　　　　连翘 6g
　　竹叶 6g　　　女贞子 6g　　旱莲草 6g　　　　浮小麦 10g
　　每日 1 剂，水煎分 2 次服。

上药服 10 剂后，改为隔日 1 剂。先后服上药 80 余剂，癫痫未复发。随访至今 10 多年，病未复发，学习成绩优秀。

「**按**」　　小儿癫痫，先后治过两例，基本方药相同，效果可称显著。然而，为何黄连阿胶汤合三甲复脉汤能治小儿癫痫，这要从小儿生理特点、癫痫的病机以及方药特点来认识，才能观其全貌。首先，小儿为纯阳之体，稚阴稚阳，加之食杂偏颇，很容易造成郁积化火，灼津化燥，成痰成热。如果小孩平常学习特好，性情活泼，智力发育超乎同龄人，这就是酿成阴血亏虚、心火亢胜、肝胆不宁的潜在因素。其次，本案服用过镇静药以及中药抗癫痫的虫类药甚多。所谓"风药燥血"，助热内燃，造成阴虚血燥，使得癫痫越治越偏，有的甚至狂躁不宁，两目红赤，昼夜烦惊，这种因果关系不难体察。再次，缘于小儿癫痫的内因，加之治疗药物偏颇，内外相因，病深不可拔。所以采用滋阴泻火、平肝息风、清心宁神的方药，黄连阿胶汤、鸡子黄汤合三甲复脉汤方可担此重任。抓住病机立法，不随意用虫类药，从本案论治，取得满意疗效，如此成功之举，也可谓是运用之妙，存乎于心吧！

病案举例二：

赵某，女，25岁，工人。1989年4月2日初诊。

病者自诉，最近夜间不自觉地四肢抽搐，牙关紧闭，面色㿠白，2～3分钟。次日天明后，感觉头晕重紧，疲惫无力，食纳乏味，二便正常。晚间发作的情况，由爱人告知，本人并未有预感，发作后，只知倦怠。起初其爱人并未告知，只是关照其适当休息。后因多次发作，遂来就医。

患者就诊时面色清淡，情绪不佳，偶尔胸闷叹息，感觉胸脘郁闷，疲乏倦怠，记忆减退，头脑重沉不舒，食纳乏味量少，二便正常，脉缓有力，舌淡红薄白腻苔。处方小柴胡汤加味：

柴胡 10g	太子参 15g	黄芩 10g	法半夏 10g
郁金 10g	远志 10g	胆南星 6g	炙甘草 5g
菖蒲 6g	生龙骨、生牡蛎各 15g		灵磁石 15g

水煎每日1剂，分2次服。

二诊：4月10日。服上药7剂后，自觉精神好转，食纳增加。因前日临经，夜间又发一次，约1～2分钟，发作比以往轻，抽搐感亦减轻，第二天可照常上班。脉缓稍弱，舌淡红薄苔。守原方意。处方：

柴胡 10g　　党参 15g　　黄芩 10g　　法半夏 10g

郁金 10g　　菖蒲 6g　　远志 10g　　柏子仁 10g

麦冬 10g　　生龙骨、生牡蛎各 15g　　炙甘草 5g

浮小麦 30g

水煎每日 1 剂，嘱服 10 剂。

三诊：5 月 3 日。服上药后，病未发作，精神好转，能正常上班，饮食、二便、睡眠皆正常，月经来潮，情绪稳定，经血量亦无变化。脉缓柔和，舌淡红润。仍守前法。处方：

柴胡 10g　　党参 15g　　黄芩 10g　　法半夏 10g

郁金 10g　　菖蒲 6g　　远志 10g　　柏子仁 10g

麦冬 10g　　合欢皮 15g　　灵磁石 15g　　胆南星 5g

生龙骨、生牡蛎各 15g　　浮小麦 30g　　炙甘草 5g

嘱其隔日 1 剂，水煎分服。

四诊：7 月 10 日。病者服上药 30 余剂，一切正常，精神倍增，工作如常，饮食、二便、睡眠皆正常。在 7 月初的一个晚间，夫妻性生活以后，约半夜 3 点钟，偶然抽搐几下，约半分钟后，爱人将其叫醒，询问情况，无不适之感，且很快入睡，次日一切如常。察其面容体态，精神状况，询其饮食、二便、睡眠、思维均未见病态，脉和缓不疾不弦，舌苔淡红而润。遂疏原方加知母 10g，酸枣仁 15g。隔日 1 剂，水煎分两次服。

1995 年 7 月间来诊，谓其上次服药 20 余剂，未复发病，亦未用任何药物，正常生活和工作。近来因劳累和情绪不悦，又发作两次，但很轻微，并无明显的后遗症，其他正常，脉舌亦未见异常。遂用前法稍事加减，服 1～2 星期后停药。本病经第一次治疗后，临床基本痊愈，未用任何西药。

「按」　　本案癫痫未见明显痰象，所以均为肝郁情绪不宁，胸闷叹息，故用小柴胡汤加味治疗。在方中加开窍的菖蒲、远志；加龙骨、牡蛎、灵磁石，取其镇静，使之动静相合，又佐少许南星配半夏，和胃以祛无形之痰。前后七年未有大的波动，照常工作生活，可见其疗效是稳定的。

5. 精神分裂症

李某，女，16岁，中学生。1997年5月21日初诊。

病者去年12月因出现头脑空白，精神抑郁，或狂躁不宁，哭笑无常而住院，用西药镇静剂治疗数月。现症：病者精神抑郁，少言寡语，视物呆滞，经常自责，睡眠不宁，梦寐惊悸，纳食正常，大便干结，五六日一行，小便偏黄，口不干苦，体态偏胖。起病于月经期，自感思想压力过重，焦虑，手心发热，逐渐加剧。舌质红略黯，苔薄腻，脉细数而不流畅。处方柴胡温胆汤加味：

柴胡10g	法半夏10g	黄芩10g	党参15g
炙甘草5g	枳壳10g	竹茹15g	陈皮10g
茯苓15g	郁金10g	绿萼梅10g	青皮10g
佛手10g	炒鸡内金10g	炒谷芽、炒麦芽各10g	
虎杖15g			

水煎每日1剂，分2次服。

二诊：6月7日。服上药15剂后，精神状态明显好转，言语对答思路清楚，不烦躁，抑郁的神志改善，有正常喜怒情感，睡眠安静。本次月经来潮，未见情绪波动，稍感肩背部酸疼，月经血色、血量均正常。大便偏稀，小便稍黄，舌质淡红，苔薄白，脉弦细稍数。据上述，病情已有好转。拟守上方加浮小麦30g，嘱服15剂。另在每晚睡前服珍珠粉 1 支。

三诊：6 月 28 日。服上药后，情绪稳定，不烦躁，惟睡眠多梦，大便 1～2 日 / 次，小便清，脉缓稍弦，舌润而净。仍按原方加玫玫花 10g。嘱服 15 剂，每日 1 剂，分 2 次服。

四诊：7 月 12 日。近来精神好转，看书、看电视均与往常一样。语言、感情交流恢复如前，有复学念头。月经期稍烦躁，饮食、二便、睡眠皆正常。舌质淡红，苔稍厚，脉缓。（上周稍有感冒症状，流涕，微咳少痰）处方：

柴胡 10g	黄芩 10g	党参 15g	炙甘草 5g
法半夏 10g	陈皮 10g	茯苓 15g	枳壳 10g
竹茹 15g	黄连 3g	郁金 10g	绿萼梅 10g
青皮 10g	佛手 10g	炒鸡内金 10g	
炒谷芽、炒麦芽各 10g		玫玫花 10g	

水煎每日 1 剂，分 2 次服。

五诊：7 月 26 日。服上药 15 剂后，精神较前又有好转，思维敏捷，语言对答流畅，情绪稳定，月经正常，饮食、二便、睡眠皆正常。舌质淡红，苔薄黄，脉缓。嘱继服原方，每日 1 剂，分 2 次服。

六诊：9 月 6 日。患者服上药 20 余剂，无任何不适，饮食、二便、睡眠皆正常。并已复学上课，只是感觉听课较吃力，过去的功课记不清楚。嘱其不要过于紧张，先适应一段，以后再慢慢恢复。并每隔日服 1 剂药，仍按原方，药量不变，继续观察。

「**按**」　本例青春期精神分裂症，从始至终用小柴胡汤合温胆汤加味，疗效进展稳定，业已复学。之所以能取得理想的疗效，其一是取小柴胡汤调和肝脾；其二是取温胆汤清胆和胃，肝脾得以调和，胆胃得以清泄，适当加行气疏肝，健脾消食之品，三焦舒畅，情绪自然安和。不用重坠镇静直折泻火乃至活血化瘀的攻伐药。因病者未显胃实火炎的焦燥实证，故不能攻伐太过，而着重于调和肝胆脾胃，因势利导，取得较为满意的疗效。

6. 精神忧郁症

王某，男，20岁，电工。1997年3月17日初诊。

患者因情志不遂而出现神疲，四肢萎软，昏昏欲擗地，神识清楚，息粗气喘，四肢轻微抽搐，每次发作持续20分钟，自3月4日至今共发作两次，发作过后自觉精疲力竭，眼眵甚多，眼睛干涩而痛，就寝之前精神较兴奋。恶心，欲呕吐，食欲减退，大小便正常，舌红苔黄腻，脉缓稍弦。证属痰浊内扰，心神不宁。拟以化痰清热，安神宁心为法。处方黄连温胆汤加味：

黄连 3g	菖蒲 10g	远志 10g	郁金 10g
茯苓 15g	法半夏 10g	枳壳 10g	竹茹 15g
陈皮 10g	灵磁石 15g	川楝子 10g	炙甘草 5g

每日1剂，水煎分2次服。

二诊：3月24日。服上方7剂后，诸症悉减，但仍时有烦躁，容易疲劳。劳累后四肢萎软无力，食纳量增，夜寐欠安，恶梦纷纭，口不干不苦，大小便如常，舌淡红苔薄白，根部略腻，脉缓略弦。守原方加柴胡10g，黄芩10g，太子参15g，生龙牡各10g，每日1剂，水煎分2次服。

三诊：4月4日。上药服10剂后，诸症大减，仍觉神疲力乏，偶有烦躁不安，用脑不能持久。精神尚好，夜寐尚可，饮食明显增加，大便偏稀，无腹胀腹痛，舌尖红苔根部较腻，脉弦软。守上方，太子参改党参15g，去灵磁石、川楝子、生龙骨、生牡蛎、黄芩，加夜交藤10g，合欢花10g，水煎每日1剂，分2次服。

四诊：4月11日。服上药后，精神好转，更能耐劳，烦躁已不明显，夜梦仍较多，纳食尚可，大便偶稀，舌尖红苔薄腻，脉细涩。守上方加连翘10g，每日1剂，水煎分2次服。

五诊：4月18日。服上药7剂后，烦躁已除，夜梦减少，食欲正常，二便无异，脉舌如常，正常上班，一如常人。嘱其用4月11日方再进10剂，每隔日服1剂，服完后停药。

1998年2月14日随访，已一年之久，未复发病，坚持正常上班工作，临床痊愈。

「按」　本案患者正值青春年少，涉世之初，工作压力、人际关系多种因素导致精神忧郁，肝郁气滞影响脾胃，形成痰浊内扰，心神不宁，郁久化热，形成胆胃痰热阻滞，影响心神，发为心神不宁，昏仆抽搐，故首用黄连温胆汤加味，清热化痰，镇心安神，药证相符，病情显著好转，继之以柴胡龙牡汤加入前方，增强其调达肝胆之力，使病情进一步稳定，并以此取得较好的临床疗效，经一年追访，病未复发。

（四）脾胃系病证

1. 胃脘痛（浅表性胃炎）

张某，男，50岁，医生。1990年5月20日初诊。

病者经常胃痛，遇寒反复发作，胃脘痛时喜按喜温，或嗜饼干可缓解，腹胀气滞，大便偏稀，口淡舌滑，脉弦缓。胃镜检查为浅表性胃炎。经常用胃先忧、胃乐等中西成药，虽能取一时之效，但隔三差五，因饮食不慎，或遇寒凉必定疼痛发作，绵延不已。处方柴胡四逆散加味：

柴胡 10g　　白芍 10g　　枳壳 10g　　郁金 10g

高良姜 10g　香附 10g　　炙甘草 5g

嘱每日 1 剂，水煎分 2 次温服。

此方开出后，病者并未即时服药，仍然服西药、中成药。约过半月之后，疼痛又发作，且用西药、中成药疗效不显。因而想到试用上方，以探虚实，当即取 3 剂，煎取浓汁温服。药后疼痛立止，且胃中温和，感觉异常舒畅，旋即又取 7 剂，日服 1 剂。共服 10 剂后，疼痛近半年之内未发作，十分欣慰。后又偶尔发作，取上药服 2～3 剂，即痛止胃舒。时隔近一年，患者告知此方止痛的神奇功用，故录于此。

「按」　　　胃脘痛，从中医的脏腑相关学说看，胃痛必须疏肝。因为肝胃相连，肝病及胃，胃病连肝，互相影响。叶天士《临证指南医案》中胃脘痛门，所有胃痛者均用肝药，或疏肝，或泄肝，或养肝，或柔肝，或温肝等，在配合调和脾胃，同时治肝，能起到预期的疗效。本案胃脘痛，其病机即为肝胃不和，脾虚气滞，故用四逆散疏肝理气，合良附丸温运行气，取得良好的疗效。这一治法是中医治胃的特色，以肝胃相连同治，有别于西医治胃不治肝的单一治法。可以认为，中医治疗胃病（包括浅表性胃炎，胃、十二指肠溃疡等）着眼于肝，从肝胃同治入手选方择药，其疗效是优于西药的。

2. 习惯性便秘

病案举例一：

魏某，男，40岁，干部。1994年5月10日初诊。

一病者述习惯性便秘10多年，一般3～5日一行，或7～8日一行，而且必须用生大黄泡水服用之后，方可痛快泻一次，如此反复多年，大黄用量渐次加大。由此产生腹胀气滞，胃脘饱胀，嗳气，食纳减少。就诊时，除有上述诸症，并感精神烦闷，夜不安寐，脉弦有力，舌苔薄黄而腻。处方：

四逆散合小承气汤　　　柴胡10g　　白芍15g

枳壳10g　　厚朴10g　　生大黄6g（后下）

炙甘草5g　　青皮10g

每日1剂，水煎分2次服。嘱服3剂。

二诊：5月15日。病者服药3剂，每日大便一次，且软硬适度，腹胀气滞、胃脘饱胀、嗳气等症皆有明显改善，精神轻松，夜寐舒适，脉缓平和，舌苔薄白润。嘱其仍守上方，每隔日服1剂，大黄减为5g。

三诊：6月5日。病者告谓，自从隔天服药后，大便仍能每日按时排一次，量中等，无任何不适。脉缓有力，舌淡红润。病者询问是否进点滋补，以解多年的便秘、腹泻（指服大黄后）之苦。余告之，驱邪即是扶正，邪退正安。且年仅四十，气血充沛，何需补哉？仍嘱服上方，每周服1～2剂，直至大便正常后停药。

1年后告知，坚持每周服1～2剂药，经3个多月的间断用药，目前已基本正常，身体胖，吃饭香，一切正常。

「按」　　临床治疗便秘，正规方药多种多样，还有许多偏方验方，然而从疏肝理气法选方，用四逆散者未必很多。因为便秘从燥热里实，腑气不通，以及气虚、津虚、血虚等寻方问药者多。所以，笔者绕道常规，另辟蹊径，从疏肝理气求治，四逆散应是首选方，合小承气汤亦以行气为主，大黄量小，白芍量大，其间的道理一目了然。

临床体会，常病常法，屡建其功，已是毋庸置疑。然而，常病异治，这就要活法圆机，必须遵辨证施治之规。笔者用四逆散加大黄，或加虎杖，或加麻仁之类，治疗便秘多例，屡建奇功。为什么一张平淡的四逆散方如此神奇？这就要从脏腑生理、病理和治法方药来理解。

首先，消化吸收功能，离不开肝胆脾胃之正常运化，肝之疏泄，脾之运化，是相互为用，缺一不可的。如果说大便秘结，病在胃肠，这是现象，而本质问题是肝之疏泄失常，气机不运，自然腑气不畅，所以疏肝大法的作用机制不能不知。

其次，疏肝理气，这是脾胃运化之机的主宰。用疏肝理气去运转气机，肝脾得以舒畅，便秘亦自缓解。故而治便秘之法，重在调达肝脾。

再次，方药选四逆散，其中四药，肝药脾药各两味，柴、芍疏肝，枳、草理脾，合而为疏肝理脾，达到肝脾同治，岂有不通畅之理。稍予泻下药直达病所，其方其药，与治法之谋合完美无缺，在临证中屡见疗效，这就是常病异治的灵活性，此中的道理耐人寻味。

病案举例二：

王某，女，26岁，学生，2001年8月19日初诊。

患者习惯性便秘七年之久，毫无便意，有时服用牛黄上清丸，能泻一二次，但腹痛不舒，停药后依然如故。就诊时诉：便秘已一星期，毫无便意，食纳照常，食量不大，小便清长。其他无异常。舌淡薄红润，脉缓沉取有力。处方四逆散加味：

柴胡 10g　　白芍 15g　　枳壳 10g　　桔梗 10g

杏仁 10g　　虎杖 15g　　炙甘草 5g

每日 1 剂，煎 2 次温服，嘱服 4 剂。

二诊：服上药后，每日早上大便一次，量不多，亦无异臭，脉舌如前。守原方再进 7 剂。并嘱其以后可以继续、隔断服用上方，保持每日定时排便。能够恢复正常。

「**按**」　　四逆散加杏仁、桔梗、虎杖治疗习惯性便秘，临床屡效。本案无实热证，腹无所苦，且以往用牛黄上清丸后腹痛不舒，故而否定其积热便秘。从疏肝理气着手，肝气能疏泄，脾胃则能运转。加杏仁、桔梗为开提肺气，取肺与大肠相表里之意。如此肝脾调达，肺气畅利，稍加虎杖与枳壳之类，行气通便，不用硝黄强攻，全方轻可去实，故而治慢性便秘，屡获良效。

3. 老年性便秘

白某，男,78 岁，离休干部。1995 年 10 月 20 日初诊。

病者经常便秘，大便隔 3～5 日一次，有时需用缓泻剂，如果导、麻仁丸等。所排大便初硬后软，并不是燥结如羊屎，腹胀气滞。食后腹胀，能食不敢多食。小便清长，睡眠正常，脉缓稍弦，舌质淡红，苔薄润。处方四逆散加味：

柴胡 10g　　白芍 10g　　枳壳 10g　　炙甘草 5g

青皮 10g　　虎杖 15g　　火麻仁 15g

嘱服 3 剂，每日 1 剂，水煎服。

二诊：10 月 25 日。服上方 3 剂后，腹胀消失，食纳量增加，排便轻松，每日1次，大便成形偏软，脉缓有力，舌淡润。守方加白术6g，每日1剂，水煎分2次服。嘱多食长纤维及粗粮。

追访，近期大便正常，每日一次，无须用泻药，亦无腹胀、气滞等现象，食纳正常。

「按」　　老年性便秘，病因多责之于津液不足，或气虚无力等。治多滋阴养血，润燥通便，或补益肺脾，行气通便。本案以四逆散加味，从疏肝理气入手求治，疗效甚捷。笔者以为脾胃消化有赖于肝气疏泄，肝气舒展，脾能运化，腑气自然得通。所以，治疗老年性便秘，如无津不足、气不虚之见症，从疏肝理气着眼，既符合脏腑生理之常，又可谓治疗之常中有变，此亦为因人而异，辨证精当的体现。

4. 慢性腹泻

袁某，男，27岁，工人。1999年5月10日初诊。

病者经常腹泻，肠鸣漉漉，气滞腹胀，绕脐腹痛，大便稀如蛋清状，日2～3次，如嗜生冷，大便日数次，并自觉腹部肛门冷。食纳少，面色苍白。脉缓弱，舌质淡苔薄白。拟温补脾阳为法。处方：

党参15g　　炒白术15g　　干姜10g　　炙甘草6g
吴茱萸6g　　厚朴10g　　广木香10g

每日1剂，煎2次合成后分2次服。嘱服5剂。

二诊：5月17日。服药后腹泻止，肠鸣气滞减轻，大便稀软不成形，下腹冷、肛门冷感均已好转，食纳增加，面色稍红润。脉缓有力。处方：

党参15g　　白术10g　　干姜10g　　茯苓20g

炙甘草 5g　　广木香 10g　　厚朴 10g

每日 1 剂，水煎分 2 次温服。嘱服 10 剂。

三诊：5 月 29 日。上药服完后基本趋于正常，大便能成形，食纳消化良好，脉缓有力。处方：

生黄芪 15g　　党参 15g　　白术 10g　　防风 10g

茯苓 20g　　扁豆 10g　　山药 15g　　砂仁 6g

炒薏苡仁 15g　桔梗 10g　　炙甘草 5g　　陈皮 10g

大枣 3 枚

嘱每日 1 剂。水煎 2 次和匀后分 2 次温服。

「**按**」　　本案属脾虚寒湿，以致慢性腹泻。脾虚生内湿，湿胜则濡泄，所以病经多年反复不已。病者素体脾虚，惧怕生冷，特别是冰箱里的冷饮、食品，从不敢品尝，即使是炎热夏日也不能食用冷饮之类，稍有不慎，则大便无度，洞泄不止，多次因泻而头额冒汗，四肢逆冷。经用理中汤加吴茱萸、厚朴、木香等，温脾阳散里寒，达到温阳止泄的目的。继之以参苓白术散合玉屏风散（既用汤药，又用散剂）调理半年多，病情有较好的转机，基本能控制，大便正常成形，消化吸收均正常。偶尔反复，用理中汤 3～5 剂，即可恢复健康，但本案患者年龄很轻，身体并非弱不禁风，而其脾胃虚寒特甚，这种个体的特异性，并非一二次治疗可以改变。

5. 急性胰腺炎

徐某，男，45 岁，干部。2001 年 1 月 20 日初诊。

患者 3 天前腹痛住县城医院，痛剧时先后用杜冷丁两次。至元月 20 日入住省城医院，查胰淀粉酶 400U/L 多。诉腹痛难忍，大便三四天未解，时而呕吐。西药按常规处理。脉弦实偏数，舌苔黄白腻。处方：

柴胡 10g　　白芍 15g　　枳壳 10g　　厚朴 10g

生大黄 10g（后下）　　郁金 10g　　炙甘草 5g

每日 1 剂。

二诊：2 月 13 日。服第 1 剂后，第 2 剂大黄减为 5g，大便泻下数次，腹痛减轻，舌苔黄腻退，脉缓有力。守上方去大黄，加香附 10g，川楝子 10g，每日 1 剂，分 2 次服。嘱服 3 剂。

三诊：2 月 26 日。服前方 3 剂后，腹痛减轻，胀痞不适，大便通畅量少，因不允许进食，靠输液维持，精神尚可，但有恍惚现象，睡眠不实，脉缓有力，舌苔白厚腻。处方：

柴胡 10g　　党参 10g　　黄芩 6g　　法半夏 10g

厚朴 10g　　苍术 10g　　广陈皮 10g　　郁金 10g

青皮 10g　　炙甘草 5g

每日 1 剂，两煎混合分 2 次服。

四诊：3 月 1 日。服前方 5 剂，腹胀减轻，精神清爽，语言清晰，睡寐安静，脉缓有力，舌苔前半部稍薄，舌根部仍白厚腻。守前方加砂壳 5g，每日 1 剂。

五诊：3 月 8 日。服前方 7 剂后，腹部的胀痞集中在胰腺部位，痛感不甚，大便极少（没进食），小便清长，睡眠安静，精神状态良好，舌苔前半部薄白，后半部厚腻减少，脉缓有力，不弦不数。处方：

党参 10g　　柴胡 10g　　法半夏 10g　　黄芩 10g

郁金 10g　　瓜蒌壳 10g　　川楝子 10g　　赤芍 10g

枳壳 10g　　香附 10g　　延胡索 10g　　炙甘草 5g

每日 1 剂，水煎分 2 次服。本方前后服 50 余剂，中途 CT 发现胰腺有小囊肿 1 个，未更改药物，仍守原方继进。亦未用西药。后调理休息月余，恢复上班。

「按」 中医无胰腺炎，属急腹症，并有生命危险。在治疗中已下病危通知。西药用抗生素，输液、禁食常规处理。在这种情况下，入院即服四逆散合小承气汤，两剂大便即泻下多次，腹痛减轻。病有转机，继之因输液太多，出现湿困中焦，精神恍惚，故而转用小柴胡汤合平胃散。前后服10余剂，重在化湿，起到了运转中焦的作用，扭转邪困湿阻之大忌，舌苔逐步化解，病机好转。继之以小柴胡汤加味治疗而终，取得临床痊愈的效果。

这里有两个问题值得探讨：

一是禁食的问题。西医治疗本病常规应当禁食，但连水也不能喝，似乎于理于病都不通。起初如不用四逆散合小承气汤，疏肝理气，通里攻下。病邪无以外达，不通则痛，如靠抗生素围歼胰腺的炎症，恐于病不利，大便一通，整个病势好转。这种中药汤剂，恐怕应属不禁之列。

二是大量输液，造成湿邪朦胧，使病人出现昏迷，恐用西药未必能力挽狂澜。输液无可非议，既是给药的方法，又能补充体液，维持水液平衡。但输入的水（尤其是数九寒天，天寒地冻）有个转化问题。即便是生理盐水，仍是死水。如脾胃输布职能受阻，水即成湿，困阻三焦，出现昏迷，用西药化解就很难。所以本案用了30多天的平胃散化湿，舌苔能退，说明其运化有权，虽有朦胧的神志症状，好在及时掌握其湿邪进退，而用苍术、厚朴燥湿运脾，起到了关键作用，使病机步入坦途，我认为这一招功不可没。西医谓本例抢救很成功。我事后戏称，如果不是我对着干，恐怕未必能成功。实际上，这也充分说明，中药能治疗急症，中西医如不能合情合理地结合，不能充分发挥各自的优势，而简单地将两者相加，那是有害无益的。

6. 慢性肠炎

病案举例一：

涂某，女，25 岁。1996 年 9 月 6 日初诊。

患者自诉凡受凉即出现肠鸣、腹泻、大便呈水样等症状已有四五年之久。又因刮宫两次，形体消瘦，头晕，耳鸣，常见齿衄，轻微碰撞即出现紫斑，小便稍黄，舌质红，苔少略黄润，脉细弱。病属中焦虚寒，兼夹湿热。拟从调和脾胃，寒热并用入手。处方连理汤加味：

党参 15g	干姜 10g	白术 10g	炙甘草 5g
黄连 3g	广木香 10g	神曲 10g	

每日 1 剂，水煎温服。

二诊：服上药后，腹泻有所减轻，精神好转，但头晕耳鸣仍有发作，纳食仍少，腹胀，矢气频频，舌淡偏红，苔薄白，脉细弱。投药后腹泻虽减，恐其脾胃久虚，肝郁不畅，故改用柴胡泻心汤加味。处方：

柴胡 10g	法半夏 10g	生晒参 10g	黄芩 6g
黄连 3g	干姜 10g	神曲 15g	木香 10g
枳壳 5g	青皮、陈皮各 10g		炙甘草 5g

每日 1 剂，水煎温服。

三诊：9 月 20 日。服上方后，腹泻已除，大便成形，但仍见头痛，头晕，耳鸣，纳食少，左胁及腰背痛，舌淡红苔薄白，脉缓微弦。腹泻虽止，缘其体质虚弱，兼有外感，故改用柴胡桂枝汤加味调和营卫气血。处方：

柴胡 10g	桂枝 10g	黄芩 5g	法半夏 5g
党参 15g	秦艽 10g	白芍 10g	当归 10g
枳壳 10g	鸡血藤 15g	川芎 5g	天麻 10g

山药 15g　　炙甘草 5g　　生姜 3 片　　大枣 3 枚

水煎每日 1 剂。

四诊：9 月 26 日。服上药后，诸症减轻，纳食亦增，腹胀已除，大便先干后软，小便如常，舌淡苔薄白，脉较前有力。视其肠炎已平定，营卫之气亦得以宣畅，故改为归芪六君子汤加味。处方：

生黄芪 15g　　当归 10g　　陈皮 10g　　　法半夏 10g

党参 15g　　白术 10g　　炒鸡内金 10g 广木香 10g

枳壳 10g

每日 1 剂，水煎温服。

五诊：10 月 4 日。服上方后，诸症悉减，除有两耳轻微鸣响，食纳、二便均如常。舌淡红苔薄白，脉缓而细有力。拟以上方加菖蒲 6g，远志 10g。每日 1 剂，服 7 剂后，一切正常。遂停药观察，半年后访视，病未复发，临床痊愈。

「按」　　慢性肠炎日久，必导致脾胃之虚。本案素体脾胃虚，经常腹泻，加之刮宫导致身体虚弱，故而首用连理汤加理气药取效，理中汤为温脾补虚之要方，但因其为一派温脾刚燥药，故少佐黄连，既是反佐，又可抑热。继而用柴胡泻心汤，取柴胡之升浮，取泻心之平调，实际将调和肝胆脾胃诸功能熔于一炉，药味虽多但不杂。后以柴胡桂枝汤衔接，实为内外标本兼固之举，后以归芪六君子汤峻功。虽然几易其方，但循序渐进，每一方均起到应有的作用，病亦步步好转，终归痊愈，随访半年，肠炎未复发，且体态丰满，容颜泽润。

病案举例二：

高某，男，55岁，干部。1996年3月29日初诊。

病者右胁胀，大便稀不成形，且排便不畅，日1～2行，口黏腻，饮食尚可，小便黄。B超：肝脾稍肿大，肝功能未见异常，乙肝两对半1、4阳性。因其大便长期稀不成形，不排除血吸虫。脉缓稍弦，舌苔黄白而腻。病属中焦湿热夹滞，应从调理寒热入手。处方半夏泻心汤加味：

法半夏10g	党参15g	黄连5g	干姜10g
黄芩10g	炙甘草5g	大枣3枚	枳壳10g
广木香10g	郁金10g		

水煎每日1剂。

二诊：1996年4月12日。服前方7剂后，诸症悉除，但大便尚欠通畅，饮食尚可。血吸虫化验阴性。舌苔薄白略腻，脉缓有力。守上方再进，加青皮、陈皮各10g，每日1剂，水煎温服。

三诊：4月18日。服前方7剂，胁胀已除，大便通畅仍不成形，时而反酸，右侧小腹时而胀痞不舒。脉缓弦，舌苔仍黄厚腻。处方半夏泻心汤合四逆散加味：

法半夏10g	黄芩10g	黄连5g	干姜10g
炙甘草5g	柴胡10g	生晒参15g	枳壳10g
赤芍10g	广木香10g	败酱草15g	

每日1剂，水煎分2次温服。

四诊：4月26日。服前方7剂，诸症显著减轻，大便成形，偶尔日2次，但未全畅，反酸已止。舌苔转净，舌质稍红，脉关上略旺。守原方加生薏苡仁15g，每日1剂，水煎分2次温服。

五诊：5月3日。服前方7剂后，症状进一步缓解，惟腹胀气滞仍有，大便成形，口黏腻舌苔黄，脉弦缓。

处方：

川黄连 5g	干姜 10g	太子参 15g	法半夏 10g
黄芩 10g	炙甘草 5g	广木香 10g	神曲 15g
青皮、陈皮各 10g		枳壳 10g	白头翁 20g

每日 1 剂，水煎温服。

六诊：5 月 31 日。服前方 21 剂，诸症基本稳定，惟大便成形稍欠通畅，日 2 次，时有左少腹微痛，舌净。前一周血压偏高，服降压药后恢复正常。脉细略弦，两尺脉略沉。守上方意略有加减。处方：

法半夏 10g	黄芩 10g	黄连 5g	枳壳 10g
白芍 10g	焦山楂 15g	槟榔 5g	炙甘草 3g
神曲 10g	干姜 10g	广木香 10g	

每日 1 剂，水煎分 2 次服。

七诊：6 月 7 日。前方服 7 剂后，胃脘又胀闷，大便仍不通畅。口黏，舌淡红苔白润，脉细缓。处方：

太子参 20g	枳壳 10g	广木香 10g	神曲 15g
法半夏 10g	黄芩 10g	黄连 5g	干姜 10g
炙甘草 5g	大枣 3 枚		

每日 1 剂，水煎分 2 次服。

八诊：7 月 5 日。前方共服 24 剂，其间加莱菔子 15g，白头翁 10g。服 7 剂，又在上方基础上加乌药 10g，香附 10g。大便干结，但仍一天一次，腹部稍胀，舌淡红，苔薄白，脉细缓。处方四逆散合小陷胸汤加味：

柴胡 10g	枳壳 10g	白芍 10g	炙甘草 5g
黄连 5g	法半夏 10g	瓜蒌壳 15g	虎杖 10g

每日 1 剂，水煎分 2 次服。

九诊：8 月 30 日。昨日查肝功能正常，血脂正常，两对半转阴，近期自觉良好，体重增加 10 多斤，食欲好，大便成形，惟胸脘常感胀气。苔薄白，脉细软。处方：

柴胡 10g	白芍 10g	黄连 5g	黄芩 10g
干姜 10g	法半夏 10g	太子参 15g	郁金 10g
枳壳 10g	木香 10g	白头翁 15g	

嘱其每隔日服 1 剂，注意饮食卫生，以巩固疗效。

1999 年随访，慢性肠炎已完全好转，肝功能、两对半复查均为正常，临床痊愈。

「**按**」　　慢性肠炎属脾胃湿热蕴结，长期反复，消化系统症状此起彼伏，大便好转，胃胀出现，口苦、舌腻、苔黄白始终如故，故守清热燥湿，行气消满，脾胃同治的原则，以半夏泻心汤贯穿全过程，在此基础上加行气药、清泄大肠湿热药，虽数易其方，但主方不变。后一阶段用四逆散、小陷胸汤，亦是随症而异小作调整，最终还是以半夏泻心汤方加减而愈。但必须提出，慢性肠炎属脾胃湿热蕴结，故而清理湿热的大法不能随意更改，而且必须除恶务尽，不能乱用补益，若用补益脾胃，等于助纣为虐，是治疗中的大忌。本案从始至终皆用黄连、黄芩、半夏、干姜，这两对药可说是方中的主将，起到了除恶的主力作用，其间用四逆散疏肝理气，用小陷胸汤清热化痰，以清湿热为主导的原则没有变。尤其值得一提的是，在疏肝理气、健脾和胃、清热燥湿的治疗大法指导下，以半夏泻心汤为基础，适当加减，取得意外的收获是使两对半 1、4 阳性转阴，这又说明对两对半的治疗，不是千篇一律地清热解毒，仍然重在病机辨证，合理用药。

（五）肝胆系病证

1. 黄疸型肝炎

赵某，男，25岁，医生。1999年10月10日初诊。

病者近日身感不适，诸身酸胀，食纳不馨，精神疲惫，大便稀软，口淡乏味。又淋雨一次，上述症状日见加重，并未介意，自以为感冒，服复方感冒灵两天，症状未见减轻，两眼巩膜发黄，小便深黄，查肝功能：谷丙转氨酶800U/L，谷草转氨酶600U/L，黄疸指数90，两对半1、4、5。消化道症状明显加重，食纳减，口淡乏味，脘腹痞满，皮肤黄染，舌苔白微黄而腻，脉缓稍弦。处方小柴胡汤合平胃散加味：

柴胡 10g	党参 15g	法半夏 10g	黄芩 10g
苍术 6g	厚朴 10g	广陈皮 10g	藿香 10g
郁金 10g	茵陈 20g	炙甘草 5g	
炒谷芽、炒麦芽各 15g	青皮 10g		

水煎每日1剂。

二诊：10月17日。上药服1周，复查谷丙转氨酶600U/L，谷草转氨酶400U/L，黄疸指数70。自觉症状明显减轻，食纳增加，疲乏减轻，舌苔白润微腻，脉缓稍弦。守上方加白花蛇舌草15g，白马骨15g。仍每日1剂，以药代茶，多次分服。

三诊：10月24日。服上方7剂后，复查肝功能：谷丙转氨酶400U/L，谷草转氨酶200U/L，黄疸指数40。巩膜黄退，皮肤黄染消退大半，食纳明显恢复，厌油好转，精神好转，大便成形，小便黄减轻，舌苔薄白腻，脉缓稍弦。嘱守上方再进。

四诊：11月11日。病者服上药15剂，复查肝功能：谷丙转氨酶60U/L，谷草转氨酶正常，黄疸指数10。自觉症状消失，食纳正常，大便正常，小便稍黄量多，脉缓，舌淡润。继服上方 20 剂。

五诊：12 月 5 日。复查肝功能，各项指标均正常，自觉症状消失，食纳完全恢复，二便正常，临床痊愈。处方柴芍六君子汤加味：

柴胡 10g　　党参 15g　　白术 10g　　白芍 10g

茯苓 15g　　法半夏 10g　陈皮 10g

炒谷芽、炒麦芽各 10g　　郁金 10g

每日 1 剂，水煎服。嘱服 10 剂，以资巩固。

「按」　　急性黄疸性肝炎，病在肝胆波及脾胃，湿偏重者，大便溏软，应当疏肝利胆中佐以化湿。本案自始至终以小柴胡汤合平胃散加味。辨证思路明确，遣方用药法度严谨，化裁合理，使病势得到尽快遏制，且一方到底未见反复。

时下，对于用中药治疗急性黄疸型肝炎，大多医者病者可能心存疑虑。其实，湿热发黄，用中药清热利湿，疏肝利胆，健运脾胃，疗效非常快。本案服药不多，疗效显著，且追访未见反复，究其原因，一是年轻体壮，一是疾病单纯无并发症。与之相反，身体瘦弱，病变夹杂，在治疗上难度确实要大，但从临床实践看，只要辨证准确，用药对症，能做到未雨绸缪，先安未受邪之地，仍可获得较好的疗效。

2. 乙肝
病案举例一：

罗某，男，37 岁，干部。1996 年 3 月 25 日初诊。

病者自诉右胁痛反复发作 3 年。1993 年查乙肝两对半示：1、5 阳性。肋间腹部微胀，1996 年复查两对半示：1、4、5 阳性。伴右胁隐痛，腹部微胀，纳食尚可，大便如常，小便偏黄，夜寐尚好，舌淡薄红，苔薄白，脉细弦。拟用疏肝理气，调和肝脾，兼佐解毒。处方小柴胡汤加减：

柴胡 10g　　黄芩 10g　　党参 15g　　法半夏 10g

炙甘草 5g　　白花蛇舌草 15g　　　　忍冬藤 15g

白马骨 15g　　郁金 10g　　川楝子 10g

每日 1 剂，水煎分 2 次服。

二诊：4 月 8 日。服上药 15 剂后，腹胀已除，但精神欠佳，食纳尚可，口渴微饮，夜寐安静，舌红，苔薄白，脉弦细软。两对半示：1、4、5 阳性，仍守上方再进 10 剂。

三诊：4 月 18 日。服药后，自觉精神状态良好，早晨觉口唇略干，其余皆正常，舌红，苔薄白，脉弦缓。守上方加炒谷芽、炒麦芽各 10g，青皮、陈皮各 10g，每日 1 剂，水煎分 2 次服。

四诊：11 月 22 日。病者常在工地工作，无暇来诊，一直服用上药共进 104 剂。自觉胁间无不适，纳食，二便均正常，舌苔薄黄，舌质红，脉弦软。GPT186U/L，GOT83U/L，两对半示：1、4 阳性。拟从原方党参改太子参 15g，加白茅根 15g，芦根 15g，每日 1 剂。

五诊：12 月 21 日。服上药 15 剂后无明显不适，偶尔腹微胀，嗳气，口不干苦，小便黄，舌边尖红，苔薄白，脉软。处方：

柴胡 10g　　黄芩 10g　　茵陈 10g　　白茅根 15g

青皮、陈皮各 10g　　　　炒谷芽、炒麦芽各 10g

党参 15g　　法半夏 10g　　白花蛇舌草 15g

忍冬藤 15g　　白马骨 15g　　郁金 10g　　川楝 10g

炙甘草 5g

每日 1 剂，水煎分 2 次服。

六诊：1997 年 2 月 26 日。服上药 30 剂，自觉无明显症状，小便清长，口不干不苦，舌质稍红，苔薄白，脉弦细软。两对半检查已全部转阴，GPT97U/L，GOT85U/L，仍守上方每日 1 剂，煎服同前。

七诊：3 月 22 日。服上方 15 剂后，自觉精神状态良好，白天劳累，夜间加班亦无不适，饮食正常，夜寐安静，舌质淡红，苔薄白，脉弦软而数，两寸不足。复查肝功能正常。嘱其间断服用上药，以资巩固。

1998 年 2 月 8 日来诊，肝功能正常，两对半阴性，近一年间未出现反复。病者因工作劳累，经常服用上药调理，无任何不适，临床痊愈。

「按」　　乙型肝炎的临床诊断指标以两对半为依据，肝功能有的有波动，有的无任何反应。临床多以消化系统症状出现，如饮食呆滞，脘腹微胀，肋间闷胀，大便不爽等。其治疗大法以疏肝理气，调和肝脾为主，或佐清热解毒，选白花蛇舌草、白马骨、野菊花、忍冬藤等其中 1～2 味，或四者同用，因病情与体质而异，总以不伤脾胃为原则。从实践来看，疗效是理想的，尤以小儿的阴转率较高。

病案举例二：

曾某，男，10 岁，学生。2001 年 6 月 1 日初诊。

患儿 3 个月前体检发现两对半 1、3、5 阳性，肝功能正常。自觉症状不明显，面色黄，精神欠佳，食纳稍差，无厌油反应，大便时稀时干，小便多黄，舌淡红润，脉缓有力。拟用疏肝健脾，佐以清热解毒。处方小柴胡汤加味：

柴胡 6g	党参 8g	法半夏 6g	黄芩 5g
郁金 5g	胡黄连 3g	太子参 10g	枳壳 3g
山药 10g	扁豆 5g	炒谷芽、炒麦芽各 6g	
炒鸡内金 5g	炙甘草 3g		

每日 1 剂，水煎 2 次分服。

二诊：7 月 4 日。患者服上药 15 剂，自觉饮食正常，大便成形，小便仍黄，其他无明显症状，脉缓有力，舌苔薄白润。守原方加滑石 10g，野菊花 10g。每日 1 剂，水煎 2 次分服。

三诊：10 月 12 日。服前方 20 剂，饮食正常，二便无异。10 月 4 日。复查两对半，全部转阴，其他未见任何症状。脉舌均属正常。嘱其隔日服 1 剂，水煎分 2 次服。

12 月 21 日来电询问，最近又复查，两对半全部转阴，学校要求小孩都要进行乙肝疫苗注射，家长问是否可以注射。当即回复可以注射。

「按」　　本例前后共服药 70 剂，两次查两对半均为阴性，说明其疗效是稳定的。缘何用小柴胡汤加味治乙肝两对半阳性，亦可取得满意疗效？这应从几方面来论述：

（1）当前治乙肝实在落入了误区，认为乙肝是病毒所致，因而大量用清热解毒药，这是两对半不能阴转的主要问题。笔者认为治乙肝首先是重在疏肝理气，健脾和胃。消化道疾病只有在肝胆舒畅，脾胃健运，消化吸收功能好，自然抵抗力，免疫力增强，才能促使转阴。反之用大苦大寒之清热解毒药，不固护脾胃，三阳转不了阴，脾胃功能受到侵害，抵抗力无疑会下降。

（2）用清热解毒药应有一个度，以不伤脾胃为原则，一般在野菊花、蛇舌草、田基黄、蒲公英、白马骨、胡黄连、茵陈等，选其 1～2 味，不宜过多，多则损伤肠胃，影响食欲有弊无利。

（3）用疏肝药以郁金、川楝、青皮、香附、佛手等，配方中选 1～2 味，以小柴胡汤为本，其他药无须多用。

（4）健脾胃消化食物，以山药、扁豆、白术、炒谷麦芽、炒鸡内金、神曲，这组药中亦选 1～2 味配伍。对小孩尤其应重视脾胃的健运，切不可舍本求末，若长期用清热解毒药，对小孩更是不利，因小儿脏腑娇嫩，务必慎重。

总之，无症可辨的乙肝两对半 1、3、5 或 1、4、5 阳性者，运用上述方药治疗转阴率是理想的，服药在 3 个月或半年可望取效。

病案举例三：

胡某，男，40 岁，工人。

自述肝区隐痛不适 3 个月余，伴腹胀，纳呆，大便不爽，小便色黄，精神疲惫，夜寐多梦。观其脉舌，舌质偏红，苔黄腻，脉弦滑。化验：肝功能正常，乙肝两对半 1、3、5 阳性。处方小柴胡汤加减：

柴胡 10g　　法半夏 10g　黄芩 10g　　太子参 15g

郁金 10g　　枳壳 10g　　大腹皮 10g

白花蛇舌草 20g　　　　白马骨 20g

投药 10 剂。服后患者自述肝区隐痛稍减，食欲增加，小便转清，但仍有腹胀，大便不爽，舌淡红，苔白腻，脉微弦。守上方加炒谷芽、炒麦芽各 15g，扁豆 10g，白术 10g，再服 10 剂。

药后腹胀缓解，大便转实，精神好转，舌淡红，苔薄白，脉缓有力，再嘱守上方继服 10 剂。

自述无明显不适，复查两对半，1、5 阴性。为巩固疗

效，嘱其隔日服上方 1 剂，共 30 剂。两月后复查乙肝两对半，全部阴性。随访半年未复发病。（李旭执笔）

「**按**」 执笔者是我的第一名研究生，临床基础较扎实。本案以小柴胡汤加味治乙肝，取得近期疗效。其用药思路是符合辨证规律的，以疏肝理脾佐以清热解毒，选药精练，加减有度，可谓是读懂了《伤寒论》，并可活用于临床。

3. 肝硬化

邹某，男 56 岁，农民。1995 年 12 月 11 日初诊。

病者就诊时则面色黧黑，形体瘦弱，食纳尚可，四肢浮肿，腹大青筋暴露，肠鸣气滞，大便软，日 3～4 行，小便黄，口不苦，淡而无味。舌苔薄白，舌质稍红，脉缓稍弦。有血吸虫病史。B 超提示：肝硬化中度腹水，脾大，胆囊壁粗糙。胃镜：十二指肠球部溃疡。血压正常。血常规：WBC12.5×10^9/L，N76%，L19%。尿常规（–）。患者在乡里多次服利尿药，腹水及四肢浮肿暂时消退，精神疲惫。临床诊断：血吸虫病，肝硬化腹水。拟用疏肝理气，健脾和胃法。处方四逆散加味：

柴胡 10g	赤芍、白芍各 10g	枳壳 10g
青皮、陈皮各 10g	郁金 10g	白术 10g
广木香 10g 大腹皮 10g	海桐皮 20g	佛手 10g
旱莲草 15g 益母草 15g	炒鸡内金 10g	
炒谷芽、炒麦芽各 15g	炙甘草 5g	

嘱服 7 剂，每日 1 剂，分 2 次温服。

二诊：12 月 25 日。服前方 15 剂，腹胀减轻，按之柔软，下肢浮肿消退，食纳可，多食则腹胀，大便稀软，日行一次。小便黄，口不干苦，舌质淡红，苔白略腻，脉缓不弱。守上方去海桐皮，谷麦芽改为 10g。每日 1 剂，水煎服。

三诊：1996 年 2 月 5 日。前方共近 30 余剂，症状基本消失，头面四肢均无浮肿，食纳正常，脸色转为清亮有光泽，精神好转，舌质淡红，苔白，脉缓有力。守上方加三棱 6g，莪术 6g。每日 1 剂，水煎分 2 次服。

四诊：5 月 15 日。患者服前方 60 余剂，自觉无任何不适，饮食、二便、睡眠均正常，精力充沛，能从事轻体力劳动，舌淡苔稍厚，脉缓有力。嘱其仍以上药巩固，每日 1 剂。

五诊：1997 年 5 月 13 日。病者自行隔日服上药 1 剂。一年多未中断服药，自觉无任何症状，饮食、二便、睡眠正常，面色清亮有泽，脉舌均属正常。处方：

柴胡 10g　　太子参 15g　枳壳 10g

赤芍、白芍各 10g　　炙甘草 5g　　白术 10g

郁金 10g　　木香 10g　　佛手 10g

炒谷芽、炒麦芽各 10g　　炒鸡内金 10g　旱莲草 15g

益母草 15g　三棱 6g　　莪术 6g

生龙骨、生牡蛎各 15g

嘱仍隔日 1 剂，水煎服。

1997 年 9 月 23 日复查 B 超：肝硬化，胆囊壁毛糙，脾稍大。与 1997 年 2 月 27 日 B 超对照，肝无坏的变化，质中等，略缩小。自觉皆无不适，能参加劳动，可负重 50 多千克。病情稳定，临床痊愈。

「按」　　本案肝硬化腹水，其治疗过程循序渐进，未见任何反复。中药治则为疏肝理气，健脾和胃，适度加入软坚散结药，始终以四逆散加味，本着补而不壅，疏而不利，行气不伤气，活血不动血，软坚不伤正的原则。总之，以柔克刚，取其平淡建功。值得一提的是，笔者治疗肝硬化病例甚多，惟此例一举成功，并已观察追访近6年，病者健康如常，仍能参加体力劳动，未复发病，对该病的治疗，有如此疗效者，尚属首例。细推之，除了上述病证相宜，治疗得当而外，还有一个重要因素，病者为农民，平素很少用药，对中药的敏感性高，只要药中肯綮，疗效稳定。我不禁脱口喊出：农民伯伯的病，好治。细细想来，便不难理解个中奥妙。

4. 单项转氨酶升高

杨某，女，32岁，工人。1996年12月27日初诊。

病者本无所苦，体检肝功能SGPT234（正常值40），两对半1、3阳性。近日倦怠嗜睡，偶有胃脘部饱胀，食油荤亦无不适。夜间醒时略作恶心。形体偏胖，晨间尿略黄。舌苔薄白，质偏胖有齿痕。昨日有感冒流涕，脉左寸微浮。病属肝胃不和，痰热内蕴，兼有外感风寒。处方柴胡温胆汤合香苏饮：

柴胡 10g	法半夏 10g	黄芩 5g	枳壳 10g
陈皮 10g	茯苓 15g	生甘草 3g	竹茹 10g
香附 10g	苏叶 10g	防风 10g	郁金 10g
党参 10g			

每日1剂，水煎分2次服。

二诊：1997年1月3日。病有转机，外感风寒已罢。惟仍倦怠嗜睡，轻微呕恶，胃欠舒，涕已止，苔薄黄白腻，脉弦滑关上旺。处方：

柴胡 10g	法半夏 15g	黄芩 5g	党参 10g

生甘草 3g　　枳壳 10g　　竹茹 10g　　茯苓 15g

菖蒲 10g　　远志 10g　　郁金 10g

每日 1 剂，水煎分 2 次服。

三诊：1 月 16 日。前方服 17 剂，自觉无特殊不适，惟口微干，喜食咸味，大便不稀。月经正常，经前乳房胀痛。舌边有齿印，苔薄白腻，脉缓稍弦。转氨酶正常，两对半 1、3 阳性。处方：

柴胡 10g　　黄芩 10g　　法半夏 10g　　党参 10g

枳壳 10g　　郁金 10g　　竹茹 10g　　茯苓 15g

忍冬藤 15g　　白花蛇舌草 15g

每日 1 剂，水煎分 3 次服。

「按」　　单项转氨酶升高的病例，临床并不少见，且治疗难度较大。本案从发现到恢复正常，治疗时间不算长，较为理想。所用药物以小柴胡汤合温胆汤加味，旨在调和肝胆，清胆和胃，清凉解毒药所用不多，一则单项转氨酶升高，未见有火热疫毒之证；再则清凉解毒药多为苦寒，过剂应用有伤脾胃，临床遇到单项转氨酶升高，有时只在正常值之上 20～30 单位，而治疗用药多达 1～2 个月之久，故应辨证用药，若套用清热解毒之药，往往事与愿违，疗效不佳，副作用甚多。此外，还要指出，单项转氨酶升高未必就是肝炎，因为在临床常遇见感冒发热，劳累紧张，或接触有毒工种如油漆工等，常可出现单项转氨酶升高，并无明显的消化道症状，适当休息调理即可恢复正常。所以治疗用药，务必要保护胃气，切忌攻伐大过。

5. 甲状腺功能亢进症

病案举例一：

肖某，女 28 岁，工人。1999 年 9 月 10 日初诊。

患者经确诊为甲状腺功能亢进，并用西药半年多，症状未能控制。接诊所见，两眼突出，眼球发胀，心慌惊悸，烦躁易怒，夜寐恶梦，两手颤抖，月经紊乱，口干舌燥，饮水不多。脉细弦数（120 次 / 分），舌红薄黄苔。据证为阴虚肝旺，肝郁化火。应滋阴平肝，解郁泻火。处方：

生地 20g	白芍 15g	知母 10g	百合 20g
炙甘草 10g	酸枣仁 15g	石决明 15g	夏枯草 15g
谷精草 15g	生龙骨、生牡蛎各 15g		珍珠母 15g
黄连 5g	郁金 10g	火麻仁 15g	绿萼梅 10g
浙贝母 10g（研末冲服）			

每日 1 剂，水煎分 2 次服。嘱停用西药，因白细胞偏低。

二诊：9 月 18 日。服上药 7 剂后，眼球发胀、突出均明显好转，心慌惊悸较前稳定，夜能安卧，手抖动减轻，脉细弦偏软（95 次 / 分），舌淡红薄润苔。守方再进，每日 1 剂，继续观察。

三诊：10 月 6 日。服前方 15 剂后，病情继续好转，眼球外观恢复正常，人能安静，和病前一样工作，饮食睡眠均正常，脉缓稍弦（84 次 / 分），舌淡润。处方：

生地 15g	白芍 15g	知母 10g	酸枣仁 15g
女贞子 10g	旱莲草 10g	郁金 10g	夏枯草 15g
生龙骨、生牡蛎各 15g		浮小麦 30g	炙甘草 10g

每日 1 剂，水煎服。

四诊：10 月 25 日。服前方 15 剂后，自觉诸症悉平，基本恢复正常，饮食、二便、睡眠皆恢复到病前的状况。

月经来潮血量中等。脉缓舌淡润。嘱其继续服上方，隔日1剂，以巩固疗效。

2000年1月随访称：前方共服30余剂，暂停服药，无任何不适，临床痊愈。

「**按**」　甲状腺功能亢进，西医诊断快捷准确，三T试验即确诊无疑。从中医的诊断看，应属于阴虚肝旺。甲亢所出现的症状，如眼球突出发胀，烦躁易怒，心慌失眠，惊悸恶梦，两手抖，脉弦软有力等证候，皆属于阴虚肝旺，肝郁化火之咎。治疗用温病下焦之滋阴平肝，养血息风大法，方药以加减复脉汤进退为基础，多有临床疗效。

在选方用药中，有几个值得注意的问题：

一是滋阴养血的药物，宜选清滋平淡，如生地、白芍、酸枣仁、女贞子之类，不用阿胶、熟地，以防其滋腻壅补，反助内热。

二是滋阴泻火与平肝的关系。滋阴即可以泻火，泻火药只能小量用黄连，且不宜过长时间应用，久之则伤胃；平肝得滋养之地芍有效，但必须伍佐夏枯草、石决明之类平肝药，使养阴与平肝相得益彰。三是软坚散结药的运用。有报道用黄药子浸酒治甲亢，尽管其有疗效，但从黄药子苦寒伤胃的弊端看是不可取的，可见苦寒可化燥，反而伤津，不能采用。笔者采取浙贝母末冲服的办法，经用多例，效果可靠。浙贝母是软坚散结的良药，亦为喉科要药，不偏寒温，不伤脾胃，可以长期服用。

病案举例二：

龚某，女，42岁，工人。1996年10月29日初诊。

病者今年2月起，感觉两目涩而胀，畏光流泪视物模糊，时而自觉惊慌，夜寐多梦，饮食不多，怕热，烦躁，容易汗出，身体消瘦，口干不善饮，大便偏结。检查 $T_3$32、70，$T_4$57、97。已服他巴唑，无效。舌净舌质嫩，脉细弦略急数，力不足。治法以滋阴平肝为主。处方百合地黄汤合酸枣仁汤加味：

生地 15g	百合 20g	知母 10g	酸枣仁 15g
茯苓 15g	石决明 15g	夏枯草 15g	谷精草 10g
菊花 10g	木贼草 10g	女贞子 10g	旱莲草 10g
山药 15g			

每日 1 剂，水煎分 2 次服。

二诊：11 月 5 日。服前方未见不良反应，症状大致同前，惊慌略减。月经提前。虑其病深日久，难求速效，脉舌同前，守前方加白芍 15g，嘱服 7 剂。

三诊：11 月 12 日。服上方 7 剂后，目涩胀感明显减轻，惊慌减轻，大便不结，夜寐梦少更安宁，舌尖略红，舌苔净，脉弦偏数。守方继进。

四诊：12 月 3 日。上方服 21 剂后，诸症较前减轻，目胀眼涩仍有，视物朦胧，夜寐惊悸，舌淡苔薄白微黄，脉弦细以左脉为甚。病见肝郁气结，肝阴不足。仍遵滋阴平肝，疏肝理气法。改方。处方柴胡加龙牡汤加味：

柴胡 10g	法半夏 10g	党参 10g	炙甘草 5g
黄芩 10g	生龙骨、生牡蛎各 15g		郁金 10g
谷精草 10g	密蒙花 10g	蚕沙 15g	石决明 15g
桑叶 10g	菊花 10g	浮小麦 30g	

嘱每日 1 剂，水煎服。

服完上方 7 剂后停药，自觉症状稳定，停药观察。半年后，病情又有反复，经上述方药继续服用，症状得以控制。未作其他治疗而停药。

「按」 甲亢的病机是阴虚肝旺，治疗应滋养肝阴，平息肝旺，或仿温病加减复脉汤加平肝药。本案例为中年妇女，病机以阴虚肝旺为主，故滋阴平肝的百合地黄汤合酸枣仁汤加平肝药取效。因其为中年妇女，血虚之征不显，只是阴虚肝旺，故而未用加减复脉汤滋养阴血，此中有一个阴虚与血虚层次的不同，选方也自然各异。本病自始至终，前后一年多，经几度治疗以滋阴平肝的大法，选百合知母地黄汤与酸枣仁汤，适当加平肝药，未易方而控制病情，取得近期疗效。

6. 甲状腺功能减退症

肖某，女，48 岁，退休女工。2000 年 9 月 5 日初诊。

病者于一年前因甲亢而手术治疗，此后自觉疲乏，两眼眼睑、四肢浮肿，胸闷心慌气短，大便稀软，小便短少，食纳少，腹胀气滞，精神委顿，性淡漠已多时，面色黧黑，四肢皮肤变黑，血压偏低。T_3、$T_4$1.2nmol/L，西医嘱服甲状腺素，已有半年多，病情未见好转，且疲惫，浮肿日见加重。脉微细弱，舌淡黯苔薄白。拟益气利水为法。处方防己黄芪汤合五苓散加味：

生黄芪 20g 防己 15g 茯苓 20g 白术 10g

猪苓 10g 泽泻 10g 桂枝 10g 乌药 10g

海桐皮 15g

每日 1 剂，水煎 2 次分服。

二诊：9 月 13 日。服上方 7 剂后，自觉胸闷心慌好转，气短乏力有所缓和，特别明显是腹胀减轻，小便量增多，浮肿渐消，全身感觉轻松，脉仍细弱乏力，舌淡润薄白苔。守原方加炒小茴香 6g，赤小豆 30g。嘱服 10 剂，每日 1 剂，水煎温服。

三诊：9月25日。服上方后，浮肿明显好转，腹胀近消（自谓那种怀小孩的感觉已消失，腹部轻松如常），大便成形，食纳增加。特别明显改善的是脸色自鼻向两边散开，由黑变白，手背黑色变淡，精神状态好转。舌苔淡润，脉缓更有力。守上方加杜仲10g，菟丝子10g，巴戟天10g，炙甘草6g。嘱每日1剂，文火久煎温服。

四诊：10月10日。前方服15剂后，诸症又渐减轻，精神振作，食纳正常，腹不胀，浮肿基本消退，惟两腿踝关节至下午有较明显浮肿，面色及手背部黑色又淡许多，且明亮有色泽，脉缓有力。舌质渐红润，薄白苔。治则大法不变，方药略有调整。处方：

生黄芪20g	防己15g	防风10g	白术10g
茯苓20g	桂枝10g	泽泻10g	猪苓10g
炙甘草10g	巴戟天10g	杜仲10g	菟丝子10g

每日1剂，水煎2次温服。

五诊：10月31日。病者复检，T_3、T_4好转，精神如常人，饮食正常，面色除两眼外角尚有少量黑色斑，其他部位光亮有泽，浮肿消尽，两手黑色退而温和，二便正常，睡眠安宁，脉缓有力，舌质淡红润，苔薄白。守原方加补骨脂10g，鹿角霜15g。每日1剂，分2次久煎温服。

六诊：11月16日。前方服15剂后自觉诸症悉平，饮食、二便、睡眠正常，浮肿消退未反复，肤色近于常人，脉缓有力，舌淡润薄白苔。嘱其隔日服1剂，坚持服两个月，以资巩固。

「按」　　甲亢手术导致甲减，中医无甲减病名。从其所呈现的症状系一派脾肾阳虚水泛之症。第一印象，面色黑，黑色属肾，肾虚水邪上患之咎。其二，全身漫肿、眼睑虚浮是属脾虚水湿为患。从上两者确认其脾肾阳虚水邪上泛无疑，加上长期性冷淡，长期便溏，又是脾肾不足之征，故从始至终以脾肾之虚为主线，这一病机是持之有据的。然而，甲减为何是脾肾阳虚，水饮上泛证，这种关系如何沟通？尚待进一步探讨。与之相反，甲亢是阴虚阳亢，肝旺火热之征，又何缘为甲亢，此中机制也有待论证和揭示。

甲减的治疗，从脾从肾入手，临床是可以成立。因为其所表现的证候，水饮为患的水气病是无疑的。故从始至终用防己黄芪汤、五苓散、苓桂术甘汤三者合化，随后加补肾之杜仲、菟丝子、巴戟天、鹿角霜。本案以上述三方从始至终，药味变动不大，疗效逐日显示，从面色黑而逐步变淡有光泽，昭示病情日见好转，从一望诊推测病机证候变化，十分有临床价值。

在择药遣方方面有一个值得提出的问题是，为什么不用附子或用真武汤温阳利水？这应从水气病的病机、病位上着想，从药物性能来考虑。因为水气病以脾虚水饮泛滥，病位在脾与膀胱，脾虚不运，气化不行，故以防己黄芪汤、五苓散，在利水得到效应的基础上增加苓桂术甘汤的成分和加补肾之品，即柔中寓刚的巴戟天、鹿角霜、杜仲、菟丝子，而不能用纯阳无阴的附子，避免燥化伤津。

甲减这个病中医的定位、定性，还有待于进一步探讨，如何规范治疗尚需广泛收集病例，从辨证的角度，搞清楚病性、病位、治法等，将可以弥补西医之不足。

（六）肾系病证

1. 慢性肾炎

石某，女，65岁，医生。1996年5月11日初诊。

病者慢性肾炎两年余。接诊时症见胸闷气短，胃脘痞胀，腹胀气滞，大便溏而不爽，食纳少，口黏腻，夜寐不宁多梦，头眩晕，夜尿多而频，下肢轻度浮肿，舌苔黄白厚腻，脉缓弦两尺弱。处方：

川黄连 3g	法半夏 10g	茯苓 15g
青皮、陈皮各 10g	竹茹 15g	枳壳 10g
厚朴 10g	牛膝 10g	独活 10g　寄生 20g
狗脊 15g	瓜蒌壳 15g	

每日1剂，水煎分2次服。

二诊：6月11日。服前方26剂，所见胆胃湿热，气滞中阻的症状明显改善。现症两足微肿，尿短少，手足心热，夜寐安静，饮食正常，面色少华，大便微结，夜间觉口干，夜尿较前减少，腰微疼痛，恶寒乏力，胸闷，气逼，脉缓弦不流畅，两尺弱，舌淡润薄白苔。为湿浊在里，兼有气虚发热，热不能外透。拟助气行湿透热。处方玉屏风散合防己黄芪汤、杏仁滑石汤：

生黄芪 15g	防风 10g	白术 10g	防己 10g
茯苓 15g	玉米须 30g	杏仁 10g	滑石 15g
黄芩 10g	陈皮 10g		

水煎每日1剂，分2次服。

三诊：6月21日。上药服10剂后，手足心热略减，夜尿见长，精神尚可，大便仍结，口微干，夜间尤为明显，腰痛减轻时则口干明显。舌淡润薄白苔，脉缓微弦，两尺均弱。从上述症情，湿热减轻，应兼顾滋肾通便。处方玉屏风合防己黄芪汤加味：

生黄芪 15g　　防己 10g　　　茯苓 15g　　　防风 10g

白术 10g　　　玉米须 30g　　巴戟天 10g　　杜仲 10g

枸杞子 10g　　肉苁蓉 10g　　菟丝子 10g　　续断 10g

每日 1 剂，久煎分 2 次服。

四诊：7 月 9 日。上药服 20 剂，腰痛明显减轻，精神好转，饮食增加，大便较前通畅，夜间口渴减轻，小便频急减。蛋白减至（+），舌淡红苔薄白，脉沉偏弦，两尺均弱。守原方加狗脊 15g，每日 1 剂，文火久煎分 2 次服。

五诊：7 月 23 日。服上方 15 剂后，自觉精神好转，食纳正常，睡眠尚可，二便通畅，惟有轻度气喘，余无不适。脉沉缓偏弦，舌淡红薄白苔。实验室检查：APO、LDI、TC 略高，TG 215mmol/L（50～150mmol/L），肌酐正常，尿素氮 10.10mmol/L（3.2～7.0mmol/L）。综观全身情况好转，肌酐、尿素氮亦呈下降态势。仍守原方再进，另加服健脾益气冲剂每日一小包（含生药 10g），早间空腹。

六诊：8 月 9 日。服上药 15 剂后，小便仍稍频急，有轻微灼热，眼眵较多，口微渴，偶有心前区刺痛，素有右束支传导阻滞。血检 BUN 19.0mmol/L，Cr 24.7mmol/L，TG 3.91mmol/L。尿检未见异常。拟为肾虚是本，兼有暑热扰心。处方守原方合五苓散加味：

白茅根 15g　　滑石 15g　　　生甘草 3g　　　猪苓 6g

泽泻 6g　　　狗脊 15g　　　枸杞子 10g　　菊花 10g

玉米须 30g　　茯苓 15g　　　防己 10g　　　黄芪 15g

白术 10g　　　防风 10g　　　续断 10g　　　菟丝子 10g

肉苁蓉 10g　　杜仲 10g　　　巴戟天 10g

每日 1 剂，水煎浓汁稍凉服。

七诊：8 月 23 日。上方服 15 剂后，腰部疼胀略减，小便仍频急，灼热感已除，余症同前，舌淡红，苔少，脉沉弱，两尺脉稍旺。病属心肾气阴两亏，湿热残留未尽。处方麦味地黄丸合滋肾通关丸加味：

生地黄、熟地黄各 10g　　山萸肉 10g　　山药 15g

麦冬 10g　　五味子 5g　　北沙参 15g　　滑石 15g

黄柏 6g　　肉桂 3g　　丹参 15g　　泽泻 10g

茯苓 15g

嘱服 7 剂，每日水煎分 2 次服。

八诊：8 月 30 日。服上药后，小便稍长，频急同前，腰胀略减，大便偏干，面色红润，无局部恶寒，肿已消退，小便无力，脉舌同前。证属脾肾亏虚，气化不利。处方济生肾气丸合五苓散加减：

熟地 20g　　山萸肉 10g　　山药 15g　　泽泻 6g

茯苓 15g　　怀牛膝 15g　　白术 10g　　猪苓 6g

桂枝 10g　　防风 10g　　生黄芪 20g　　巴戟天 10g

丹皮 5g　　乌药 10g

每日 1 剂，水煎分 2 次服。

九诊：9 月 13 日。服上方 7 剂后，精神更见好转，能坚持锻炼，余症同前，惟大便近日又偏干结，小便清长。守上方加肉苁蓉 10g，每日 1 剂，久煎。

十诊：9 月 27 日。服上药 7 剂后，腰部酸胀较前减轻，但在劳累后仍可出现，大便偏干，下肢微肿。BUN 15.8mmol/L，Cr 145μmol/L。口不渴，舌淡黯体胖，苔薄白腻，小便清长，夜尿 2 次。脉沉缓，两尺较有力。证属肾阴阳两亏，宜滋阴温阳并用。处方：

生黄芪 20g　　汉防己 15g　　牛膝 10g　　肉桂 6g

茯苓 15g　　白术 10g　　猪苓 10g　　泽泻 6g

防风 10g　　巴戟天 10g　　杜仲 10g　　菟丝子 10g

益智仁 10g　　乌药 10g　　　鹿角霜 15g

每日 1 剂, 久煎浓汁温服。

服 15 剂后, 于 1996 年 10 月 18 日, 复查肌酐已正常, 尿素氮仍偏高, WBC (+), 饮食正常, 小便尿尽时微热痛, 脚微肿。守原方加白茅根 15g, 海桐皮 20g, 每日 1 剂, 久煎浓汁。

十一诊: 11 月 1 日。服上药 15 剂后, 肾功能检查示: BUN 仍偏高, 尿检 WBC (-), 足仍微肿, 腰痛减轻, 夜尿 2 ～ 3 次, 舌苔淡润干净不腻, 脉沉有力。病邪渐尽, 扶正固本为主。处方参芪八味加减, 合玉屏风散:

生黄芪 20g　党参 15g　　肉桂 5g　　　仙茅 10g

仙灵脾 10g　茯苓 15g　　泽泻 10g　　丹皮 5g

制首乌 20g　山萸肉 10g　怀山药 15g　菟丝子 10g

益智仁 10g　白术 10g　　防风 10g

每日 1 剂, 久煎浓汁分 2 次服。

十二诊: 11 月 15 日。前方服 15 剂后, 肾功能示: Cr 132.6μmol/L, BUN 12.35mmol/L, BS 5.97mmol/L。自觉恶寒明显, 小便淋沥不尽, 夜尿 3 次, 大便偏干, 足微肿, 下午更明显, 舌边略黯, 苔白嫩, 脉沉偏细, 两尺仍弱。处方:

生黄芪 30g　党参 15g　　制首乌 20g　山萸肉 10g

泽泻 10g　　丹皮 6g　　　茯苓 15g　　怀山药 15g

仙茅 10g　　仙灵脾 10g　防己 15g　　菟丝子 10g

益智仁 10g　制附片 10g　肉桂 6g

每日 1 剂, 久煎浓汁, 温服。

服 15 剂后, 于 12 月 3 日复诊, 诸症悉减, 足肿不显, 纳食正常, 大便调, 小便清长, 舌淡红, 苔薄白, 脉缓两尺弱。遂于原方中去附子, 加肉苁蓉 10g, 芡实 20g,

每日 1 剂，久煎取浓汁温服。共进 30 剂，停药观察。1998 年元月电话告知，停药后一切正常，除服杞菊地黄丸外，未用其他中西药，临床痊愈。

「**按**」　　本案病经 3 年余，经治 6 个多月，获得临床痊愈，并追访 1 年多，未复发病，说明对慢性肾炎的治疗是成功的。整个治疗过程几易其方，循序渐进而未反复，其体会是：一，治慢性病须清除障碍，扫清外围至关重要。本案接诊时，一派胆胃湿热，痰浊中阻的见症，故用黄连温胆汤加味，将近一个月，其胸闷、脘痞、腹胀气滞之症得以消退。二，慢性病同样受时令的干扰。本案在 6 月左右，出现暑邪湿热，用清暑透湿药使湿热透散，方可治本（或标本同治）。三，慢性肾炎肌酐、尿素氮升高的情况下，治肾固本或脾肾同治是惟一选择。本案未用西药，半年多的治疗，治脾治肾始终不渝。据其病情或治脾在先，兼以固表（即提高免疫力），或治肾固本，佐以淡渗、收涩。从运用温胆汤之后，基本方为防己茯苓汤、参芪地黄汤、附桂八味丸等。其中温肾多采用巴戟天、杜仲、仙茅、仙灵脾之类，少用桂、附，多用阴中阳药，取其温而不燥，久服无虞。四，治慢性病要有方有守，实为经验之谈。本案经治半年多，以六味为本进退加减，持之以恒，终获良效。

2. 肾病尿毒症

赵某，男 32 岁，医务人员。2001 年 9 月 10 日初诊。

病者在一次常规体检中发现，双肾萎缩。自觉腰酸、疲劳、脚膝乏力，眼睑疲劳但无明显浮肿，下肢亦无浮肿。食纳正常，二便无异，睡眠梦多。因发现双肾萎缩，精神紧张，血压正常。尿 PKO (++)。肾功能检查示

BUN8.49mmol/L，Cr170μmol/L。脉缓有力，舌质淡红，苔薄白润。在此之前已服中西药，具体不详。处方：

　　生黄芪 20g　　党参 15g　　生地黄、熟地黄各 15g
　　山药 15g　　　枣皮 10g　　茯苓 15g　　泽泻 10g
　　丹皮 10g　　　杜仲 10g　　菟丝子 10g　桑椹 10g

　　嘱其每日 1 剂，水煎 2 次分服。在不感冒无任何不适的情况下服 3 个月至半年。

　　本方初则用水煎服，每日 1 剂，服 1～2 个月。因煎药麻烦，后改为散剂，以上药研细末，每日 2 次，早晚各服一次，每次 10g。

　　二诊：2002 年 6 月 4 日。患者专程来诊，称服上药，一直坚持工作，亦未感冒，未间断服药。目前感到双下肢乏力，劳累后加重，脚不浮肿，眼睑亦不浮肿，饮食、二便、睡眠均正常，血压无异，脉缓有力，舌淡红润，苔薄白润。血 RT 示 BUN6.11mmol/L，Cr83.7μmol/L。处方：

　　生黄芪 20g　　党参 15g　　生地黄、熟地黄各 15g
　　山药 15g　　　枣皮 10g　　茯苓 15g　　泽泻 10g
　　丹参 10g　　　杜仲 10g　　菟丝子 10g　怀牛膝 15g
　　桑椹子 10g　　金毛狗脊 15g　桑寄生 20g

　　每日 1 剂，水煎 2 次分服。嘱其再服 3 个月至半年，以资巩固。

　　「**按**」　　肾病尿毒症是一个难题。笔者体会，在没有浮肿和其他症状的情况下，选择六味地黄汤加味治疗是有效的。本案病者在常规体检中发现双肾萎缩，随之查肌酐、尿素氮均超出正常范围，虽用中医药未能纠正。接诊时，除发现肌肝、尿素氮偏高，其他未有阳性体征。因其已治数月，精力疲惫，且其搞放射工作，出现疲惫乏力，亦属情理之中的事。选择六味地黄丸，加参、芪补益肺气，加杜仲，菟丝子补肾，全方为补益肺肾，兼固及脾。后加牛膝、寄生、狗脊取其滋补肝肾，且祛风湿。所用药物有补有泻，补而不腻，泻不伤体。方中有补肾药但不壮阳，因其年轻，不能壮阳助相火妄动，于病不利，故以平为期，收到了满意疗效。至于本案未有明显的肾病前期症状，发现即为两肾萎缩，肌肝、尿素氮升高，除了用隐匿性肾炎来解释外，应当考虑是否与其长期接触放射线有关，值得进一步探讨。因而在临床痊愈的情况下，嘱其再服药3个月至半年，目的就是巩固远期疗效。

3. 慢性肾功能衰竭

姜某，女58岁，退休工人。2002年1月16日初诊。

患者于1996年因感疲乏过劳而出现怕冷、怕热。当时在某中医结合医院治疗，诊断为慢性肾功能衰竭。经治疗（药物不详，据称血透8次）好转。既往有慢性肾炎病史。2001年12月28日检查：肝纤维化四项均高，白蛋白/球蛋白0.98，尿酸457↑，肌酐191μmol/L，BUN9.8mmol/L，碱性磷酸酶486U/L，谷丙转氨酶53U/L，谷草转氨酶75U/L，乙肝两对半HBcAB阳性，甲胎蛋白（–），癌胎抗原（–），B超：双肾萎缩。经常感冒。眼睑苍白。两腰不酸痛，全身无浮肿，皮肤粗糙、瘙痒，饮食一般，大便正常，小便24小时1200～1400mL。脉缓略弦，舌淡润苔薄白。血压120/76mmHg。处方：

生黄芪15g	北沙参15g	党参15g	熟地15g
山药15g	枣皮10g	丹皮10g	泽泻10g
土茯苓15g	知母6g		

每日1剂，水煎分2次服。

二诊: 1月29日服前方14剂后, 病情无明显改善, 全身乏力, 左眼胀痛(青光眼, 已手术), 畏光刺痛, 流泪, 不能睁开, 牵引半边头胀, 坐卧不宁。舌淡润苔薄白, 脉弦软, 寸弦尺弱。处方:

白芍 15g	炙甘草 5g	刺蒺藜 10g	石决明 10g
菊花 10g	谷精草 10g	枸杞子 10g	夏枯草 10g
密蒙花 10g			

每日1剂, 水煎凉服。嘱服3剂, 以观其效。

三诊: 2月1日。服上药后, 眼睛胀痛、牵引刺痛均有好转, 畏光减轻, 流泪减轻, 左侧眼眶周围仍跳动难忍。脉缓弦, 两寸仍弦, 舌淡苔白。守上方加赤芍10g, 木贼草10g, 女贞子10g, 旱莲草15g, 蝉衣5g, 丹参15g, 石决明10g, 菊花加至15g。每日1剂, 水煎稍凉服。

四诊: 2月8日。服上药7剂后, 左眼火辣烧灼明显减轻, 眼胀好转, 畏光流泪均大有好转, 睡眠较前安静, 胃纳正常, 二便尚可。舌淡苔白, 脉缓弦, 两寸弦减。处方:

白芍 15g	炙甘草 5g	刺蒺藜 10g	石决明 15g
菊花 15g	谷精草 10g	枸杞子 10g	夏枯草 10g
密蒙花 10g	赤芍 10g	木贼草 10g	女贞子 10g
旱莲草 10g	丹参 15g	蝉衣 5g	蚕沙 10g

每日1剂, 水煎稍凉服。嘱服10剂。

五诊: 2月19日。自述右眼能睁开, 视物清楚, 左眼轻度浮肿, 涩痛, 流泪, 结眼屎, 大便异臭, 小便燥热, 舌质红苔薄黄, 脉弦缓。处方:

生地 15g	百合 20g	知母 10g	赤芍 15g
菊花 15g	谷精草 10g	木贼草 10g	夏枯草 10g
丹参 15g	牛膝 15g	蚕沙 15g	旱莲草 10g

女贞子 10g

每日 1 剂，水煎稍凉服。

六诊：3 月 12 日。服前方 21 剂后，眼睛涩痛，流泪，畏光均明显减轻。左眼视力已丧失，右眼视物模糊。自觉眼部症状好转，突出症状是皮肤干燥，瘙痒，食纳差，睡眠欠安，口干，口淡乏味，夜尿多（3～4 次），大便软，日一次。脉缓稍弦，舌淡红苔薄白。处方：

生地黄、熟地黄各 10g	北沙参 15g	山药 15g
山萸肉 15g	茯苓 15g	泽泻 10g	丹皮 10g
知母 10g	牛膝 10g	菊花 15g	桑白皮 10g
白鲜皮 10g	生黄芪 15g		

每日 1 剂，水煎分 2 次服。

七诊：3 月 19 日。服上方 7 剂后，上述症状均有所减轻。自觉全身乏力，眼睛涩痛，腰不酸，饮食少，二便正常，舌淡润苔薄白，脉弦缓。复查：BUN10.42mmol/L，Cr248.5μmol/L，AKP550U/L，AST63U/L，GGT1034U/L，A/G1.53。上方生黄芪改为 20g，加党参 15g，玉米须 30g，白茅根 15g。每日 1 剂，水煎分 2 次服。

八诊：4 月 9 日。前方服用 3 周，计 21 剂。全身乏力较前好转，精神仍差，饮食尚可，大便排泄不畅，次数偏多。眼睛仍有怕光感。全身皮肤干燥，瘙痒不适，脸色晦黯，舌淡红，苔薄白，脉缓稍弦。处方：

生黄芪 20g	生地黄、熟地黄各 10g	北沙参 15g
山药 15g	山萸肉 10g	茯苓 15g	泽泻 10g
丹皮 10g	地肤子 10g	牛膝 10g	桑白皮 10g
白鲜皮 10g	菊花 15g	党参 15g	玉米须 30g
白茅根 15g			

每日 1 剂，水煎服。

九诊：4月19日。前方服10剂后，自觉病情平稳并感好转，现大便排泄通畅，每日一行，皮肤干燥、瘙痒均有较明显好转，精神更清爽，眼睛更不怕光，流泪减少，饮食量增，小便色清，舌淡红，苔薄白。守上方去菊花，加金银花15g，蒲公英15g，生地改为20g，嘱服7剂。

十诊：4月30日。经上述治疗，病情进一步稳定，精神好转，皮肤瘙痒减轻，特别是粗糙的皮肤更光滑柔软。脸色更清亮，眼睛已无不适，大便通畅，小便清长，饮食量增。舌淡红，苔薄白。脉缓有力。尿素氮9.47mmol/L↑，肌酐213μmol/L↑，均较前下降。处方：

熟地15g	丹皮10g	茯苓20g	山药20g
枣皮10g	泽泻10g	生地黄10g	牛膝15g
玉米须30g	生黄芪20g	党参15g	杜仲10g
菟丝子10g	白茅根10g		

每日1剂，水煎分2次服。

另研末药方：党参15g，茯苓20g，白术10g，扁豆花10g，陈皮10g，山药15g，莲子5枚（去心），薏苡仁20g，炒谷芽、炒麦芽各15g，桔梗10g，防风10g，红枣3枚（去核），生黄芪20g，炒鸡内金10g。全方研末细，每次服10，每日服2次。

十一诊：6月14日。经上述汤剂42剂，其中巴戟天10g，余药未加减。粉剂每日早晚2次服。中途头晕服眩晕停后消失，服北京降压0号、心痛定，血压保持在120/80mmHg。昨日化验示：尿素氮7.23mmol/L，肌酐141μmol/L，尿酸523μmol/L↑，AST51U/L，AKP429U/L，GGT760U/L。

患者自觉病情缓解。肌肤瘙痒明显减少，皮肤更细嫩光滑，脸色更清秀，饮食正常，睡眠安静，大便通畅，小便清长。左眼失明，右眼视物不清，但无不适。精神状态已明显好转，能带小孩，料理家务。舌淡润苔薄白，属正常舌象，脉缓有力。嘱其仍按上述药物，分别服用。坚持3个月至半年后，酌情停药。本案属临床痊愈，当追踪观察。

「按」　　　慢性肾功能衰竭者肌酐、尿素氮升高，治疗的难度相当大。自从有了血透，为肾衰患者带来了生机，但血透只能维系生命，疾病的本质得不到根本改变，肾衰仍为现代难治病之一。根据目前中医临床的诊疗手段，应当说是有很大潜力的，在治肺、治脾、治肾的综合调治下，已有不少病例得以"峰回路转"，尽管还是少数，或者说是偶尔的巧合，但毕竟看到了可喜的苗头。本案有慢性肾病史，且有明显的肾功损害、肾性高血压以及青光眼等症候，如果梳理其病机，都是病本在肾。笔者接诊是治青光眼，在其手术后，仍为一派阴虚肝旺之症，故用滋阴平肝药治疗一段后，青光眼得以稳定，虽然左眼失明，但无眼疾证候。病体得以恢复，继之治脾治肾均较平稳，感冒减少，抵抗力增强，肾功能有所恢复，肌酐、尿素氮逐渐下降，这就是治脾治肾的佳绩。方一，参苓白术散合玉屏风散加健胃消食药，使之肺气充沛，脾胃健全，体能提升，为疾病恢复创造了条件。方二，参芪地黄汤加补肾药，可视为集补肺补脾补肾于一方，起到了治本的功效。关于补肾药的运用问题，六味地黄汤三补的部分补血滋养肝肾，加杜仲、菟丝子、巴戟天虽属有补益肾阳之功，但补而不燥，属阴中之阳药，且配在六味的三补之中是刚柔互补的最佳组合。一般地说，肾功能衰竭用温阳药选择刚中有柔的杜仲、菟丝、巴戟天、仙灵脾、仙茅之类为好，不宜用附子等温而刚燥的药物，容易出现偏颇。

总之，所介绍整理的三则肾功能不全，肌酐、尿氮素升高的病例，经治疗取得近期疗效。一则病例少，二则观察的时间很短，还不能算有规律的治疗方案。有赖于临床广泛积累，规范治疗方案，经过众多病例总结经验教训，功夫是不负有心人的。

4. 慢性肾盂肾炎

丁某，女，13岁，学生。1996年11月14日初诊。

患儿于4年前患肾盂肾炎，经中西药治疗，病情缓解，基本恢复正常。本次发病前，连续感冒多次，服抗感冒药后，病情得以控制，随即出现眼睑浮肿，且浮肿很快波及两下肢，精神疲乏，饮食减少，四肢无力，小便偏少，大便软，日一行。小便常规检查：蛋白（+++）。脉浮缓有力，舌质红苔薄白。处方：

生黄芪 15g	防风 10g	白术 10g	茯苓皮 15g
大腹皮 10g	陈皮 10g	海桐皮 10g	防己 10g
生薏苡仁 15g	僵蚕 10g	玉米须 20g	旱莲草 15g
益母草 15g	杏仁 10g	桔梗 10g	白茅根 15g
苏叶 6g			

每日1剂，水煎分2次温服。

二诊：11月25日。服前方10剂后，浮肿消退，眼睑及下肢基本消退，精神好转，食纳增加，二便正常，脉缓有力，舌苔薄白。守上方去杏仁、桔梗、苏叶、白茅根，加杜仲10g，菟丝子10g，川断10g，每日1剂，水煎分2次服。

三诊：12月12日。服前方15剂后，蛋白（±）。自觉症状除感觉稍有疲劳外，其他诸症悉平。脉缓有力，舌

苔薄白润。处方:

　　生黄芪 15g　白术 10g　　防风 10g　　茯苓 15g

　　防己 10g　　生薏苡仁 15g　僵蚕 10g　　玉米须 20g

　　杜仲 10g　　菟丝子 10g　　旱莲草 10g　川续断 10g

　　胡芦巴 10g　枸杞子 10g

　　每日 1 剂，水煎分 2 次。另服杞菊地黄丸（浓缩），每日 2 次，每次 6 粒。

　　四诊: 1997 年 1 月 5 日。服前方 20 剂，蛋白阴性，自觉精神振奋，精力充沛，饮食、二便、睡眠均正常，脉缓有力，舌苔薄白。嘱其汤药按上方每日 1 剂，丸药如上法服用。每半月查小便常规一次。

　　经治一年余，蛋白未见反复。服药超 200 剂，服丸药若干瓶。病情稳定，未见反复。1997 年 2 月月经初潮，发育良好。为防止再次复发，嘱其间断服上药，至 1997 年完全停药，病告痊愈。随访至 1998 年 5 月底，病未复发。

　　「按」　　慢性肾盂肾炎在中医治疗过程中，仍应辨证施治。基本方可择防己黄芪汤，有表证加宣肺药，浮肿消退后加补肾药，但不宜峻温，可配合丸剂用杞菊地黄丸。俟浮肿、蛋白完全消退后，仍坚持长期服药，少则半年，多则一年，巩固性治疗非常必要。

5. 尿路结石

　　姜某，女，24 岁，干部。1993 年 7 月 3 日初诊。

　　病者自述腰痛酸胀，小便频急，其他无明显症状。月经正常。舌苔薄白润，质淡红，脉缓有力。B 超显示: 右侧输尿管上段有结石如绿豆大。小便常规无异常。处方:

　　赤芍、白芍各 15g　　　　炙甘草 5g　　金钱草 15g

海金沙 15g　炒鸡内金 10g（研末冲服）　郁金 10g

牛膝 10g　　乌药 10g　　　白茅根 15g

每日 1 剂，水煎分 2 次服。

二诊：8 月 10 日。服上方 30 剂，自觉腰痛减轻，小便频急感消失，尿常规正常，脉舌如常。B 超复查：惟右侧输尿管中段有结石，小于绿豆。从以上自觉症及 B 超反映，结石下移且体积缩小，证明前方有效。嘱其继续服上药，每日 1 剂。

三诊：10 月 9 日。病者来诊，谓服上药 40 余剂，症状完全消失，B 超复查示右侧输尿管未见结石。小便通畅，腰亦不痛。脉缓和有力，舌淡红润。处方：

当归 10g　　白芍 15g　　白术 10g　　茯苓 15g

泽泻 10g　　川芎 6g　　杜仲 10g　　菟丝 10g

川续断 10g　乌药 10g

嘱其服 10 剂，后以杞菊地黄丸巩固。

随访已 4 年多，未复发病。

「按」　　　尿路结石，是临床多发病。用中药如金钱草、海金沙、炒鸡内金化石，有清热利湿，消石化石之功，加用郁金，取其解郁且有行瘀之功，故命名为四金汤。方中配入牛膝，取其引药下行，又加乌药为行气药，此二味是利用其下行顺气，协助"四金汤"，增强药效；白茅根利水泄热。全方清热利湿，行气化石，尤以芍药甘草汤为基础，滋养阴血，使之利不伤阴，且有缓急止痛之功。从药方组成看实为缓中取快，柔中寓刚，久服不伤胃，化石不劫阴，临床屡用，皆能取效，是一张有效方。

6. 尿路感染

罗某，女，45 岁，家庭妇女。1987 年 4 月 3 日初诊。

病者经常小便急胀，尿频尿急，少腹坠胀，白带偏多。检查小便常规，白细胞 1 ～ 3/HP，其他未见异常。白带涂片（－）。用氟哌酸能控制症状，但反复发作。舌苔白润，脉缓有力。处方五苓散加味：

白术 10g	猪苓 10g	泽泻 10g	桂枝 10g
茯苓 15g	乌药 10g	白茅根 15g	

水煎服，每日 1 剂。

二诊：4 月 10 日。服前方 7 剂后，诸症悉平，小便通畅，少腹坠胀减，白带亦减少。脉缓，舌淡润。嘱其再服 5 剂，以资巩固。半年后出现反复一次，仍守原方再服，仍迅速取效。

「**按**」　用五苓散治尿路感染，舌苔白润是重要指征。如舌红苔黄则不能用，因五苓散为温化膀胱之气而利水，药味偏温。

7. 尿道感染

魏某，女，42 岁，家庭妇女。1993 年 6 月 10 日初诊。

病者经常小便频急，小腹坠胀，外阴瘙痒，严重时半小时小便一次，量不多，灼烧赤热。白带偏多，月经正常。西药用氟哌酸，PP 粉外洗，能短暂取效，经常反复。脉缓稍弦，舌苔微黄。处方：

生地 15g	竹叶 10g	木通 6g	甘草梢 5g
黄柏 10g	知母 10g	肉桂 6g	滑石 15g

每日 1 剂，水煎分 2 次凉服。外用野菊花 15g，蒲公英 15g，金银花 15g，地肤子 10g，蛇床子 15g，水煎 3

次合成一次，加适当温开水熏洗坐浴，每日1次。

二诊：6月16日。服前方5剂后，自述诸症悉平。前3剂，小便频急消失，烧灼赤热亦随之消失，基本恢复正常。脉缓平和，舌淡润苔薄白。视其病症消失，停用汤剂，改用知柏地黄丸善后调理。半年后访及，病未复发，小便清长，一切正常。

「按」　　妇人尿道感染是妇科常见病，西药治疗取效，但反复发作多，且反复治疗的效果也随之下降，甚至疗效甚微。中药治疗应当辨证施治。本案小便频急，烧灼赤热，为实热证，是心与小肠互为表里，心移热于肠，故出现尿意频急，小便赤热。用导赤散是导心火下交于肠，引热下行。然为何合用滋肾通关丸（黄柏、知母、肉桂）。这三味药的配伍十分巧妙。黄柏为清下焦湿热之精品，知母为润燥养阴清虚热的良药，其妙就在于肉桂。肉桂为温燥辛热药，与知母、黄柏相伍则温而不燥，既有反佐之意，又有引热下行之妙用，即所谓引火归原的意思；与导赤散之引热下泄相配伍，二者并行而不悖，是治疗妇人尿道感染的良策。笔者运用多年，屡试不爽，且疗效巩固。若配合适应外洗药，更是两全之举，真能收到一剂知、二剂已的疗效。

8. 老年性尿道炎

周某，女，76岁，家庭妇女。2001年9月5日初诊。

患者长期口苦舌粗，小便黄热，涩痛，坠胀频急，大便结，脉缓弦，舌偏红，薄黄苔。血压偏高，170/86mmHg。处方：

生地 15g　　木通 6g　　竹叶 10g　　甘草梢 5g

知母 10g　　　黄柏 10g　　　肉桂 6g　　　白茅根 15g

每日 1 剂，水煎 2 次分服。

上药服 1 剂，尿道刺激症状消失，小便清长，一切如常。老人将另两包药及处方带回老家，以备日后服用。

「按」　　老年性尿道炎是常见病。用导赤散泄热下行，合滋肾通关丸，滋阴泻火，配肉桂之温化以通关格，两方配合，疗效极佳。这种用法不受年龄之限，中青年妇女亦可使用。若有分泌物增多，可配合外洗，用蒲公英、金银花、野菊花、苦参、黄柏、土茯苓等煎水熏洗，能起清热解毒之功效。临床屡试屡验。

（七）气血津液病证

1. 糖尿病

胡某，男，65 岁，干部。1997 年 8 月 30 日初诊。

病者患 2 型糖尿病近 2 年。口渴多饮，饮食量增，小便偏多。体形肥胖，嗜肥甘厚味，精神较差，血压正常，心电图正常。尿糖（+++），空腹血糖 13.4mmol/L。脉缓偏弦软，舌苔薄白润，舌体胖大。处方：

生黄芪 15g　　山药 20g　　玄参 15g　　苍术 10g

生地 15g　　　百合 20g　　知母 10g　　天花粉 15g

石斛 15g　　　乌梅 10g

每日 1 剂，水煎 2 次服。并配合小剂量消渴丸。

二诊：11 月 20 日。病者服上方 80 余剂，自觉精神好转，口不甚渴，小便亦不多，夜尿 1～2 次，食欲正常，每餐米饭 2～3 两，无饥饿感。复查尿糖阴性，餐前血糖 7.6mmol/L 左右。血压 130/89mmHg。其他无任何不适。脉缓柔和，舌淡润。守方加丹参 15g，每日 1 剂。另服小量消渴丸合六味地黄丸，以巩固疗效。

「**按**」　　　糖尿病是难治病之一。笔者沿用北京施今墨老中医的两对药：黄芪配山药，玄参配苍术。以上药在临床加减运用，似乎疗效尚可，不少病例取得近期疗效。如有口渴甚者加生地、百合、知母、乌梅；如小便量多者加益智仁、芡实；如饮食增多而渴者，加南沙参、北沙参、石斛、扁豆养胃阴、胃气。

笔者体会，初期消渴、饥饿、小便多等症特甚，可以按上中下三消论治，如三多症状缓解，只是尿糖（+++），血糖偏高，其他无实证，则不能用清热、损谷、利尿等攻伐之法，因其为消耗性疾病，所以总以恰当补益为好。此外，单纯口渴饮水，余无他症，尿糖阴性者，仍属消渴证。可见消渴不等于糖尿病，糖尿病未必就有消渴，不能滥用降糖药，应从辨证求治。

2. 糖尿病并发神经炎

邓某，男，48 岁。1996 年 6 月 10 日初诊。

患者自诉多饮、多食、多尿 1 年多，伴手足麻木半年。1994 年 8 月在单位医院检查：血糖 17mmol/L，服用消渴丸后多饮、多食、多尿等症明显改善。自去年 10 月以来出现手足发麻、疼痛无灼热感，并伴有腰痛，神疲乏力，血压不高，饮食已控制，大便色黑，时干时稀，尿稍黄，舌质红，舌尖尤甚，苔薄黄，后半部稍腻，脉细略数。本病由消渴引起血瘀气滞，血阻不畅，当治以益气活血通络。处方桂枝汤加味：

生黄芪 20g　　桂枝 10g　　　赤芍、白芍各 10g
牛膝 10g　　　桑寄生 15g　　桑枝 20g　　　秦艽 10g
姜黄 10g　　　炙甘草 5g　　　生姜 3 片　　　大枣 3 枚
每日 1 剂，水煎分 2 次服。

二诊：6 月 18 日。服上药 7 剂后，肢体麻木疼痛减轻，握力增大，腰痛，晨起活动后可缓解，时觉胸部闷痛，时感饥饿，食后头昏沉欲睡，小便 5～6 次 / 天，量减。面色虚胖淡黄，舌尖仍红，苔少，脉细稍急，寸部沉弱，血糖 15.7mmol/L。自服消渴丸。守原方加鸡血藤 15g，络石藤 15g。每日 1 剂，水煎分 2 次服。

三诊：6 月 25 日。服上方 7 剂后，前症减轻，但身痒，易饥，大便呈糊状，舌红而滑润。血糖 8.1mmol/L。仍守前法，汤药、丸剂并进。

四诊：7 月 5 日。服前方 7 剂后，善饥消食症明显减轻，但又复见肢体麻木痛而乏力，面色淡黄浮肿，脉细偏弦数，舌苔薄白润质偏红。处方：

生黄芪 30g　　山药 30g　　　苍术 10g　　　玄参 10g
同时服消渴丸合六味地黄丸。

五诊：7 月 23 日。按前法治疗半个月，饥饿感明显减轻，头晕、肢体麻木等症亦随之而减，舌边尖红苔少，脉虚软无力。处方：

生黄芪 20g　　山药 30g　　　苍术 10g　　　玄参 15g
牛膝 15g　　　木瓜 10g　　　桑寄生 20g　　络石藤 15g
每日 1 剂，水煎分 2 次服。

六诊：7 月 30 日。服前药后，四肢关节及小腿胀痛减，但踝关节仍痛，饥饿感较前稍增，小便多泡沫，并见上浮油膜。舌尖略红，舌薄白，脉虚缓乏力。守上方增强其固肾摄精之力，加芡实 20g，菟丝子 10g。每日 1 剂，水煎分 2 次服。

七诊：8月9日。服前方后，血糖稳定在7.5～8mmol/L之间，精神较好，食纳量不多，肢体麻木减轻，小便油膜状已消失，但仍多泡沫。舌尖略红，苔薄润少苔。脉虚软乏力。处方：

生黄芪 20g	山药 30g	苍术 10g	玄参 15g
太子参 20g	五味子 6g	麦冬 15g	牛膝 15g
木瓜 10g	桑寄生 15g		

每日1剂，水煎分2次服。

八诊：9月13日。服前方24剂，诸症悉减，手稍有麻木，食纳如常人，早晨起床后小便多泡，其他为清淡尿液。舌转嫩而不红，脉缓而软。守上方加乌梅15g，赤芍10g，丹参15g。每日1剂，水煎分2次服。

九诊：10月4日。服前方10剂后，除稍有饥饿感，其他症状均消失，但劳累后可出现小便浮油状物，夜寐尚安，脉缓有力，舌淡润薄白滑。守9月13日方加芡实15g，益智仁10g，每日1剂，水煎服。

十诊：10月22日。服前方7剂后停药，未见任何不适。自觉精神、食欲、二便、睡眠皆属正常，脉缓有力，舌质淡红，苔薄润。处方：

生黄芪 20g	山药 30g	苍术 10g	玄参 15g
太子参 20g	五味子 6g	麦冬 15g	牛膝 15g
木瓜 10g	桑寄生 15g	乌梅 15g	丹参 15g
赤芍 10g	芡实 15g	益智仁 10g	

每日1剂，水煎分服，另服杞菊地黄丸。

上方服10剂后停药，单服六味地黄丸。血糖稳定在7.5～8mmol/L之间。能坚持正常上班，1997年12月10日面遇告知病情稳定，未见反复，停药后一直服六味地黄丸。1998年随访，其神经炎肢体麻木未加重，病情稳定，生活如常。

「按」 本例糖尿病患者已延日久，由血糖、尿糖高而伴发神经炎。首先用桂枝汤加味，调和营卫，益气通络，使血脉流畅，肢体麻木缓解。继而又出现善饥，血糖又升高，小便亦偏多的糖尿症状明显，此时用施今墨老的两对药：黄芪配山药，玄参配苍术，服用之后血糖一直持续下降直至稳定。尔后视其肺肾不足，又增加生脉散、芡实、益智仁以补益之。应用此方后，病情基本稳定，坚持半年有余，并达到巩固疗效的目的。

糖尿病是一个难治症。笔者用中药治疗取得一定的疗效，如是初期渴饮、消食俱甚，用生津清热、养胃敛阴控制后，用施老两对药巩固颇有临床疗效。施老在病者渴饮特甚，舌苔白，实为津不化气，气不布精时用的生黄芪配山药，玄参配苍术，疗效特别明显。笔者体会其中用苍术的高明处，实在微妙。因为苍术有燥湿运脾之功，又配玄参滋肾水，如此搭配控制口渴实在是上工之良策，临床屡屡见效。

3. 自汗

符某，女，68岁，医生。1997年9月20日初诊。

病者自汗半月余。询其病史，因感冒服板蓝根、感冒灵等中西医成药甚多，继之汗出不止，自早间进餐之后即全身汗出如洗，怕冷畏风，穿着甚多，卧床覆被以热水袋敷之，则身暖汗出较少。起床进食，饮水后汗又徐徐而出。全身肌肤湿润，精神疲惫，饮食尚可，二便正常，睡眠安静，脉缓而弱，舌淡润。处方：

生黄芪15g　防风10g　　白术10g　　桂枝10g

白芍 10g　　　炙甘草 5g　　生姜 3 片　　　大枣 3 枚

嘱服 5 剂，以观动态。

二诊：9 月 25 日。患者告谓，服前方 1 剂，汗出有所缓解，但服第 2、3 剂后，汗出如前，且有增无减。病者虚馁少气，神志疲惫，用热水袋放于腰腹部，身觉舒服，汗亦减少。脉虚无力，舌淡薄润。同时出示前医处方，与第一诊方相似，并用麻黄根之类无效。处方：桂枝加附子汤。

桂枝 10g　　　制附片 10g　　白芍 10g　　　生姜 3 片

大枣 3 枚　　　炙甘草 5g

嘱文火久煎，分 3 次温服。

9 月 26 日告谓，服上药 1 剂，汗出止，身体舒适，病告痊愈。

「按」　　　本案自汗原由服辛凉解表药过剂，酿成汗出伤阳，故动则汗出，得温则减。前医用桂枝汤加玉屏风散、麻黄根之属，益气解表，调和营卫，理应收效。药后非但汗出不止，且有愈出愈多之势。笔者接诊，第一次仍步前医后尘，只考虑调和营卫，益气解表，还是从表论治，故而未效。因为桂枝汤调和营卫，属表虚自汗，玉屏风散益气解表，寓有疏风外出之机，两方合用仍不失治表，所以无效。回顾《伤寒论》"发汗遂漏不止，其人恶风，小便难，四肢微急，难以屈伸者，桂枝加附子汤主之"的经旨，对照患者除无"小便难"一症，其他汗后阳虚之症俱全，而且从字里行间看出了前用桂枝汤合玉屏风散之从表论治，忽视阳虚于里的病机，其汗出（实际是汗漏）不止的症结在于阳虚，故以桂枝加附子汤。一剂显效。这一例自汗的治愈，提示临床医者在辨证中有很多值得深思的问题，也说明医道之难，毫厘不可差的深意。

4. 漏汗

病案举例一：

储某，女，60岁，退休干部。1999年8月15日初诊。

病者出汗已近10年，即自绝经后出汗甚多，白天汗出胜过常人，晚间亦汗出身冷，一医者谓其属更年期综合征、植物神经功能紊乱。中西药均用过很多，西药不详，中药有玉屏风散、凤凰衣、生龙牡及浮小麦等不计其数，未能取效。就诊时，病者头颈、胸背、腰酸、四肢等全身性汗出如水，淋漓不止，一早换3次衣服，每天换衣10多次。头眩耳鸣，面色苍白，精神疲惫，夜间身冷恶寒，须穿羽绒服，盖棉被。病者形容自己像一整天泡在水中似的。饮食正常，大便成形，小便少，脉浮缓而弱，舌苔薄白。血常规检查正常，血压正常，B超检查肝胆无异，心电图、胸片检查均正常。处方桂枝汤合玉屏散加味：

桂枝 10g	白芍 10g	生黄芪 15g	防风 10g
白术 10g	炙甘草 6g	生龙骨、生牡蛎各 15g	
浮小麦 30g	生姜 3 片	大枣 3 枚	

每日1剂，水煎分2次温服，并嘱其温覆将息。

二诊：8月18日。服前方3剂后，出汗依然，虽略减少，但不能完全收敛。仍感头晕耳鸣，头颈胸背等处出汗甚多，小便少，大便稀溏。舌苔白润，脉缓。遂改三仁汤加味。处方：

杏仁 10g	薏苡仁 15g	蔻仁 5g	通草 6g
滑石 15g	藿香 10g	厚朴 10g	法半夏 10g
竹叶 10g	生黄芪 15g	防风 10g	白术 10g
麻黄根 10g			

水煎服，每日1剂，分2次温服。

三诊：8月30日。服上药9剂，小有效益，但仍汗出，其汗淡而不黏，似水渗出，肌肤清冷，自觉形寒怕冷，小便少，口淡舌滑，脉缓而弱。遂改五苓散加味。处方：

白术 10g　　泽泻 10g　　猪苓 10g　　茯苓 20g
桂枝 10g　　生黄芪 15g　防风 10g　　浮小麦 30g
每日 1 剂，嘱服 7 剂。

四诊：9 月 10 日。病者谓当天服 1 剂后，小便特多，溺后全身温暖，汗随之而止，全身清爽，精神舒畅，耳鸣减轻，摸之肌肤温和，全身清爽无汗。脉缓有力，舌淡红润。嘱再进 7 剂。

五诊：9 月 20 日。病者告谓，汗出已止，精神倍增，食纳正常，二便无异，脉缓有力，舌苔白润。嘱再服 5 剂，以资巩固。

2000 年 2 月来诊，随访漏汗之病，未再复发，已完全治愈。

「按」　　本例漏汗病延 10 多年，以更年期综合征、自主神经功能紊乱对症治疗，中西药并进，未见显效。近 3 年间尤其夏令出汗甚至难以正常生活。接诊后仍以常法玉屏风散类未效，三仁汤略有寸功，因而悟及，此病属水气病，水饮聚散无常，郁遏卫阳，故身寒汗出溺短，以五苓散化气利水，得小便快利而敷布正常，营卫和则汗自止。以五苓散治漏汗，实属罕见，真乃奇案，非熟悉《伤寒论》不可为也。或问五苓散为什么能治漏汗？答曰：五苓散之治漏汗，首先应明确病机。因为水气病是水与气之失衡，水无以下泄，气不能化水，故从肌肤溢出；病者越出汗越身冷，是汗出伤阳耗气之咎。故屡用补气固表的玉屏风散、桂枝汤调和营卫均无效。这就表明漏汗的病机是水气所为。其次，五苓散为什么能止汗？方中白术、茯苓补脾，泽泻、猪苓利水，且泽泻有泽上达下之功，用桂枝辛温透散，营卫和则汗自止。以上就是本案为什么用常法无效，而用五苓散有功的道理所在。

病案举例二：

甘某，女，43 岁，干部。2000 年 9 月 8 日初诊。

病者因哮喘住院治疗一月余，曾用抗菌消炎控制感染（药物不详），以及中药（熟附子 15g，生黄芪 25g，桂枝 10g，白芍 10g，炙甘草 10g，仙灵脾 10g，肉桂 6g，生麻黄 10g，瓜蒌皮 20g，薤白 10g，枳实 10g，厚朴 10g，干姜 10g，细辛 3g，当归 10g，川芎 10g，法半夏 10g，红参 10g）数剂治疗，未见好转。就诊时所见：汗出如洗，恶风怕冷（当时炎夏，身穿两件毛衣及羊毛裤），惊慌胸闷，喘息气粗，时而用喷雾止喘，面色黯黑，四肢清冷，口渴不饮，烦躁，不敢进空调房，大便稀软，小便短黄。舌苔滑润，薄白微黄苔，脉濡软。处方甘露消毒丹加味：

蔻仁 5g	藿香 10g	射干 10g	连翘 10g
薄荷 10g	川贝母 10g（打）		石菖蒲 6g
黄芩 10g	滑石 15g	木通 6g	防风 10g
生黄芪 15g	茵陈 15g		

水煎服，每日 1 剂，分 2 次服。

病者服上方 3 剂后，汗出明显减轻，小便量多，继续服用至 21 剂后，汗出身冷基本缓解，哮喘亦减轻，饮食、睡眠均正常。

二诊：9 月 30 日。病者自述服前方后汗出已完全控制，唯全身恶寒、四肢清冷仍较明显，衣服较常人多一件羊毛衫，饮食尚可，大便正常，小便较少。哮喘未发，稍有白痰，上楼有轻微气粗。舌苔薄润，脉缓而弱。处方五苓散合玉屏风散：

> 白术 10g　　泽泻 10g　　猪苓 10g　　茯苓 20g
>
> 桂枝 10g　　生黄芪 15g　防风 10g
>
> 每日 1 剂，水煎分 2 次服。

三诊：10 月 15 日。病者服上药 15 剂，自觉较前身体更轻松，精神好转，接近常人的衣着，小便量明显增多，食纳更香，大便成形，睡寐安静，哮喘未发，稍有稀痰，面色清亮。舌苔薄白润，脉缓有力。拟改用苓桂术甘汤合二陈汤、玉屏风散。处方：

> 茯苓 20g　　桂枝 10g　　白术 10g　　炙甘草 6g
>
> 陈皮 10g　　法半夏 10g　生黄芪 15g　防风 10g
>
> 每日 1 剂，水煎分 2 次服。

四诊：10 月 25 日。服前方 7 剂后，身体温煦如常人，只穿薄毛衣一件，不怕冷，不出汗，饮食、二便睡眠均正常。虽经两次寒潮袭击并未引发哮喘，呼吸平稳，步履如常，面色光泽有神，舌淡苔薄润，脉缓有力。拟改用六君子汤加杜仲、菟丝子、仙茅、仙灵脾，调补脾肾巩固疗效。

「**按**」　　本案漏汗治疗以平淡轻巧而显效，实在奇特。

其一，漏汗的病名问题。漏汗只是从病症而命名，实际从中医辨证，应属"水饮证"或称水气病，西医病名众多，在此从略。

其二，首用甘露消毒丹的玄妙处。前医之大方，可谓集温补之大成，多达 17 味药，可以拼成数个方，这种大杂烩的复方所以无效且越发汗出如洗，动辄气喘，全身怕冷，症状奇重，应归结于不辨证只辨病。从当时的病机证候分析，因为时值夏暑，湿遏热伏，病者素体脾肾不足，肺气虚弱，为湿邪所困，故体重而行动不便，透散湿热不可为。其妙就在于将前医峻温峻补、大辛大发的阵势转为轻灵透散的甘露消毒丹的湿热两清，3 剂即汗出递减，身寒阻遏，此间温病家的用药特色跃然纸上，平淡之中有奇功在本案中得以体现。

其三，用甘露消毒丹后现出水饮的端倪。本案服用甘露消毒丹后，汗出减退，恶寒怕冷好转，证明甘露毒丹起到了透热于上、渗利于下的效果。因为宣上、运中、渗下，使得气机转化，水邪得以分消。从证候的转化看，水饮证端倪已经明朗可察。

其四，纳入水饮证的正规治疗。自从用甘露消毒丹后，恶寒减，汗出止，提示病机为湿邪所遏，水饮为患，因而，第二方衔接五苓散加味，药后小便增加，全身恶寒进一步减轻，服药半个月，病情已趋平稳。在此基础上运用苓桂术甘汤合二陈汤加味，前后是呼应的，前者五苓化气利水，偏于攻逐水湿，后者苓桂术甘温阳利水，偏于健运脾胃，寓利水于补脾之中。两易其方有深浅层次之不同，此中奥义必须从病理、药理全面体察，方可得其三昧。

其五，从肺脾肾着眼，实为治水饮病的原则，乃治病必求其本也。本案终用六君子汤加二仙及杜仲、菟丝子之属，补益肺脾，固护肾阳，所选温肾药均为温而不燥、柔中寓刚之品，对其肺气肿、肺心病起到了良好的巩固治疗作用。

回首治疗全程，条理清晰，丝丝入扣，韵味油然而生，真乃医中之乐趣。

5. 湿遏汗出

刘某，男，40 岁，医务工作者。2000 年 8 月 10 日初诊。

病者诉近来怕冷，尤以背部不能沾风，进入空调环境或电扇吹风之后，全身起鸡皮疙瘩，汗出不透，诸身不适，心慌，食纳差，大便稀溏，小便黄，脉缓软不齐，舌薄白而润。处方桂枝汤合玉屏风散：

| 桂枝 10g | 白芍 10g | 防风 10g | 白术 10g |
| 炙甘草 5g | 生黄芪 15g | 生姜 3 片 | 大枣 3 枚 |

每日 1 剂，水煎服。

二诊：8 月 16 日。服前方 5 剂后，汗出稍减，怕冷好转，全身紧束有所缓解。惟心慌加剧，胸闷气逼更甚，以往有窦性心动过速，脉有间歇，舌苔淡润。拟改用桂枝甘草汤加味。处方：

| 桂枝 10g | 炙甘草 10g | 生黄芪 20g | 瓜蒌壳 10g |
| 党参 15g | 远志 10g | 生龙骨、生牡蛎各 15g | |

每日 1 剂，水煎服。

三诊：8 月 19 日。服上方后，惊慌心悸，胸闷气逼缓解，脉搏间歇停止，自觉症状明显减轻，惟汗出身软，汗出以腰上为甚。大便稀，日 1～3 次，小便清长，食纳乏味，神志疲惫。脉缓软，未见早搏。处方三仁汤加味：

薏苡仁 15g	木通 6g	杏仁 10g	滑石 15g
厚朴 10g	蔻仁 5g	竹叶 10g	法半夏 10g
防风 10g	藿香 10g		

嘱服 5 剂。

四诊：8 月 24 日。服前方 5 剂，汗出大减，身体清爽，舌苔退去白腻，大便成形，食纳增加，脉缓有力。嘱原方再进 5 剂。

服完上药，自觉一切正常，遂停药。

「按」　　　湿邪为患，郁遏在表，可以恶风汗出，困脾于中，可以纳减便溏。因为湿邪郁遏表不透，所以汗出不透，齐腰而还。上半身多汗正是湿邪郁遏之咎。

三仁汤方，药味平淡，作用颇著，其可以宣上，宣发肺气，运中，运转脾胃，渗下，驱使湿邪下泄，亦可渗热于下。在夏暑季节，本方所取之疗效，确实非其他方药所能替代。充分体现温病家用药精当灵活，应当加以发掘和提高。

6. 无汗症

洪某，男，19 岁，学生。2001 年 4 月 9 日初诊。

患者于 3 个月前，自觉全身发麻发燥，运动之后皮肤起红疱，无汗烦热。前医以桃仁四物汤加银柴胡、地骨皮、丹参、丹皮之属无效。就诊时自述晒太阳和剧烈运动之后，进食喝水之后，均感全身皮肤燥热，安静之后，皮疹渐渐自行消失、口干、口黏，睡眠时流口水，舌淡红，苔薄白，脉缓有力。处方麻桂各半汤加味：

麻黄 5g	桂枝 5g	杏仁 10g	白芍 6g
桑白皮 10g	白鲜皮 10g	生姜 3 片	大枣 3 枚
生石膏 15g			

嘱服 7 剂，每日 1 剂，水煎 2 次分服。

二诊：4 月 16 日。自诉服 3 剂后感觉非常舒服，燥热感消失，皮疹未再发现，脉缓有力，舌淡白润。拟守前方再进，嘱服 7 剂。

三诊：5 月 9 日。近半个月未服药，昨又觉全身皮肤燥热，运动后或紧张后尤甚，饮食二便正常。燥热后即皮肤痒，但疹点很少。如能出汗，则舒适自如。脉缓，舌质淡，苔薄白。守 4 月 9 日方继进 7 剂，服法同前。

四诊：近日未有燥热，服前方后好转，偶尔有些燥热，但未出现红疹，饮食、二便、睡眠皆正常。脉缓，舌淡白润。

守4月9日方继进15剂，以资巩固。

「按」　　本案无汗症在临床并不少见，但形式不一，有局部无汗，有半身汗等。此种燥热无汗，并发皮肤疹者，见之不多。可能都属自主神经功能紊乱。从其症状看，病机属于郁热在表，营卫不和，病在肌表，故以麻桂各半汤加石膏合越婢汤意。《伤寒论》说："面色反有热色者，未欲解也，以其不得小汗出，身必痒，宜桂枝麻黄各半汤。"本案所现各症，与《伤寒论》本旨完全相符，抓住其郁热在表、营卫不和，不能得小汗出的病机证候，用麻桂各半汤透达肌表，取得近期疗效。

7. 干燥综合征

黄某，女，66岁。1996年2月27日初诊。

病者曾在中山医院诊断为干燥综合征。自述口干，唇起口苦，有时口腔溃疡，喜饮水，眼泪鼻涕均较少，睡眠差，皮肤痒，大便不干。并有胃下垂，腹胀，偶有耳鸣，小便量不多，查尿糖（-）。常服维生素 B_2。舌质淡红，苔薄黄，脉细弦，左寸偏旺略滑。处方：

生地 15g	百合 20g	知母 10g
南沙参、北沙参各 15g	麦冬 10g	五味子 6g
天花粉 15g	乌梅 10g	山药 15g	扁豆 10g
石斛 15g	甘草 5g	牛膝 10g

每日1剂，水煎分2次凉服，嘱服7剂。

二诊：3月19日。服前方后，口干稍减，口腔溃疡好转，大便不干，诸燥现症均有改善，舌红较前淡，脉细弦。守方加太子参 20g，每日 1 剂，水煎分 2 次服。

上药服 10 剂后，干燥诸症均已缓解，临床痊愈，停药观察。

「**按**」　　干燥综合征是燥病的一种。燥之为病，古有记述。喻嘉言立秋燥论，可谓补《内经》病机之不备，制清燥救肺汤为后世临床奠定了治燥的基本方，凡秋令肺胃燥热用之多效。

本案干燥综合征应属中医燥病范围。究其病因肺胃阴液不足，阴虚生燥热，表现为口干、目涩、涕少、皮肤瘙痒等症，所幸脾胃津液未伤，亦未见阴虚化燥，故口渴不甚，大便不干。且燥在气分未及于血，故脉虽弦而舌不红绛。

方用《金匮》百合知母地黄汤与参麦散、沙参益胃汤加味，均重在养肺胃之阴，山药、扁豆为佐，养脾胃而助运化，加乌梅配甘草，取其酸甘合化以养胃生津，用少许牛膝意在引药下行，使燥热炎上之势随之下潜，所用阴药并不碍胃滋腻，使病情较快缓解，且未见反复，可见方药配伍精当，疗效是确切的。

8. 肌衄（血小板减少症）

舒某，男，67 岁，退休干部。2002 年 4 月 21 日初诊。

病者近一段时期，自觉疲惫乏力，头晕耳鸣，步履膝软，并发现双下肢膝以下有红色斑块，不痛不痒，无出血现象。于 4 月 13 日在医科所做"出血性病系列"检查血涂片示 血小板堆集与散在比可。印象：①凝血因子Ⅷ水平↓；②血小板因子有效性试验↓。此后 4 月 19 日又行骨穿做血液骨髓细胞形态检查，结论：血小板生成欠佳。血小板计数 $52×10^9/L$。诊察所见：患者头晕耳鸣，脸色偏白，自觉半个月发现双下肢皮下有大小不等瘀斑。近一星期明显增加，由腰髋骨向双下肢延伸，颜色鲜红如出血状，不痛不痒。自觉疲劳，其他无不舒适感。饮食尚可，睡眠安静，大便偏稀，舌淡润舌体胖大，舌边齿印明显，脉缓细弱。血压低偏。处方：

生黄芪 20g　赤芍、白芍各 10g　　　　党参 15g
白术 10g　　茯苓 15g　　法半夏 10g　陈皮 10g
紫草 15g　　丹参 10g　　炙甘草 5g

嘱服 7 剂。每日 1 剂，水煎分 2 次服。

二诊：4 月 28 日。服前方后，血小板 $68×10^9/L$，比原 $52×10^9/L$ 有所上升。服 2 剂药后大便偏稀，后 3 剂大便已不稀，食纳仍前，睡寐安静，精神较前好，行步较前快捷有劲。脉缓偏弱。舌淡舌体大胖舌边齿印明显。守原方去赤芍，加当归 10g，每日 1 剂。水煎分 2 次服。另加服归脾丸，按量每日 3 次吞服。

三诊：5 月 25 日。前方服 15 剂后，血小板 $98×10^9/L$。自觉精神好转，食纳量增，睡眠良好，舌质淡红，苔薄白润，舌边齿印减少，脉缓有力。处方：

生黄芪 20g　白芍 10g　　当归 10g　　党参 15g
白术 10g　　茯苓 15g　　法半夏 10g　陈皮 10g
紫草 15g　　丹参 10g

每日 1 剂，水煎分 2 次服。归脾丸照服。

四诊：6 月 8 日。服上药后，诸症平稳。腰以下、双下肢紫斑普遍褪色，斑块颜色呈褐色，不痛不痒，精神明显好转，食纳量增，大便偏软，舌红淡润，舌体仍胖大，舌边齿印减少，舌苔薄白。脉缓有力。综观近期症状逐步好转，惟大便多数偏软偏稀。仍守上方，白术加为15g，茯苓加至20g，每日1剂，嘱服15剂。归脾丸照服。

五诊：6月22日。病者双下肢皮下瘀斑继续减少，颜色淡而不红呈褐色，有的开始消散，精神好转，步履快捷，睡眠安宁，饮食量稳定，大便仍偏软，偶尔日2次。脉缓有力，舌体较前缩小，齿印消失，舌质淡润。处方：

生黄芪 20g	白芍 10g	当归 10g	党参 15g
白术 15g	茯苓 20g	法半夏 10g	陈皮 10g
紫草 10g	丹参 10g	炙甘草 5g	

每日1剂，水煎服。归脾丸照服。

鉴于血小板逐渐上升，全身情况明显好转，特别是舌体胖大齿印满口的现象全部消失，恢复如初，故嘱原方汤剂、丸药继续服3个月，以资巩固。

「按」　血小板减少，有牙出血（齿衄），有鼻出血（鼻衄），有皮下出血（肌衄）。这三种部位出血都有寒热等不同。本案肌衄，全身症状均为脾虚肺气不足，属脾不统血。所以，证候、脉象、舌苔，特别是舌体胖大有齿印真切地印证脾虚的临床特征。因而以归芪六君子汤加味，用当归补血汤益气补血，六君子汤补益肺脾，初则用赤芍、丹参、紫草，药后有大便稀次数多，应是药偏寒凉，继之去赤芍，保留丹参、紫草，此二药虽亦属凉血之品，但考虑其皮下斑鲜红显露，必须消瘀，且在一派补益脾胃药中稍事加入些许丹参、紫草亦无大碍。又配合归脾丸养血归脾，未出现凉遏的弊端。几易其方服药数十剂，病情迅速得以控制，并基本痊愈。笔者认为，肌衄皮下出血，确诊为血小板减少，且骨穿证实非造血障碍，辨证是关键。不能视出血即凉血、止血、消瘀，务必要辨明病机，审证立法遣方，做到证药相符，是可以取得较好的疗效的。

9. 齿衄（血小板减少）

魏某，女，60 岁，退休教师。1996 年 11 月 4 日初诊。

患者经常出牙血，吃苹果、吃梨、吃馒头均有牙血渗出。严重时不吃东西也会渗血，在睡梦中也发生过满口鲜血的情况。面色黯晦，上下肢多处瘀斑，如不慎碰撞，局部瘀斑 1～2 个月才能消失。自觉容易上火，并感觉满口牙齿松动，牙龈发胀。食纳正常，大便偏结，夜梦多，口燥渴，脉细弦，舌红薄白苔。血压正常，血常规：白细胞偏低，其他基本正常，血小板在（50～55）×10^9/L，经检查排除其他血液疾病。处方：

竹叶 10g　　生石膏 20g　　北沙参 15g　　麦冬 10g
法半夏 10g　　生黄芪 15g　　白茅根 20g　　紫草绒 15g
炙甘草 5g　　粳米 1 撮

每日 1 剂，嘱服 7 剂，水煎分 2 次稍凉服。

二诊：11 月 15 日。自觉服上药后，出血明显减少，特别是上火的燥热现象消失，睡眠安稳，牙齿松动、发胀感觉好转，脉仍细弦，舌红稍退。守原方加赤芍 15g。每日 1 剂，水煎分 2 次凉服。

三诊：12 月 5 日。病者服上方 15 剂，牙齿出血基本停止，吃馒头、苹果已不见牙血，夜间未出血，面色更鲜亮，瘀斑消退大半，自谓火热上冲，焦躁心态完全平息，食纳馨香，睡眠甜熟，脉细缓，舌淡红。血小板上升为 60×10^9/L。处方：

生黄芪 15g　　北沙参 15g　　生石膏 20g　　竹叶 10g
麦冬 10g　　法半夏 10g　　白茅根 20g　　桑皮 10g
紫草 15g　　赤芍 15g　　炙甘草 5g　　粳米 1 撮

每日 1 剂，水煎分服。

上方服 30 多剂，至 1997 年 3 月来复诊，血小板稳定在（60～70）×10^9/L，出血基本停止，面色鲜亮，全身瘀斑消退，牙齿松动好转，食纳正常，睡眠良好，脉舌如常，未见其他阳性体征，临床痊愈。嘱其去外地后，每星期服上方 2～3 剂，坚持 3 个月以资巩固。

「按」　　血小板减少出血，辨证有阴虚血热，有胃火热甚，有脾虚不摄等，此例患者以牙齿出血为主，且牙齿松动，牙龈轻肿发胀，实属胃火热甚，病在阳明，气阴两虚。选竹叶石膏汤方从清胃入手。因其病久体弱，加黄芪、北沙参，使之清滋而补以益气，加白茅根清胃热下泄，稍佐桑白皮泻肺，用紫草、赤芍凉血。全方共奏益气清胃，凉血泄热之功，可取得较好的疗效，且一方而终，使陈年痼疾一方而愈，值得记录在案。笔者用本方治牙齿出血多例，均获良好效果。

10. 暑热伤气

刘某，女，45 岁，工人。2000 年 7 月 10 日初诊。

病者发热数日，用西药内服、输液均未痊愈。现症见头晕蒙而重，四肢困倦，诸身酸痛，发热不高，一般 37.3～37.5℃。发热前有轻微恶寒，口渴不多饮，食纳差乏味，大便溏软，小便稍黄，精神疲乏，夜寐不宁，舌苔白腻薄黄，脉缓软，重按无力。处方李东垣清暑益气汤加减：

党参 15g	生黄芪 15g	当归 6g	麦冬 10g
青皮、陈皮各 10g		神曲 10g	葛根 15g
苍术 6g	白术 6g	五味子 5g	黄柏 6g

柴胡 6g　　　升麻 5g　　　泽泻 6g

炒谷芽、炒麦芽各 15g　　　生甘草 5g　　　滑石 15g

每日 1 剂, 水煎服。

二诊: 7 月 14 日。服前方 3 剂, 自述药后微汗出, 身体软松, 头重如失, 发热恶寒均罢, 精神好转, 胃纳增加, 大便成形, 夜寐安宁。舌苔白润, 脉缓有力, 守前方再进 3 剂, 水煎分 2 次服。半月后面晤告知, 药后精神振作, 食纳正常, 一切恢复如初, 临床痊愈。

「按」　　　暑热伤气, 是夏暑之常见病, 尤其是年老体弱者, 在湿热交加之季, 耗气伤精, 极易罹患, 形似感冒, 体态呆笨, 食纳乏味, 一派形体虚弱之象, 而内蕴脾胃湿热, 缠绵不已。惟有补益形气兼清热, 方可取效。东垣清暑益气汤用参、芪益气, 合生脉散益气生津, 加入升散之葛根、柴胡、升麻, 使湿之可以伸展, 用苍术、白术、泽泻、黄柏燥湿透热于下, 佐六一散利水热, 并以青皮、陈皮入方, 使之调达肝脾, 全方药味看似繁杂, 实则治补气清湿热于一炉, 功专力宏, 真夏暑伤气之良方。

11. 暑热夹湿

舒某, 男, 42 岁, 干部。1987 年 7 月 5 日初诊。

病者住院数日, 每日点滴, 热不得退。就诊时, 病人面蒙油垢, 热气蒸腾, 诸身肤热, 并有恶风之貌, 烦躁不宁, 口渴不饮, 大便稀溏, 日 3～4 行, 小便短黄, 胃纳差, 食而无味, 脉濡数, 舌质红苔黄腻, T37.5～37.9℃, 始终未能退清。处方:

柴胡 10g　　　葛根 15g　　　法半夏 10g　　　黄芩 10g

藿香 10g　　　连翘 10g　　　生甘草 5g　　　滑石粉 15g

茵陈 15g　　芦根 15g　　青蒿 10g

每日 1 剂，水煎分 2 次服。

二诊：7 月 8 日。服上方 3 剂，体温降至 37℃，身热烦躁好转，精神好转，食纳更香。惟大便仍稀，小便黄短，舌黄腻，脉缓软。守前方加厚朴 10g，苍术 6g，去青蒿。每日 1 剂。

三诊：7 月 11 日。上方服 3 剂后，症状再度好转，全身已无不适，食纳增加，大便成形，小便转清，舌薄白润，脉缓有力。嘱其再服 3 剂巩固。

病者服完上药后停药，临床治愈。

「**按**」　　暑热夹湿是夏日常见病，往往因外感而诱发，其发热多缠绵不已，状若阴虚，汗出而热不退。治疗大法以透与清，透热于上，清泄于下，使湿热之邪有出路，病方可愈。方药运用甚广，如小柴胡汤、杏仁滑石汤、黄芩滑石汤、甘露消毒丹、三仁汤等，可根据临床症状分别选用。本案热不退，湿尤存，用柴胡平胃散方意加减，收到预期的效果。值得提出的是，目前空调盛行，所谓"空调病"多为暑热夹湿。如经输液抗炎热不退，可用小柴胡汤合甘露消毒丹加减，使病邪得以外透，又能下泄，发热自能解除。治夏天感冒，勿忘祛湿，是第一要义。

12. 长期恶寒

张某，女，46 岁，工人。2000 年 4 月 10 日初诊。

患者长期恶寒怕冷，无论春夏秋冬，穿衣服总比常人多，尤其是冬春季节，要穿常人 1 倍以上的衣服，但仍感寒气袭入，难以忍受。就诊时是夏初，病者身着长袖衬衫，毛线背心，外罩西装，自觉精神疲惫，诸身酸楚不舒，背恶寒，四肢清冷，食纳正常，月经正常，脉缓弱，寸尺均不足，舌淡苔薄白。外观体态丰满，面色淡，唇口稍黯淡，血象正常，无特殊阳性体征。西医谓自主神经功能紊乱，用谷维素多时，中药用补气、补血、温阳、祛寒诸法，未见显效。权且从调和表里营卫入手。处方用柴胡桂枝各半汤：

| 柴胡 10g | 党参 15g | 黄芩 6g | 法半夏 10g |
| 桂枝 10g | 白芍 10g | 炙甘草 5g | 生姜 3 片 |

大枣 3 枚

每日 1 剂，水煎温服。

二诊：4 月 22 日。病者服上方 10 剂后，自觉恶寒有所缓解。脱去外套，只穿单衣，早晚加穿薄背心，怕冷的感觉已有好转，食纳增加，精神更舒畅，睡眠安静，脉缓寸尺更旺，舌淡红。拟改为益气固表，调和营卫。处方桂枝汤合玉屏风散：

| 桂枝 10g | 白芍 10g | 生黄芪 15g | 白术 10g |
| 防风 10g | 炙甘草 5g | 生姜 3 片 | 大枣 3 枚 |

每日 1 剂，水煎温服。

上服药用 10 剂后，病者恶寒自罢，恢复如初，一切正常遂停药。

「按」　　本例恶寒患者，前因感冒，并用中西医成药，又用清热解毒、消炎抗感染之类，尔后又迭进补气补血药，以致恶寒终未解除。笔者据其因果关系，认为仍属表邪内陷，营卫失和，故其除有恶寒怕冷之症，其他未见明显症状。从中医病理观而言，表里同病，必先表后里，俟表邪透尽，方可治里。治表不可无度，一汗再汗实属误治；治里亦须因势利导，不可动辄进补。这种表里先后缓急的治则，《伤寒论》言之甚详，临床医者若不以此为鉴，往往造成误表、失表，本为寻常感冒，结果弄成"坏病"。有的延绵半年一年，使之越治越深。因其恶寒，须为表之不透，反以重锤击之，补血、补气，杂进乱施，弄巧成拙，这就是不按中医规律治病的结果，应当引以为戒。

（八）肢体经络病证

1. 风湿性关节炎

甘某，男，5岁，樟树市。1986年3月6日初诊。

患儿在当地医院治疗近两个月，最近在某医院住院治疗，经各种检查确诊为风湿性关节炎。就诊所见症状：全身消瘦，呈慢性病容，语声低微，食纳差，小便黄，大便稀，低热，T37.3～37.5℃，夜间出汗，两膝肿大，扪之灼手，触之疼痛呻吟，腓肠肌消瘦，两脚内外踝关节肿大，不能站立，脚着地即呻吟啼哭。脉浮虚细数，90～100次/分，舌质红，苔薄黄白腻。两次住院所用均为肠溶阿司匹林，注射青霉素。从患儿的风湿性关节炎痛在膝关节，其次是踝关节，属于鹤膝风类之症，实因风寒湿痹，非痰湿流注。姑从祛风胜湿，清利湿热入手治疗。处方芍药甘草汤合四妙散加味：

赤芍、白芍各6g		炙甘草6g	黄柏5g
苍术5g	生薏苡仁10g	牛膝6g	防风6g
秦艽5g	独活5g	海桐皮10g	豨莶草6g
伸筋藤10g	忍冬藤10g	地龙5g	

每日1剂，水煎分2次稍凉服。

二诊：3月14日。服前方7剂后，脚膝疼痛明显好转，局部红肿灼手仍未减，但能在地上扶着凳子跛行，痛苦呻吟减少。低烧亦趋消失，体温在正常范围，夜间出汗少。食纳增加，苔腻减轻。病儿已出院在家调治。

综观药证相符，取得初步疗效，因患儿长期为风湿所困，加之营养失衡，故拟增强调补脾胃，养血活血之举。守上方加当归6g，山药10g，扁豆6g，炒谷芽、炒麦芽各6g。每日1剂，水煎稍温服。

三诊：3月30日。患儿服前方15剂后，食纳明显增加，全身情况有所改善，面色红润，语言活泼，低热退清，二便正常，两踝关节红肿痛基本缓解，膝关节肿大稍减，局部灼热减轻，走路能跛行拐跳。脉缓有力，80次/分，舌苔稍腻，舌质红润。病情已有较好的进展，应增加补气活血养血。遂改方如下。处方：

生黄芪10g　当归6g　赤芍、白芍各6g
炙甘草5g　秦艽6g　防风6g　川芎3g
制首乌10g　黄柏5g　苍术5g　生薏苡仁10g
牛膝6g　独活5g　寄生10g　海桐皮10g
豨莶草6g　地龙5g　鸡血藤10g

每日1剂，水煎分2次服。

四诊：4月25日。服上药20剂，患儿已能单独行走，惟走路跛行摇摆不稳，且顽皮乱跑摔跤。两膝关节尚有浮肿，原来如鹤膝状，已有较大好转，脚肘肌肉亦更丰满，全身情况继续好转，饮食、二便正常，脉缓有力。舌淡红薄润苔，守原方加伸筋藤10g，千年健10g，每日1剂。

五诊：5月29日。因春耕农忙，未能及时复诊。服上药20剂，患儿情况良好，步履较前端正，除有轻度跛行，未见异常，两膝关节肿亦有进一步好转，仅外形有轻微浮肿，触摸不痛。小孩好动，随大人在田野玩耍，饮食、二便、睡眠皆正常。脉缓有力，舌苔薄白润。守3月30日方加桑枝 10g，每日 1 剂。

六诊：6 月 25 日。患儿服前方 20 剂后，全身情况明显好转，生长发育如同龄小孩，特别活跃好动，喜欢讲话。两膝关节恢复如常，腿肘丰满，踝关节正常，两下肢浮肿消失，皮肤温差如常，饮食、二便、睡眠皆正常。脉缓有力，舌淡红苔薄白润。拟改补气养血，柔筋健骨之法。处方三痹汤加减：

生黄芪 10g	当归 6g	熟地 10g	白芍 6g
川芎 3g	独活 5g	秦艽 6g	防风 5g
桑白皮 10g	牛膝 6g	党参 10g	菟丝 6g
补骨脂 6g	续断 6g	寄生 10g	

水煎每日 1 剂，分 2 次服。

随访：患儿服上药 40 余剂停药，一切功能恢复如常，发育良好，关节炎已得到根治。此后 1987 年、1988 年家长均传信告谓，患儿病情稳定，已是小学二年级学生，成绩优良。

「**按**」　　小儿患风湿关节炎，是笔者接诊的第一例，经两家医院的检查和治疗，用青霉素、阿司匹林治疗时间长达近半年，病情未见好转，且发展更趋严重，两膝肿痛如鹤膝，中医称鹤膝风（结核性关节炎），多为痰湿流注。风湿热痹亦可类似鹤膝风，此患儿尚属首例。其治疗经过：首用芍药甘草汤合四妙散，活血定痛，清利湿热，收到预期效果。二诊增加养血助脾药，对补益脾胃起到了应有的作用。三诊则仿三痹汤益气活血，兼顾清利湿热，服用近两个月，症状明显改善，扫清了外围。四诊以扶正为务，撤去清热燥湿药，转而补气养血，柔筋健骨，取得巩固治疗的效果。此间有三点值得提出：一，清湿热祛风寒，务必做到彻底，所谓"除邪务尽"，不能留寇，用清利湿热药，必须用到一定的火候方可撤退。二，全面整体调整机体，补益气血，平调脾胃至关重要。患儿始则食纳差，脾胃受阻，故要注意调理脾胃，既不可峻补，又不可滋腻，使脾胃功能得以恢复，气血功能有转机即可。三，巩固治疗阶段，补益气血，滋养肝肾是治本之图，一则取其治病，二则取其健体，但用药不能偏颇，以平补为是。

2. 类风湿关节炎

刘某，女，27岁，幼儿教师。1979年4月8日初诊。

患者就诊时，两手指关节肿痛变形，下冷水则疼痛更甚，晨僵明显，手指已不能弯曲，遇阴雨天疼痛加剧，局部红肿明显。抗"O"、血沉正常，类风湿因子阳性（经多次检查均呈阳性）。其他如月经、饮食、二便、睡眠皆无异，惟发作时夜间疼痛，影响睡眠，脉缓稍弦，舌淡润，血压正常。处方：

桂枝 10g	白芍 15g	制附片 10g	生麻黄 6g
知母 15g	白术 10g	防风 10g	秦艽 10g
制川乌、草乌各 6g		炙甘草 5g	生姜 3片

每日1剂，久煎1小时，煎2次分服。

二诊：4月20日。服上方10剂，自觉手指关节胀痛感减轻，晨僵消失，洗冷水疼胀痛减轻，其他仍正常，嘱其原方再进。

三诊：11月5日。病者在单位取药，先后服40多剂，手指关节红肿基本消退，变形未见加重，其他均正常，脉缓，舌淡润。守上方再进。另加一方，两者交替服用。处方：

独活 10g	寄生 20g	秦艽 10g	细辛 3g

防风 10g	熟地 15g	白芍 10g	川芎 5g
当归 10g	桂枝 10g	茯苓 15g	杜仲 10g
牛膝 15g	党参 15g	生黄芪 15g	桑枝 15g

水煎每日 1 剂，煎 2 次分服。

此后，患者还到外地就医，在专科医院用虫类药治疗，亦未能改善症状。有时也来复诊，前两方交替使用。

2001 年 10 月 15 日又来复诊，病者诉：自接受上述治疗后，手指关节仍稳定在原来的模样，变形未加重，生活能自理，坚持上班。已停经一年多，体态丰满，坚持锻炼，退休在家。仍以上两方交替服用。

「**按**」　　类风湿性关节炎与《金匮》历节风痛相似，临床均以桂枝芍药知母汤加减控制症状。经治多例，能取得缓解症状的效果。笔者有如下几点体会：

（1）类风湿性关节炎，应早发现、早确诊、早治疗。曾治一例女性刻章工人，当发现右食指关节疼痛红肿，前来就诊，当即予桂枝芍药知母汤，服 15 剂后，一直未复发。故应及早控制，此病贵在早治。

（2）治疗类风湿性关节炎，桂枝芍药知母汤是有效的首选方。应当在此方中加入制川乌、制草乌，增强温通效果，且应久服，40 剂、50 剂或更多。直至控制症状后，仍须以上方巩固。但若阴虚体质，用药则很为难，不用温通不行，用温通又伤阴，十分棘手，目前还没有更好的方法。

（3）用独活寄生汤的问题。本来独活寄生汤是补气活血、滋养肝肾之方，但对类风湿性关节炎患者，在止痛缓解症状后，应当配合使用，用之滋养调补，有益无损。

（4）用虫类药的问题。不少医者采用搜风燥血之法，对类风湿性关节炎并没有明显的疗效，且大量久服燥血反应很明显，故主张少用或不用。

（5）用激素止痛的问题。在疼痛难忍的情况下，用一段时间，可以缓解一下。但应见好就收。长期使用易使骨质疏松，最多是得失参半，或者说失大于得。目前市场上还有雷公藤类药，这些药对有的患者可取效一时，但长期使用对肝脏损害不可忽视。

总之，本病目前的治疗状况，中西药均不理想。中药用桂枝芍药知母汤加味，未见明显毒副作用，长期使用亦无虑。其他的激素治疗，如雷公藤、虫类药均发现毒副作用，值得进一步摸索和探讨。

3. 雷诺病

姚某，女，16 岁，学生，1999 年 12 月 2 日初诊。

患者是一名师范在校生，早晨要集体出操锻炼。因时届严冬，小孩无法坚持，每于早晨出操，口唇发紫，脸色发白，四肢冷痛透心，逐渐发展为全身寒冷，难以坚持正常上课。月经前腹痛，白带偏多。就诊时面色青黄，唇口发白，四肢逆冷，脉细如丝，舌体淡润，舌边有齿印，薄白苔。据其临床特征，可以认定为雷诺病，中医谓之血虚经寒之证。处方拟用当归四逆汤：

桂枝 10g	白芍 10g	细辛 3g	通草 5g
炙甘草 5g	当归 10g	生姜 3 片	大枣 3 枚

每日 1 剂，水煎温服。并嘱其用当归 15g，生姜 50g，羊肉 250g，炖汤佐食，每隔日服 1 次。

二诊：12 月 10 日。患儿服上药 7 剂，食用当归生姜羊肉汤 3 次，口唇发绀、四肢怕冷、全身虚寒之症明显好转。脉仍细无力，舌淡白润。拟在前方中加生黄芪 15g，合当归补血汤意。每日 1 剂，煎水温服。并坚持每星期吃 2～3 次羊肉汤。

三诊：12 月 26 日。按上述每日 1 剂药，共进 15 剂，2～3 天一次羊肉汤。经 20 多天的治疗，病情有明显好转，面色更红润，口唇淡红，四肢冷减轻，触摸有温感。精神状况明显好转，食纳增加，二便正常。脉缓有力，舌质淡红，苔薄润。

此后，患儿每隔日服上药 1 剂，共服 60 多剂，当归生姜羊肉汤亦长期服用。后又交叉服用中药和羊肉汤，一日药，一日食，如此治疗一个冬天。春节后来诉，病儿已基本恢复正常，脸色红润，四肢温暖，月经正常，无经前腹痛，食纳、睡眠、二便皆正常，遂停药。2001 年元月因其他病来诊，告知原来怕冷症状完全痊愈。

「按」　　　雷诺病的临床表现为四肢清冷、口唇发绀，中医归于血虚经寒，属伤寒厥阴虚寒之证，当归四逆汤功能温经通络。又结合《金匮》当归生姜羊肉汤，同为温经祛寒，药食结合，功用同出一辙，血虚经寒之证用之得以温通，其病自愈。临床凡是冻疮、痛经、脉管炎类疾病，均可藉之温通血络而取效。

4. 皮肌炎

辜某，男，51 岁，干部。2001 年 12 月 12 日初诊。

主诉：双下肢乏力一年多，加重半个多月。患者一年前开始出现下肢水肿，行步无力。西医诊断为皮肌炎。给予维生素类药、强的松等治疗，疗效不佳。现症：两下肢无力，膝肘肿胀，伴有轻度水肿，左侧大腿时有麻木感。口干，口黏，胃脘偶有隐隐作痛，纳食尚可，睡眠正常。

舌淡胖有齿痕，苔白微腻，脉缓稍弦。处方：

黄柏 10g　　苍术 10g　　薏苡仁 20g　　牛膝 15g

赤芍、白芍各 10g　　炙甘草 10g　　海桐皮 15g

络石藤 15g　　木瓜 10g　　伸筋藤 10g　　豨莶草 15g

每日 1 剂。水煎分 2 次服，嘱服 7 剂。

二诊：12 月 9 日。服上药后，出现腹泻，每日 2～3 次，大便稀软。两下肢仍无力，并轻度水肿，口干不饮，食纳正常，睡眠尚可，小便无异，舌质偏黯，苔白而薄腻，脉沉细，重按而弱。检查：ALT 62U/L，AST 108U/L，TBil 20.2μmol/L，UA 45mmol/L，肌酸激酶同工酶 852，肌酸激酶 78U/L，乳酸脱氢酶 577U/L，α-羟基丁酸脱氧酶 587U/L。处方：

生黄芪 20g　　白术 10g　　茯苓 15g　　汉防己 15g

海桐皮 15g　　牛膝 15g　　薏苡仁 20g　　络石藤 15g

补骨脂 10g　　杜仲 10g　　菟丝子 10g　　桑寄生 20g

每日 1 剂，水煎 2 次分服。

三诊：12 月 26 日。服前方 7 剂后，自觉下肢无力稍减，仍有轻度水肿，口干不渴，腰部胀痛，饮食、睡眠尚可，大便软，每日 3 次，小便调，舌淡红苔薄微黄，脉缓力不足。守上方去补骨脂，加木瓜 15g，五加皮 15g，苍术 6g。每日 1 剂，水煎 2 次分服。

四诊：1 月 5 日。服上药 10 剂后，两下肢无力、水肿等较前明显好转。但出现颈项不适，口不干不黏，夜间前胸盗汗，余处无汗，饮食睡眠正常，大便软，日 2 次，小便稍黄，脉沉缓，舌淡润，苔白微黄。守上方加黄芪至 30g。每日 1 剂，煎服同前。

五诊：1 月 16 日。自述服前方 10 剂后，精神好转，两下肢无力进一步改善，但稍有水肿。惟颈项部强硬不适，眼睑发痒，饮食正常，睡眠良好，大便日行 3 次，稀溏，肠鸣，舌淡润，苔薄黄，脉缓有力。处方：

生黄芪 30g　白术 10g　茯苓 20g　汉防己 15g
海桐皮 15g　牛膝 15g　薏苡仁 20g　杜仲 10g
菟丝子 10g　寄生 20g　葛根 20g

每日 1 剂，水煎分 2 次服。

六诊：1 月 23 日。服上方 7 剂后，症情平稳，腰酸、大腿乏力已有明显改善，大便偏结，小便清长，饮食睡眠正常。惟眼睑发痒，舌淡润有齿痕，苔薄白，脉缓有力。守上方加蚕沙 15g，五加皮 15g，每日服 1 剂，分 2 次煎服。

七诊：3 月 2 日。服前方 14 剂后，自觉下肢乏力，颈项部不适感均较前明显减轻，步履更有力。现觉两眼睑水肿，伴有麻痒感，用"皮康王"抹搓后可减轻。饮食、睡眠均好，大便偏稀，日 2 次，舌淡胖有齿痕，苔薄白，脉缓有力。守原方，白术改为 15g，煎服法仍前。另拟一方：桑叶 10g，菊花 15g，蚕沙 15g，蝉衣 10g，薄荷 10g。每日 1 剂，水煎 2 次，分 2 次蒸洗眼睛。

八诊：3 月 9 日。经服前 7 剂，并用上药洗眼睛 5 天。眼睛已不肿，下肢乏力及颈部不适感均减轻至病前状态，可以步行 2000 ～ 3000 米不疲劳。饮食睡眠正常，大便稀软，日 2 次，舌淡胖有齿痕，苔薄白，脉缓有力。处方：

生黄芪 30g　白术 15g　茯苓 15g　防己 10g
牛膝 15g　薏苡仁 20g　杜仲 10g　菟丝子 10g
续断 15g　狗脊 15g　葛根 15g　寄生 20g
防风 10g

每日 1 剂，水煎 2 次分服。

九诊：3 月 23 日。自述服前方 14 剂后，病情稳定，能步行 3 公里，不感疲惫。两下肢肌肉酸胀，左大腿肌肉有轻微麻木感，双眼睑及颈部轻微胀疼不适，大便稀软，日 2 次，舌淡红润，薄白苔，脉缓有力。守上方加苍术 10g，嘱服 10 剂。每日 1 剂，水煎 2 次分服。

6 月 5 日来诊，病者以 3 月 23 日方，每日服药 1 剂，共服药 50 余剂，自觉无任何不适，两脚步履敏捷，不肿不疲惫，颈项部疲胀感消失。饮食、睡眠、二便正常。舌淡润，薄白苔，脉缓有力。嘱其停药观察，目前情况可称临床痊愈。

「按」　"皮肌炎"中医无此病名。从其临床症状看，应属中医五痿中的"肌萎"。

本案治法始终本着"痿症独取阳明"的思路，取得应有的疗效。初则，以芍药甘草汤合四妙加味，是取芍药甘草汤酸甘滋养营阴，合四妙散清湿热，为治湿热痿证的有效之举，亦含有治"阳明"的意思。此举因为药之阴柔，黄柏之寒凉，全方似偏于寒凉，故药后大便稀软而日数次。继之，用黄芪防己茯苓汤加补肾祛湿通络药，此法似已切中病机，药后病情稳步好转，且以补脾肾，祛湿通络，服药数十剂，直至临床痊愈均未更方，足知皮肌炎按痿证治是有临床意义的。本案以补脾为主，兼顾及肾，佐以祛湿通络，在第二诊之后，确定其治则和主方，稍事加减不离大法，服药数月，效不更方，有方有守这是治慢性病的一定之规。

1. 脓疱疮

查某，男，41岁，工人。1978年6月10日就诊。

病者自臀部至脚腓肠肌部位散在性脓疱疮，大的如拇指大，小的如黄豆大，有脓液，搔抓后脓水流处即生脓疱疮，经前医用清热解毒药如五味消毒饮类和注射青霉素20多天，已延治1个多月，未已。就诊时，两臀部、大腿内侧、两下肢均有大小不等脓疱疮，大的有脓液，小的红肿，不能坐，不能仰卧。食纳可，不发热，二便调。脉缓而软，舌黄薄腻。处方当归拈痛汤加味：

当归15g	羌活6g	防风10g	升麻5g
猪苓15g	茵陈15g	泽泻10g	黄芩10g
葛根15g	苍术10g	白术10g	苦参10g
知母10g	生黄芪20g	皂角刺6g	炙甘草5g

嘱服5剂，水煎分2次服。

二诊：6月17日。服前1剂后，脓疮抽掣疼痛更剧，且流脓甚多，又服二三剂后，疼痛缓解，且未再出现新的脓疱，旧疮结痂，饮食、二便正常，脉舌正常。守原方加金银花 15g，嘱服 10 剂。

二月后病者告谓，上方共服 25 剂，全部脓疱结痂脱落，皮肤有色素斑样，无其他痕迹。病告痊愈。

次年同时，病者又发脓疱疮，与去年一样，未用西药，服上药 10 剂，一切正常。此后未再复发。

「按」　　脓疱疮多为湿热郁结而成，由于涉水劳作，或雾露之湿，浸淫肌表，初则为散在的小颗粒，瘙痒异常，搔抓之后感染扩散，除了局部疱疹化脓，还可引起全身症状如发热、恶寒等，所以治多用清热解毒大剂清凉，病延数日或数月不已。此时应当领悟：用清热不能竣工，务必要湿热并清，方能取效。其首选方是当归拈痛汤，方以当归入血分，又配苦参清血分湿热，加之有升散药，有下泄药，其组方之妙，值得玩味。本案用当归拈痛汤全方，并加黄芪、皂角刺，这是仿《医宗金鉴》补气托毒之意，可算是画龙点睛之笔，亦为经验之谈，供读者鉴赏。

2. 下肢静脉曲张

蔡某，女，53 岁，退休工人。2000 年 9 月 25 日初诊。

病者逐渐发现左下肢肿胀重，由膝至肘上行加重。诊时所见，左下肢从臀部以下肿大，开始只知下肢沉重乏力，由踝而上，在脚踝腓肠肌处，明显有静脉曲张疙瘩，随着浮肿加重，屈曲的静脉逐渐内隐，肿势上行，皮肤按之随即隆起，感觉酸胀乏力，行走不便，一只脚沉重一只脚轻松，很不协调，左脚比右脚大 2.9cm（患者自己测量的），遂来求治。询问后知其为磨工，长期站立。生育两胎，月经停止。未发现相关病史。饮食、睡眠正常。小便常规未检出蛋白和白细胞。血压、心电图正常。脉缓有力,舌质淡苔薄白而润。根据所述病证和病史以及职业等因素综合分析,本病应是静脉曲张。西医检查:左下肢静脉回流障碍,血栓形成。建议其手术治疗。患者惧于手术,要求中药治疗。姑从益气健脾,除湿通络的大法。处方黄芪防己汤合四妙散加味:

生黄芪 15g　汉防己 15g　　茯苓 15g　桂枝 10g

牛膝 15g　　木瓜 15g　　　络石藤 15g

赤芍、白芍各 15g　　　　　炙甘草 5g　苍术 10g

黄柏 10g　　生薏苡仁 15g　蚕沙 15g　海桐皮 15g

每日 1 剂,水煎分 2 次温服。

二诊:10 月 9 日。病者服上药 15 剂,自述服药后腿肚子(即腓肠肌部位)有蚁行感觉,很舒服,浮肿有所消退,精神略见好转,饮食正常,其他无不良反应。脉缓有力,舌苔薄润。守原方加晚蚕沙 20g,每日 1 剂,水煎分 2 次温服。

三诊:11 月 5 日。服上药 25 剂,自觉左脚沉重感去之七八,浮肿明显消退,膝以下柔软,看不到屈曲的静脉,行走较前更协调。饮食、二便、睡眠皆正常,脉缓有力,舌淡润苔薄白。根据效不更方的原则,仍守前方再进。

四诊:12 月 10 日。服上药 30 剂,自述左脚浮肿消退,两脚大小一致,无任何不适,脉舌如常。嘱再服前方加桑枝 15g,寄生 20g,每日 1 剂,水煎分 2 次服,以资巩固疗效。

「按」　　　下肢静脉曲张是外科疾病,按常理应当手术治疗,因患者惧于手术,要求用中药试治,这也是一种尝试。视其肿势从臀部至脚底均匀肿大，可以排除其他炎性肿块，且无包块脓肿之虑。故从气虚脾湿困阻的病机着眼，以黄芪防己汤加味，补虚健脾利水，加络石藤、桑枝合芍药甘草汤与四妙散，取其清利湿热，通络柔筋，抑或还有化瘀滞，加木瓜、蚕沙既可柔筋，亦可祛风胜湿。诸药合并，起到补益气虚，祛除湿浊，消散瘀滞。经治后，浮肿消尽，两脚大小相对称，左脚屈曲之静脉已消散。2002年4月10日追访，病未复发，左下肢光滑柔软，无任何痕迹。

这一收获，外病内治，从中医的病机、治则看是能解释清楚的。如前所述补益气虚，祛除湿浊，消散瘀滞，起到应有的疗效。不过，这只是个案，不具有普遍性，如有同样的病例，不妨一试。

3. 睾丸鞘膜积液

黄某，男，5岁。1979年8月2日初诊。

患儿发育正常，活泼可爱，惟睾丸左侧肿胀逐渐增大，近一星期阴囊左侧透明，因胀疼啼哭不止，用手轻揉则舒。饮食、二便、睡眠均正常。脉细弦，舌薄白润。处方：

柴胡5g　　赤芍10g　　枳壳3g　　　　炙甘草3g
橘核10g（打）　　　荔核10g（打）　川楝子5g
青皮3g　　香附5g　　生牡蛎10g

每日1剂，水煎分2次稍凉服。

外用：紫背浮萍15g，艾叶15g，生姜25g（切片），苏叶10g。上四味水煎两次，合到一起，加开水盛小桶先熏患部半小时，待温后用之洗局部，每日1次。

二诊：8月10日。上药内服外用5天后，睾丸鞘膜积水基本消退，阴囊恢复如常。其他均无异常，脉舌正常，嘱其再用 5 剂以资巩固。

后 3 个月随访，病未复发。

「按」　四逆散加味，取其疏肝理气，从肝脉绕阴器辨证，加诸药既有活血散瘀、理气止痛、软坚消结之功，又辅以外用熏洗，取其辛温散寒之意。内外合治，竟不更方而愈。经数月追访，病未复发，内外合用，相得益彰。

4. 甲状腺囊肿

欧某，男，35 岁，教师。1995 年 2 月 10 日初诊。

患者自觉咽喉部右侧有一蚕豆大肿块，触之活动，按之稍胀不痛。经查 T3、T4 正常，诊断为甲状腺囊肿。其他未见明显不适，饮食、二便无异，睡眠尚好，惟自己感到有肿物存在，精神紧张。脉象弦缓，舌苔薄白淡润。拟从疏肝散结入手。处方四逆散加味：

柴胡 10g	赤芍 10g	枳壳 10g	浙贝母 10g
郁金 10g	夏枯草 15g	猫爪草 15g	生牡蛎 15g
橘核 15g（打）		炙甘草 5g	

每日 1 剂，嘱服 7 剂。

二诊：2 月 18 日。自述服上药后，肿物明显缩小，与前相比已缩小大半，十分欣喜。脉仍弦缓，舌薄白润。守前方加天花粉 15g。带药 20 剂，嘱其隔日进 1 剂，以渐消渐散，缓慢图功。

因患者在外地工作，据家人告知，服药后肿块逐渐消散，未再服药，临床痊愈。

「按」　甲状腺囊肿属于"瘿瘤"一类，究其病因是肝郁气滞，痰瘀瘤结，治疗应疏肝理气，化痰软坚，使之渐消渐散。以四逆散加郁金、橘核疏肝理气，加浙贝母化痰散结，加夏枯草、生牡蛎、猫爪草、天花粉软坚散结。服药宜缓慢调治，不能求速效，欲速则不达。以上诸药看似平淡，但其祛邪而不伤正，无任何副作用。笔者不用山慈姑之类有毒药，而取平淡缓慢消散，屡屡取效，有效病例者甚多。

5. 乳腺炎

王某，女，27岁，工人。1999年3月21日初诊。

病者产后9天，右乳疼痛红肿已3～4天。目前，恶寒发热，全身疼痛，脸色青苍，唇淡呈贫血外貌。右乳吸出乳汁呈淡黄色，不是正常乳汁，左乳吸出乳汁透明正常。脉缓而弱，舌淡润薄白苔。处方柴胡桂枝各半汤加味：

柴胡10g	党参15g	法半夏10g	黄芩10g
桂枝10g	白芍10g	生牡蛎15g	金银花15g
皂角刺6g	炙甘草5g	生姜3片	大枣3枚

水煎40分钟，温热服，2剂，并嘱其每天将两乳挤若干次，以保持乳腺通畅。

二诊：3月23日。病者服药后右乳挤出脓样物甚多，连续三四次后，乳汁变清，乳房不痛，柔软，乳汁分泌正常。恶寒发热已罢，全身舒畅，脸有悦色，无任何不适，饮食正常，脉缓有力，舌淡润。察其乳房局部症状完全恢复，全身情况良好，脉舌俱属正常。嘱其再服上方两剂巩固。尔后增加营养，注意乳头卫生，观察乳汁的分泌情况，并注意莫让婴儿含着乳头睡觉。

「**按**」　乳腺炎是产后常见的急性炎症，多因乳头不卫生，婴儿吮乳睡觉，加之产后体虚，招致风寒之邪诱发本病。在酝酿成脓阶段，多有全身恶寒发热之表证，继而高热，乳房抽掣刺痛，脓已形成。此时则应清凉解毒，内服外敷，如发热不退，则应切开引流，方可奏效。其痛苦难以言表，且患病的乳房难以继续哺乳，实在可惜。

本案运用调和表里，舒畅营卫之法则，予柴胡桂枝各半汤，实是攻中有补，发中有收，既补体又祛邪。加入少许金银花、皂角刺取其解毒通络，其妙是皂角刺引药达病所，透达排脓。或问，缘何不用清热解毒药乃至抗菌消炎的西药。我认为，产后多虚，若此时招致外感，诱发乳痈，不用清热解毒药可免于寒苦败胃，损伤正气。应抓住脓尚未成之机，投以透达表邪、调和营卫之药，使正气鼓舞，风寒不能为虐，诚为辨证施治的要招，此举非但能祛散风寒，透郁积之乳汁（少许脓液）外出，免于切开排脓之苦，且保全乳房之正常功能，实乃上策。

1. 前列腺炎

刘某，男，21 岁，学生。2000 年 6 月 10 日初诊。

病者近期经常遗精，小便后有遗滴不尽，且有少许黏液，肛门前会阴部胀痛，夜尿 1～2 次，精神疲乏，并感到病情严重，遂来求诊。诊时所见，精神紧张，怕影响婚姻和生育，因此上课分心，睡眠不宁，饮食欠佳，口不渴，大便正常，小便后有遗滴，有黏液，会阴胀痛，脉弦缓不流畅，舌淡苔白润。化验：前列小体（++），白细胞（+++）。处方：

柴胡 6g	当归 6g	赤芍 10g	郁金 10g
茯苓 15g	白术 10g	薄荷 10g	白茅根 20g
萆薢 10g	生甘草 5g	滑石 15g	生姜 3 片

每日 1 剂，水煎分 2 次服。嘱服 7 剂。

二诊：6 月 18 日。服上药后，遗精减少，服药期间只有一次，小便黏液减少，尿液通畅，会阴部已不痛，精神状态较前好转，忧虑心情已稳定。饮食馨香，睡眠安静，脉缓稍弦，舌淡润苔薄白。嘱服10剂，每日1剂，水煎分2次服。

三诊：6月20日。病者自觉症状完全消失，服药期间未遗精，小便黏液消失，会阴不胀，饮食、睡眠均正常，精神状态稳定，脉缓偏弦，舌淡苔薄润。化验：前列腺小体（++），白细胞（+）。尿液淡黄、通畅。鉴于前两诊均获效益，病情已近痊愈，拟守前方，加忍冬藤15g，嘱服15剂，以巩固之。

随访服完上药后，前列腺液检查白细胞消失。自觉症状减轻，心情稳定，少有遗精，会阴不胀，一切恢复如初。

「按」　　对于青壮年遗精频作或阳痿，笔者的经验，首先考虑是否为前列腺炎所致，不能动辄以肾虚论处。务必检查前列腺液，如发现前列腺液中有白细胞，定是前列腺炎无疑。因为本病可频频出现遗精或阳痿，给病者很大精神压力，无论已婚未婚，均会考虑是否影响性功能。所以，首先应做好心理疏导，说明本病的因果关系，如再结合前列腺液检查，证实其白细胞增多，诊断即已明确，治疗应是有效的。

缘何用逍遥散加味？这是多年临床的经验，因为本病的心理压力大，除了心理疏导，配合疏肝解郁十分必要。逍遥散具备疏肝理脾之功，是治疗精神抑郁的首选方，适当加入清热解毒药，如白茅根、赤芍、忍冬藤之类，既可清热解毒，又可导热下行，是消除前列腺液中白细胞的良药，祛邪不伤正，不伤胃肠，配合应用，相得益彰。处方中又为何加入萆薢？是取其分清别浊的功效，且配合白茅根、忍冬藤，既可清湿利湿，又可分别清浊。全方共奏疏肝解郁，调理肝脾，清热利湿，分别清浊之功，是治疗中青年阳痿、遗精的良策。经临床多年验证，20～50岁这个年龄段，出现遗精、阳痿之症，无肾虚见证，均以此加减，取到满意的疗效。相反，凡是见遗精、阳痿，动辄补肾壮阳，是治疗中的大误区。而那些为投病人之所好，认为阳痿即肾虚，肾虚当大补，或是受经济利益驱动，或是胸无点墨之庸医，于此是不得要领的。临证中见此种偏差太多，如鲠在喉，不吐不快，望医者深思。

2. 前列腺肥大
病案举例一：

张某，男，60岁，干部。2000年5月10日初诊。

病者近来夜尿增多，每晚7～8次，白天亦尿频，解而不畅，每次尿约1～3分钟，淋沥不尽，膀胱区胀痛，其他未见不舒。舌体胖大，苔白润，脉缓稍弦。处方：

桂枝10g　　白术10g　　茯苓15g　　泽泻10g
猪苓10g　　炒小茴香6g　乌药10g　　香附10g
水煎每日1剂。

二诊：5月18日。病者服上药7剂后，膀胱坠胀减轻，小便更畅利，夜尿减少，余滴减少。守前方再进10剂。

六月初来诊，诉小便通畅，每晚一次，其他皆正常，脉舌无异。嘱其停药观察。7月8日访视，小便畅利，夜尿一次。趋于正常，临床显效。

「按」　　老年前列腺肥大，是病理变化，也是生理的必然，其小便多不畅，或点滴不尽，夜尿增多。理应是下元亏虚，气化不利。笔者近年用五苓散加味试治，获效者众多。五苓散为化气利水的专方，加乌药、小茴香、香附，增强其温化膀胱之气，或加牛膝引药下行，近期疗效十分明显，且无任何副作用，亦不致产生利水伤阴之弊。值得一提的是，不少医者，认为治前列腺肥大应当活血化瘀，用王不留行、穿山甲等攻坚破积之药。笔者以为对这种既是病理变化，又是生理必然的前列腺肥大，企图以攻坚破积法攻散，完全是一种误解，临床岂能见效，非但无益，甚至有害。多年的临床提示，"因势利导"用五苓散化气利水，是缓解症状，获取近期疗效的有效手段。

病案举例二：

徐某，男，63岁，退休。1997年1月21日初诊。

病者1年来，尿频尿急，茎中灼痛，揉按后胀痛始减。近3天尿频尿疼加剧，尿黄赤，口苦口干，舌质红，苔白腻，脉弦劲偏数。处方导赤散合滋肾通关丸加味：

生地 15g	木通 6g	竹叶 10g	生甘草 5g
乌药 10g	牛膝 10g	黄柏 10g	知母 10g
肉桂 6g	白茅根 15g	香附 10g	

嘱服3剂，水煎分2次服。

二诊：1月23日。服前方后症情未减，小便时阴茎痛剧烈同前，尿频而短，尿色转清，少腹痛处微胀，脉舌仍前。考虑前方服后，除小便转清后其余各症均未见减轻，其病当属膀胱气滞，血阻窍道，改以化气利水，活血通窍。处方五苓散合琥珀散：

桂枝 10g	白术 10g	茯苓 15g	猪苓 10g
泽泻 10g	琥珀末 6g（冲）		桃仁 6g
赤芍、白芍各 10g		炙甘草 5g	

嘱服4剂，水煎分2次服。

三诊：1月31日。服前方后，尿频减，小腹胀减，仍有灼热而痛，大便次数多量少。脉缓稍弦，舌质淡红，苔薄白。处方当归贝母苦参丸合失笑散加减：

当归 10g	贝母 10g	苦参 8g	桂枝 5g
茯苓 15g	丹皮 10g	赤芍 10g	桃仁 10g
五灵脂 10g	乌药 10g		

嘱服 4 剂，水煎分 2 次服。

2 月 4 日又续上方 10 剂。药后尿路症状缓解。

四诊：3 月 18 日。病者服完上药 10 剂后，症情缓解，并施行前列腺切除术。术后尿道、肛门仍胀痛，矢气则舒，夜尿次数多，淋沥不尽，小腹觉凉，纳食少，大便成形，量偏少，尿道仍有刺激痛，但不灼热。舌体偏胖，质偏红，苔白腻根偏厚，脉缓而弱。拟从温肾化气利水。处方五苓散加味：

肉桂 10g	茯苓 15g	白术 10g	猪苓 10g
泽泻 10g	知母 10g	黄柏 10g	乌药 10g
香附 10g	炒小茴香 6g		

每日 1 剂，水煎分 2 次温服。

五诊：服上方 7 剂后，尿量减少，口中略干，排尿控制力仍较差。舌苔薄白偏腻，脉缓有力。守上方加当归 10g，川贝母 6g（冲），苦参 10g，取其活血清热散结，清下焦湿热瘀结。嘱其服 4 剂，以观后效。

六诊：服上方后，尿量显著减少，尿道刺激征基本消失，惟肛门有急胀感，大便不爽，脉缓有力，舌淡润。守前方加白头翁 15g，虎杖 15g，川贝母改为 10g，每日 1 剂。服 7 剂后诸症平，遂停药调理。

「按」　　前列腺肥大是老年人常见病。老年人前列腺肥大，可视为生理的器质性病变，手术治疗是改变器质性病变的有效途径。然而，中医对本病的认识，只是从病证上讨论，将其列入淋证范围。也就是说，因其小便淋沥不尽，尿道刺激疼痛，小便赤热涩痛等，将本症纳入淋证之类。如果从辨证求因的角度看，上述诸症实为湿热下注，膀胱气化不利，故在治疗的全过程选用导赤散、滋肾通关丸、失笑散、五苓散、当归贝母苦参丸等，随其病情加减化裁，随机应用不同的方药，缓解症状是有独到之处的，不失为良策。但不少医者把重点放在活血化瘀、软坚散结上，用三棱、莪术、穿山甲、土鳖虫之类。这种攻伐药并不能取得应有的疗效。因为肥大之前列腺，很难凭借穿山甲之类通利软化，达到消散之目的。若过剂久用还会引起尿血等慢性血证，这实际就是攻伐的弊端。故临床上多采用因势利导的方法，恰当用好上述各方，因症择药，缓解症状，有百利无一弊。

3. 睾丸炎

史某，男，72岁，工人。2001年8月2日初诊。

病者突然感到右侧睾丸胀痛肿大如鸡蛋，牵引腹股沟，小腹坠胀，小便正常，大便通畅。饮食、睡眠均无异常，脉缓稍弦，舌淡润苔薄白。处方：

柴胡10g　　赤芍15g　　　枳壳10g　　生甘草5g
青皮10g　　橘核15g（打）荔枝核15g（打）
延胡索10g　香附10g　　　浙贝母10g　生牡蛎15g
每日1剂，水煎分2分次服，嘱服7剂。

二诊：8月9日。服前方后，睾丸胀痛明显减轻，不摸不按亦无疼痛感，除走路有不便感，其他无不适。睾丸缩小明显。脉舌正常。守原方加乌药10g。继续服用，每日1剂。

三诊：8月20日。服前方10剂，感觉良好，无任何不舒适。睾丸缩小至大拇指大，质较硬，触之不痛。小腹、腹股沟均无胀感。饮食、二便、睡眠皆正常，照常上班。脉舌正常。守8月9日方加天花粉15g，每日1剂，水煎分2次服。嘱服15剂，巩固疗效。

「按」　患者有慢性肾炎，经治愈已15年以上。亦曾有过睾丸炎病史。整个夏天都在跑外勤，此次发作可能是劳累诱发，睾丸肿胀前即有小腹、腹股沟坠胀，几天后睾丸肿胀，不发烧，局部有轻微胀感，其他无异常。本案属肝为肝脉所行之处，加行气、软坚、散结药，所选药物均为轻灵活泼之品，多数为行气消滞药，不伤正不留邪，久服亦无碍。治肝行气贯穿方药，气行则结消，缓慢图功，轻可去实。笔者用本法治睾丸炎、精索发炎、睾丸鞘膜积液、阴囊水肿等，均取得不同的疗效。

4.阳痿
病案举例一：

杨某，男，26岁，已婚。

半年前因家庭纠纷，一直情志抑郁，精神不振，近2～3个月又出现阴茎不举，或举而不坚。曾在当地医院做前列腺检查、精液检查均未发现异常。此后一直被认为是肾虚，遍服各种补肾壮阳药，病情如故。接诊时，患者虽精神不振，表情郁闷，失眠多梦，头昏头痛，似是虚证，但患者形体壮实，胸胁胀闷，口干口苦，大便干结，常叹息，舌红苔白，脉弦有力。此乃气郁而非阳虚之证。处方小柴胡汤加减：

柴胡10g　　黄芩10g　　法半夏10g　　西党参15g

生龙骨、生牡蛎各 15g　　郁金 10g　　　枳壳 10g

全瓜蒌 30g　　浮小麦 30g

服 7 剂。

药后精神好转，睡眠少梦，口微渴，大便通畅，阳痿好转。守上方加白芍 15g，香附 10g，再服 7 剂，诸症悉除。（李旭执笔）

「按」　　本案因情志抑郁，导致阳痿不举。前医以补益为主经治不已。笔者体会，凡青壮年阳痿，精液正常，又无明显虚象，不宜用补，不少病者越补越糟。只有用疏肝解郁之剂，因势利导，便可取得疗效。不少文献报道从肝论治阳痿，是有其临床意义的。

病案举例二：

胡某，男，32 岁，技师。1983 年 9 月 3 日。

病者主诉阳痿不坚，婚后 2 年未妊。自述婚后近 2 年，双方忙于追求事业，虽同寝但很少接触，在长辈的催促下，方醒悟有繁衍的义务。于是交合甚多，因又发现阳痿、早泄，不能达到性高潮，故急于求医索方。用知柏地黄丸后有所好转，性交时间稍长，但仍不能持久，又延医求诊。医者见其服知柏地黄丸未显效，又虑其肝肾不足，遂改用杞菊地黄汤加巴戟天、仙灵脾、炒韭子等从补肾论治，药后烦躁不安，夜寐不宁，小便灼热，茎中胀痛，性交更差，接触即泄。经 1 个多月的治疗，未见显效，反而加重，遂延余诊治。症见面色潮红，精神抑郁，烦躁不安，夜寐多梦，口燥欲饮，溺黄灼热，茎中胀疼，脉弦实有力，舌苔黄腻。处方丹栀逍遥散加味：

当归 6g　　　赤芍 15g　　柴胡 10g　　茯苓 15g

白术 10g　　丹皮 10g　　炒栀子 10g　　郁金 10g

薄荷 10g　　生姜 2 片　　六一散 20g

嘱服 5 剂，每日 1 剂，水煎稍凉服。

二诊：9 月 9 日。服上药后，自觉精神清爽，压抑感、烦躁感均消失，小便畅利，茎中不痛，口不渴，夜寐更安静，脉缓稍弦，舌薄稍黄腻。守前方加绿萼梅、合欢皮各 15g，嘱服 5 剂，水煎分 2 次服。

三诊：9 月 20 日。病者诉服完上药 10 剂后，自觉精神舒畅，夜寐安静，性生活和谐协调，脉缓偏数有力，舌苔薄润。嘱其再服 5 剂，以资巩固。

次年七月喜得一男婴，发育良好。

「按」　　本案阳痿实为肝郁化火所致。病者始因忙于事业，不想早生小孩，婚后近 2 年虽同寝而少接触。因其 2 年未育，长辈执意催促之下，才急于求嗣。在这种心态下，出现阳痿更为恐慌，医以知柏地黄丸治之，小有转机，本应循此道调理，而另医则忽视致病因素，动辄滋肾壮阳，用杞菊地黄丸，且加入巴戟天、仙灵脾、韭菜子之类，可谓火上加油，助火内燔，故阳痿加剧，病者更为恐慌。所表现的面色红赤、精神不安、茎中胀痛等肝郁气滞，气有余便是火之征，故取疏肝泄胆，直拆相火之举，用丹栀逍遥散加味，药证相符，未更方而痊愈。可见，辨证的关键在于对症，症是病机的外部反应，客观地辨证，自然药到功显。

病案举例三：

章某，男，42 岁，干部。1998 年 2 月 26 日初诊。

病者自觉半年前，出现性交时间短，阴茎举而不坚，当时并未介意。近 1 个月来，工作、生活环境皆如故，但性生活时阳痿更加明显，交接不久即泄精，且性欲感淡漠。事后腰膝酸软，精神疲惫。饮食、二便、睡眠皆正常。脉缓两尺弱，舌淡红润。处方：

制首乌 15g　枣皮 10g　　山药 15g　　枸杞子 10g
杜仲 10g　　巴戟天 10g　牛膝 10g　　菟丝子 10g
仙茅 10g　　仙灵脾 10g

嘱久煎，每日 1 剂，分 2 次温服。

二诊：3 月 24 日。病者服前方 10 剂后，性生活基本正常，恢复如半年前。精力感觉充沛，饮食、二便、睡眠皆正常。脉缓有力，舌质淡润苔薄白。拟原方加生黄芪 15g，党参 15g，嘱隔日服 1 剂，久煎温服，以资巩固。

半年后随访，性生活正常。

「**按**」　　中年人阳痿，多由事务繁忙精力疲惫，对性欲渐次淡漠，时好时坏，逐渐发展而成。治疗应本着"阴中求阳"的原则，不能一味壮阳，峻温峻补，药如阳起石、锁阳、海龙、海马之类，单纯壮阳，虽可取一时之效，但于病于体均不利。笔者依左归饮意，用六味地黄丸的"三补"，加杜仲、枸杞子、巴戟天、仙茅、仙灵脾等阴中阳药，刚而不燥，恰到好处。其中仙茅、仙灵脾两药，还应视病情而用，若时间不长，阳痿不甚，先暂不用，壮阳药用至巴戟天为止。因为临床上不少中年人，服用仙茅、仙灵脾等壮阳药，当晚即出现遗精，则应停药观察。抑或隔日服药，缓图其功。所以，用"阴中求阳"的原则指导择药，其治法和方药，对阳痿的治疗都是利多弊少，收效甚佳的。临床上对阳痿的治疗，切莫陷入"壮阳"的误区。

病案举例四：

刘某，男，28岁，工人。1982年夏月。

患者于当年夏月初婚，婚后房事正常。入夏后渐感举而不坚，遂至阴茎不举。求医者诊治，医以三才封髓丹、五子衍宗丸、赞育丹，甚至在每剂药中加鹿茸粉3g，可谓是滋阴补肾，温阳起痿，应有尽有，然而不见疗效。询问所及，略有所悟。当时，是长夏主气，人在气交之中，焉能不受当令之气的影响。虽病阳痿，为内所因，亦不能舍时令迳用温补。纵使大补温阳，因湿热遏伏，亦是枉然。此乃迭进温补但阳痿不愈的症结所在。前人常说：湿热酝酿，大筋软短，小筋弛长，弛长为萎。循此思路，豁然想起三仁汤之方，不妨一试。处方：

杏仁9g	白蔻仁6g	薏苡仁20g	厚朴9g
法半夏9g	白通草5g	滑石15g	淡竹叶9g
石菖蒲6g			

嘱服5剂。

果然，服上药后食欲增进，身重减轻，口不黏而清爽，且夜间醒后有阴茎勃起现象。舌苔仍薄腻。守上方加藿香、佩兰等各10g，再进10剂。此后一切正常，爱人怀孕。

「按」 三仁汤是治三焦湿热之方，用以治阳痿而有效，则是首例，但湿热致痿用三妙散者常有之。深究其理，三仁汤所以能治阳痿，其机制与三妙散异曲同工。然而从时令来看，用三仁汤更合时宜。三仁汤具有宣上、运中、渗下之功，三焦气机畅利，湿热得以宣透，筋脉自然畅舒，不治痿而痿自除。（原载《上海中医药杂志》1983年5月，文字略有修改）

5. 精血

刘某，男，57岁，干部。1997年6月10日初诊。

病者自诉几个月前小便时尿道疼痛，溺黄灼热，性交射精后，尿道有刺激感，遂服消炎药，疼痛感有所缓解，未继续治疗。近1个月以来，在一次性交后发现有血夹杂于精液之中，射精后有灼热感，并感少腹、睾丸有胀感，小便黄，又用西药抗菌消炎，治疗半个月症状缓解，但精血未止，遂来求治。诊察所见，面色红，舌苔红赤。自觉躁热烦闷，夜寐多梦，小便黄热，少腹胀，阴囊松弛潮湿，性交时精血混同射出，大便偏干。小便常规未见异常，前列腺轻度肥大。脉弦缓有力。处方：

制首乌20g　知母10g　赤芍、白芍各10g
丹皮10g　黄柏6g　女贞子10g　旱莲草15g
炒龟板15g　炒鳖甲15g　木通6g

每日1剂，水煎分2次服。

二诊：6月20日。自述服前方7剂后，躁烦减轻，精神清爽，小便清，余症仍前。舌红稍减，脉弦缓转软。守上方加酸枣仁15g，生龙骨、生牡蛎各15g，白茅根15g，水煎分2次服，每日1剂。

三诊：7月3日。自述小便刺激征消失，溺长清淡，睡眠安静，性交射精已无血，感觉正常。舌苔薄润，质淡红，脉弦软。处方：

制首乌15g　枣皮10g　山药15g　丹皮10g
泽泻6g　茯苓15g　知母10g　女贞子15g
旱莲草15g

每日1剂，水煎服。服100剂后停药，以知柏地黄丸巩固。

半年后随访，精血未再复发，性生活正常。

「按」　　　精血一病，临床并不少见。究其病因，实属相火妄动，下焦湿热。湿热之邪，浸淫下焦，伤及血络，故而发生精血。治疗应以滋阴为重，次则泻火。滋阴应以龟鳖之类填精益阴，稍佐养阴清热药，使之滋而不腻，泻而勿伐，酌加导热下行之品，适量配入凉血药，共同组成滋阴泻火、凉血泄热的方药。继之以知柏地黄丸竣功，多能收到近期显著疗效。

6. 不育症

徐某，男，32岁，教师。1989年10月6日初诊。

病者婚后夫妻生活正常，但其妻6年未妊。经检查前列腺有轻度炎症，精虫稀少，成活力25%，自感精力不足，容易疲劳，腰酸软，性交后腰软疲乏，经1～2天始能恢复，偶尔遗精，饮食一般，二便正常，睡眠尚可。脉缓两尺弱，舌苔薄白润。处方：

制首乌20g	生黄芪15g	党参15g	枣皮10g
山药15g	杜仲10g	菟丝子10g	巴戟天10g
仙茅10g	牛膝10g	续断10g	

每日1剂，久煎分2次温服，嘱服30剂后复查。

二诊：11月10日。服上药后，自觉精神更好，工作之余疲劳感明显减轻，性生活后腰膝酸软亦有明显改善，药后无不良反应，饮食、二便、睡眠亦较前好转，脉缓有力，两尺脉更旺。精液增多，精虫12000，成活率40%。守原方加仙灵脾10g，炒韭子10g，仍久煎分2次服，每日1剂，嘱服30剂，观察疗效。

三诊：12月15日。患者自觉精神更为好转，无疲劳感，饮食、二便、睡眠皆正常。复查精液，精虫总数15000，成活率60%。脉缓有力，舌薄白润。从其精液情况分析，总数和成活率均达到可以受孕的数值，嘱其将上药再服 30 剂，改为每隔日服 1 剂。

后于 1990 年 1 月告知，其妻已受孕。

「**按**」　　男性不育，首先要排除前列腺炎，其次是观察精液成分。本案前列腺炎并不严重，而是精液稀少，精虫成活力不高，故以益气补肾生精为法，仿左归饮加减，实即"阴中求阳"之举。临床实践证明，这种滋养肝肾之阴，兼以壮阳补精，能起到提高精虫总数和精虫成活率的效果。但必须指出，壮阳补肾药如巴戟天、仙茅、仙灵脾、炒韭子、杜仲、菟丝子之类，应酌情使用，起初应选其中 2～3 味，服药后如无遗精及阳亢反应，则可多加壮阳补肾药。如服上述药物后出现遗精，则应在方药中调整壮肾补阳药，酌加滋阴药、收涩药，不能一味壮阳，应视病情、年龄和身体状况等具体情况而定。

1. 痛经

周某，女，20岁，学生，1975年9月5日初诊。

病者诉，自发育后月经来潮之前必定下腹及两侧少腹痛，严重时痛而寒冷，不能起床。此症持续五六年之久，中西药用之少效。诊时所见，面色清淡，呈贫血面容，唇口发白，少腹痛如抽掣感，痛甚手足发冷，必俟月经来潮后，疼痛缓解。白带偏多，清稀如水淋漓。其他正常。脉缓两尺弱，舌淡红薄白苔。处方：

当归10g	桂枝10g	白芍15g	通草6g
细辛3g	炙甘草5g	吴茱萸5g	炒小茴香6g
生姜3片	大枣3枚		

水煎温服，每日1剂。

二诊：9月8日。上方服1剂，疼痛显著减轻，第2剂痛已止，3剂诸恙若失，月经来潮，色量正常。嘱其停药观察。

三诊：一星期后，月经结束，白带多清稀，腰稍胀痛。脉缓有力，舌淡滑润。处方当归芍药散加味：

当归 10g　　白芍 15g　　茯苓 15g　　白术 10g

泽泻 10g　　川芎 6g　　萆薢 10g　　芡实 20g

生薏苡仁 20g

水煎每日 1 剂，温服。

上方服 3 剂，白带减少，基本正常，遂停药。嘱其每月痛经时开始服药 2～3 剂，经血来潮即停药。如此治疗 4 个月，痛经基本痊愈，未再复发。

「按」　　痛经是寒凝血滞所致。一般地说，血寒则凝，血热则妄行。凡痛经者多由血虚凝滞引起，故应以当归四逆汤温通血脉，血脉畅行则痛自止。故治疗中不能以补血、活血等先行，妄用四物汤或加胶艾，或加桃红均未中的，惟有温通血脉是针对寒凝血滞的病机。药证合机，疗效是可靠的。此外，寒凝血滞的痛经，有因身体自身虚寒，也有因涉水（尤其是山泉水）、淋雨，外寒侵袭的，必须明辨。

2. 月经不调

邓某，女，30 岁，职员。1995 年 11 月 24 日初诊。

病者几年来月经滴点不易干净，经行 7 日后仍有少量血性分泌物，颜色黯红如酱，经期或有延迟。腰常酸痛，白带不多。已上避孕环 7 年。容易疲倦，脚膝重而无力。妇检未见形态病变。每于夏天手足发热，入冬则手足凉。饮食正常，夜寐多梦。曾有宫颈糜烂，电烙治愈。面色淡黄，未发现贫血，血压 80/50mmHg，脉缓无力，尺沉弱甚。病属素体气血两亏，夹有瘀滞。处方参芪四物汤合失笑散加味：

生晒参 15g　　炙黄芪 20g　　熟地 15g　　　当归 10g

益母草 15g　　白芍 15g　　　川芎 5g

生、炒蒲黄各 6g　　　　　五灵脂 10g　　炒艾叶 10g

乌药 10g　　　阿胶 15g（烊服）

嘱服 5 剂，每日 1 剂，水煎分 2 次温服。

二诊：12 月 8 日。此次月经时间准，血量集中，第 4 天即近干净，无痛经，饮食尚可，睡眠亦安静，仍感神疲倦怠，舌润薄苔，脉缓有力。守上方进 4 剂。

三诊：1 月 5 日。服前方后，精神较好，大便溏软，每日 1 次。月经仍持续 7 天，血量较前集中，颜色正红，腰酸痛，无腹痛，舌质淡红，舌苔薄白，脉缓两尺弱。拟从健脾温肾法求治。处方：

生晒参 10g　白术 10g　　茯苓 15g　　　熟地 15g

生黄芪 20g　益母草 20g　当归 10g　　　菟丝子 10g

杜仲 10g　　仙茅 10g　　巴戟天 10g　　炒艾叶 10g

每日 1 剂，文火久煎。另服健脾益气冲剂。

四诊：1 月 15 日。前方服 10 剂后，精神好转，体力充沛，月经持续 7 天，血色正红，大便仍较稀，腰仍酸痛，白带不多。舌质淡红，苔薄白，脉缓两尺脉仍较弱。嘱继续服前方 20 剂。

随访，药后经期准确，血量中等，颜色正红，经期 7 天干净，一切正常。

「按」　　妇人月经衍期，淋漓不尽，多为气血两亏，治疗以四物汤、八珍汤为基础加减化裁，如此经 2～3 个月治疗，可望月经趋于正常，能收到预期疗效。但在调补气血的基础上，适度加强补肾十分必要，因为长期经血淋漓，由失血而至气血两亏，病延日久，穷必及肾，所以补肾又是在所必须。一般采用杜仲、菟丝子、仙茅、巴戟天，在养血药的配伍中能起到补血益肾的功效。如无阳虚的证候，附子、肉桂类强壮肾阳药不宜滥用。在此必须指出，经血未尽时同房，其淋漓的血性分泌物可以绵绵不断，影响身体健康，应切实告诫病人，一定要讲究生理卫生，不然则贻祸无穷。

3. 月经过多（室女）

赵某，女，14岁，学生。1998年2月20日初诊。

病孩自13岁初潮以来，月经多不规则，或一个月不来，或一个月来两次，每次2～3天。近一个月来潮，血量特多，不能行走，需卧床休息。面色苍白，精神不振，语声低微，饮食尚可，二便正常。脉缓弱，舌苔薄白。处方参芪胶艾四物汤加味：

生黄芪15g　党参15g　　阿胶15g（另烊）

炒艾叶10g　熟地15g　　当归10g　　白芍15g

川芎6g　　炒蒲黄6g　　乌药10g

每日1剂，水煎分2次温服。

二诊：2月23日。服上药1剂后，经血量明显减少，服完3剂，月经完全干净，精神好转，食纳增加，能到户外玩耍，脉缓有力，舌苔薄白。处方归芪六君子汤加味：

生黄芪15g　当归10g　　党参10g　　白术10g

茯苓15g　　法半夏6g　　陈皮10g　　枸杞子6g

杜仲6g　　菟丝子6g　　炙甘草5g

嘱服10剂，调理将息。

此后，3个月行经血量中等，一切正常，随访半年，经量适中，未见大量出血。

「按」 室女月经过多和经期不准均为正常现象。但如血量超乎寻常，必然影响脾虚气血不足，脾虚不统血，二者互为因果。故先以参芪胶艾四物汤益气养血，稍佐艾叶、乌药温运下焦，用炒蒲黄止血，全方为补气摄血。继之以归芪六君子汤调补气血，健运脾胃，稍加枸杞子、杜仲、菟丝子补肾之品，使气血、脾肾得以充养，既治病又补体，有助于生长发育。

4. 盆腔炎

张某，女，42岁，工人。1990年6月13日初诊。

病者长期腰痛，少腹两侧痛胀，月经前疼痛更甚，有时遇阴寒潮湿，腰部疼痛欲断，不能起卧，白带偏多，月经正常但经前多有腰痛少腹胀。妇检正常。B超：子宫附件正常。白带涂片正常，拟诊为盆腔炎。脉缓弦滑，舌苔薄白润，舌体胖大。处方当归芍药散加味：

当归 10g	白芍 15g	白术 10g	茯苓 15g
泽泻 10g	川芎 6g	杜仲 10g	菟丝子 10g
乌药 10g			

每日1剂，水煎温服。并嘱用膝胸卧位，配合治疗。

二诊：6月21日。服上方7剂，自觉腰痛明显好转，腰腹部温暖轻松，白带亦减少，脉缓稍弦，舌薄白润。守方加鹿角霜15g。每日1剂，水煎温服。

上方进10剂后，症状消失，经前腹痛，白带均明显减轻，恢复正常，遂停药。观察半年亦未见反复，近期疗效显著。

「按」 当归芍药散为《金匮》方，治妇人诸腹痛，陆渊雷解释，本方可治妇人附件炎、盆腔炎、子宫后倾等所引起的腹痛，证之临床确实如此，凡妇人经前腹痛，小腹坠胀，白带多，以及子宫肌瘤等，均可以本方加减治疗。本案盆腔炎服7剂明显减轻症状，加入补肾药疗效更好。

当归芍药散为补脾活血行水之方，其治白带，加入渗利的萆薢、收涩的芡实，增强其补脾渗湿之功，疗效优于完带汤。

5. 白带病

病案举例一：

王某，女，39岁，图书馆员。1973年5月10日初诊。

病者白带素来偏多，近1～2个月来渐次增多，无论月经前后，白带均特多，必须使用卫生巾，有时白带还流入裤腿。白带颜色正常，有时稀如清水，亦有浓稠如涕，臭味不大，少腹坠胀，外阴潮湿瘙痒。腰膝酸软，精神疲乏，面色少华，饮食稍减，脉缓弱，舌苔薄白。妇科检查：宫颈炎，除外癌变。处方当归芍药散加味：

当归10g	白芍15g	茯苓15g	泽泻10g
白术10g	川芎6g	萆薢10g	芡实20g
生薏苡仁15g	土茯苓20g		

每日1剂，水煎分2次温服。

外用：蒲公英20g，野菊花15g，蛇床子10g，土茯苓20g，金银花15g，苦参15g。每日1剂，煎3次，合成一次加温开水，先熏后洗，坐浴。

二诊：5月19日。服上方7剂，同时外用洗药后，白带已明显减少，已趋于正常，外阴不痒，精神好转，仍有腰酸腿软，脉缓稍有力，舌苔薄白。守上方加鹿角霜20g，杜仲10g，菟丝子10g，巴戟天10g，每日1剂，水煎温服。

三诊：5月30日。服前方10剂后，白带已近正常，精神显著好转，腰不酸，腿有劲，食纳增加，脉缓有力，舌苔薄润。拟健运脾胃为主，服归脾丸两个月，以资巩固。

后随访多年，白带未见增加，健康如常。

「按」　　妇人带病，多责之于脾虚或兼有湿热，习惯用完带汤，补脾收涩，临床能收一定的疗效。《金匮》妇人篇所载当归芍药散是妇科良方，功能活血行水，用治白带优于完带汤。因为水滞势必影响血，酿成水停血滞，当归芍药散有当归、白芍、川芎活血养血，有茯苓、白术、泽泻补脾利水。所以说本方较完带汤功效更优。本案白带如注如流，脾虚可见。因其日久脾虚水渍，故而少腹坠胀，是气血不畅，用当归芍药散加萆薢、芡实一利一涩，加土茯苓、生薏苡仁既可渗利湿热，又可清热解毒。加外洗药，一则清除局部湿热，一则解毒疏风，内外合治，止带甚捷。带止后加入补肾药，意在振奋脾肾，从本论治。终以归脾丸养血归脾，使之达到远期疗效，以竟全功。

病案举例二：

郑某，女，37岁，财会。1998年12月10日初诊。

病者主诉白带多，腥臭、色黄、腰痛，经妇保医院用局部纳药、消炎治疗不显效。就诊时症见面色苍黄，腰痛酸胀，白带清稀，阴户潮湿，白带中夹黄色如豆渣液体。大便稀软，易于疲劳，脉缓，舌白润。处方当归芍药散加味：

| 当归 10g | 白芍 15g | 茯苓 20g | 白术 10g |
| 泽泻 10g | 川芎 6g | 芡实 20g | 萆薢 10g |

白鸡冠花 20g　乌药 10g　川续断 10g

水煎服，每日 1 剂。

另用土茯苓 20g，野菊花 20g，蒲公英 20g，黄柏 15g，金银花 20g，苦参 15g。共煎 3 次，合成一次，加热开水，熏洗坐浴，每日 1 剂，洗 1 次。

二诊：12 月 28 日。服上药 7 剂，外洗 7 次，白带基本控制，除生理性的白带外，无黄色液体，亦无豆渣状物。腰痛亦减轻，脉舌如常。内服药，守上方加鹿角霜 20g，杜仲 10g，菟丝子 10g，每日服 1 剂。外洗药仍按原方煎水，每日洗 1 次。

三诊：12 月 18 日。服上药 7 剂，外洗 7 次，白带病已告痊愈。面色红润，脉象平和，舌白润。嘱停用外洗药，内服药再进 5 剂，以资巩固。

「按」　　本例治疗原则及内服外洗的方法，与前例基本一致，经多年临床实践，已基本形成治疗白带病常规方案。本例用塞阴道的药栓无效，而用中药外洗，其效优于塞药，是治疗白带的有效方法，且屡用屡效。

6. 外阴瘙痒

罗某，女，39 岁，职工。1996 年 10 月 18 日初诊。

病者阴痒 3 个月，白带多并有白色如豆渣样物，小便微急胀，时有灼热感。化验 WBC（++），上皮细胞（+）。兼有口微干苦，舌质偏黯，黄白苔满布。身体容易疲劳，偶尔有胸闷、低热，或便秘、咳嗽。脉缓左关略旺，尺脉见沉。处方导赤散合滋肾通关丸：

生地 15g　　木通 5g　　竹叶 10g　　生甘草 5g

黄柏 10g　　知母 5g　　肉桂 5g　　白茅根 15g

水煎每日 1 剂，稍凉服。嘱服 4 剂。

另外洗方：蒲公英 15g，野菊花 15g，十大功劳叶 15g，苦参 15g，蛇床子 10g，土茯苓 20g。每日 1 剂，将上药煎 3 次水合成一次，加适量热开水，先熏后洗，每日洗 1 次。

二诊：10 月 22 日。服前方 4 剂，外洗 4 天后，阴痒基本缓解，小便灼热显著减轻，尿不急胀而畅通清长。白带尚不干净，月经将至，腰及小腹胀，疲劳略减轻。舌苔仍白黄满布，脉缓有力。病虽减轻，余波未平，仍遵前法内服、外洗。上方再进 3 剂。

三诊：10 月 29 日。经上述治疗，阴痒、尿灼热均止。但时有干痒刺激感，外阴有干屑脱落，白带虽清亮但仍有少许白浊流出。少腹时有胀感。舌薄润，脉缓有力。守前内服药加乌药 10g，香附 10g。嘱进 7 剂，每日 1 剂，水煎分 2 次服。

病者于 1997 年 3 月 21 日来诊，诉阴痒已彻底治愈，近周白带多。以当归芍药散合当归贝母苦参煎治愈。

「按」　　妇人阴痒多为肝经湿热下注，心火胃热炎下，用导赤散导热下行，合滋肾通关丸黄柏与知母相配，清下焦湿热，滋肾阴，两方合用相得益彰。在内服药的基础上，配合外洗清热解毒，治阴痒屡屡取效。此法对中老年妇女阴道炎、尿路感染均有明显的疗效，尤其是作为外用药，优于 PP 粉。

7. 阴道出血

李某，女，51 岁，工人。1996 年 1 月 26 日初诊。

病者行子宫电烙术后，阴道流水不止，且有血夹杂流出，瘙痒，起小疮，口干欲饮，大便干，小便稍胀，腰痛。脉细弦，舌偏红。拟用导赤散清热利水佐以凉血解毒。处方：

生地 15g　　木通 5g　　　竹叶 10g　　生甘草 5g

白茅根 20g　金银花 15g　赤芍 15g　　　虎杖 15g

每日 1 剂，水煎服。

另用蒲公英 20g，十大功劳叶 20g，蛇床子 15g，金银花 15g，苦参 15g，煎水熏洗阴道，每日 1 次。

二诊：1 月 30 日。服上药 4 剂，阴道仍下血不止，白带不多，瘙痒好转，舌苔白，饮食差，脉仍前。守上方加小蓟炭 10g，茜草炭 10g，每日 1 剂，水煎服。

三诊：2 月 2 日。服上药 4 剂阴道下血已止，偶尔有黄色水液。近来明显口味异常，或苦，或甜，或黏，口水甚多，饮食乏味，哕呕，舌面满布白苔，脉缓稍软。拟从调理脾胃入手。处方香砂六君子汤加减：

党参 15g　　白术 10g　　　茯苓 15g　　法半夏 10g

砂仁 10g　　广木香 10g　　生黄芪 15g　枳壳 10g

生姜 3 片　　炒谷芽、炒麦芽各 15g　　藿香 10g

每日 1 剂，水煎分 2 次服。

上方共服 11 剂，诸症悉除而愈。

「按」　　本例阴道出血，由于电烙刺激所致，所以属外伤性刺激出血。但电烙属火热刺激，局部出血，是热伤血络，故借导赤散引热下行，加凉血之赤芍、白茅根、小蓟、茜草之属，使之凉血以清血，其血自止。后因服凉血药，虽不甚苦寒，但终究伤及脾胃，用六君子汤加味，调补脾胃而病愈。

本案平淡无奇，一用赤导散，一用六君子汤，均为平常方药。可是能说明两个问题，一是导赤散加味导热下行，能起到止血的功效；二是凉血药毕竟会伤脾胃，如有脾胃受累之症，应及时调理，不要延误病情，见微知著，才能未雨绸缪。录案于此，以示于人。

8. 漏尿

章某，女，42岁，干部。1997年11月4日初诊。

患者漏尿已多年，初则咳嗽过甚即咳而遗尿，继之，兴奋大笑亦自遗不止，终日内裤潮湿，甚则还需垫卫生巾。常有少腹胀痛，白带偏多。身体偏胖结实，无其他明显体征。妇科检查正常，脉缓有力，舌苔薄润。处方：

| 白术 10g | 泽泻 10g | 茯苓 15g | 桂枝 10g |
| 乌药 10g | 小茴香 6g | | |

每日1剂，水煎2次分服。

二诊：11月15日。服前方7剂后，遗尿现象有所减轻，但小便后尿道刺激疼痛，尿道口烧灼，膀胱区坠胀，溺偏黄，脉缓，舌尖红苔薄白。处方：

| 茯苓 15g | 白术 10g | 猪苓 10g | 泽泻 10g |
| 肉桂 6g | 黄柏 10g | 知母 10g | 白茅根 15g |

每日1剂，水煎2次分服。

三诊：11月25日。服前方7剂后，小便灼热，涩痛减轻，膀胱区坠胀消失。惟漏尿未能消失，大笑几声，小便不自主地遗出，但较以往减轻。脉缓有力，舌淡润苔薄白。处方：

| 茯苓 15g | 白术 10g | 猪苓 10g | 泽泻 10g |
| 桂枝 6g | 桑螵蛸 10g | 益智仁 10g | |

水煎2次分服，每日1剂。

四诊：1月10日。病者服上方15剂，除十分兴奋时偶有少许遗尿外，漏尿基本控制，下腹部两侧时有痛胀，白带偏多。脉缓有力，舌苔薄润。处方五苓散合当归芍药散加味：

　　茯苓 15g　　　白术 10g　　　泽泻 10g　　　桂枝 6g

　　猪苓 10g　　　当归 10g　　　白芍 15g　　　乌药 10g

　　川芎 6g

　　嘱其每日 1 剂，水煎分 2 次服，再服 10 剂以期巩固。

　　「按」　　　患者身体偏胖，外观良好，何以漏尿？从病机看应是气化失权，膀胱失约，故从化气利水大法求治。初则以五苓散加乌药、小茴香，服之漏尿稍减；出现尿道刺激征，故改为滋肾通关丸合五苓散，仍本着化气利水，滋阴利水泄热。药后症减，遂改用五苓散加桑螵蛸、益智仁，取得较好的疗效。本案治疗全程，均以五苓散为基本方，旨在化气利水，制约小便失权，其原理在于"气化"，气化可以布津，气化可以制水，津液输布正常，水液通调顺畅，膀胱复其州都之职，故漏尿自愈。

9. 产后便秘

吴某，女，20 岁，工人。1996 年 7 月 5 日初诊。

　　产后大便秘结已三月有余。大便三日一行，腹胀不甚，余无所苦，饮食尚可，形体偏胖。舌质淡黯，苔薄白，脉缓稍弱。拟疏肝行气，润燥通便。处方四逆散合五仁汤加减：

　　柴胡 10g　　　白芍 15g　　　枳壳 10g　　　炙甘草 5g

　　青皮、陈皮各 10g　　　　火麻仁 15g　　　郁李仁 10g

　　虎杖 15g　　　全瓜蒌 20g

　　每日 1 剂，水煎分 2 次服。

二诊：7月9日。服前方4剂后，大便通而软，或略兼腹痛，气滞感较明显。舌淡润薄白苔，脉缓有力。处方：

柴胡 10g	枳壳 10g	白芍 15g	炙甘草 5g
火麻仁 10g	厚朴 10g	法半夏 10g	
青皮、陈皮各 10g		当归 10g	

每日1剂，水煎分2次温服。

三诊：7月12日。服上药3剂后，大便仍三日一行，便干结，腹无所苦，舌淡暗，脉缓沉取力不足。经前两次治疗，便秘未见明显改善。按照"产后多虚"的思路，拟用济川煎加减。处方：

当归 15g	川牛膝 15g	肉苁蓉 15g	升麻 6g
枳壳 10g	泽泻 10g	火麻仁 15g	

每日煎服1剂。

四诊：7月16日。服上药后，大便转日一次，由硬转软，但量不多。脉舌仍前。考虑前方有效，产后血亏不易骤复。嘱守前方再进，每日1剂。另以白蜜为饮，每日早晚各服一次。

以上法调理旬余，大便每日一行，软硬适中，趋于正常。

「按」 产后便秘，实为血虚所致。初则用四逆散加味，疏肝行气、润肠通便，小有疗效，对脾胃运行有所裨益。继之以济川煎，从养血润肠入手，达到预期效果。始服4剂，大便即日行一次，故继以上方再进，经旬余调理，临床痊愈。

10. 经前期紧张症

冯某，女，37岁，工人。1997年3月4日初诊。

患者自诉睡眠不佳，恶寒怕冷，腹痛白带偏多，月经血块多，血量偏多，色正，经期准。每于经前10天，夜寐更差，精神紧张，服安眠药后才能入睡，已近一年。口不干，饮食二便均正常，全身怕冷明显。并有头皮痒，脱发明显。脉细弱，尺脉沉，舌质淡红，苔薄白腻。处方柴胡桂枝各半汤、酸枣仁汤、甘麦大枣汤三方加减：

柴胡 10g	法半夏 10g	黄芩 10g	党参 15g
炙甘草 5g	桂枝 10g	白芍 10g	酸枣仁 15g
知母 10g	川芎 5g	茯苓 15g	浮小麦 30g
郁金 10g	合欢皮 10g	生姜 3 片	大枣 3 枚

嘱服7剂，每日1剂，水煎分2次服。并配合服金刚藤糖浆。

二诊：3月11日。服上药后，诸症显著减轻，腹痛止，白带减少，睡眠转好，已无紧张情绪，恶寒怕冷明显减轻。舌质淡红，苔净，脉缓偏弱。前方有效，继守上方再进。

三诊：3月18日。服前方7剂，适值月经来潮，夜安静，已不腹痛，大便偏稀，仍有轻微怕冷，舌质偏淡，苔薄中心偏厚腻，脉仍缓偏弱。察其月经来潮，紧张之症较往常有好转，亦未有新的症状，姑从原方再进3剂，酌情再议。

四诊：3月25日。月经如期干净，停药几天，仍感轻微怕冷，睡眠稍差，大便成形，全身轻微疲倦，白带不多，舌质如常，苔薄白，脉细缓。守方加生黄芪15g，白术10g，防风10g，服10剂，遂停药，一切如常人，经前紧张之症完全缓解，五月下旬因白带偏多来诊，以当归芍药散加味7剂，白带减少如常人，停药。

「**按**」　　　本案经前期紧张症，主要表现为夜寐不宁，恶寒怕冷，故用柴胡桂枝各半汤调和营卫，透达肌表，使之营卫和表里充，恶寒怕风随之缓解。夜寐不宁，精神紧张，是肝阴不足，肝郁化火，方中有柴胡汤之解郁，木能调达，虚烦则止，合甘麦大枣汤补益心脾，配酸枣仁汤滋养肝血，肝得养魂自宁，其梦寐紧张之症自然缓解。前后三诊未易方，病情得以遏制，最后在上方基础上，加玉屏风散，补气疏风，在柴胡桂枝汤意中寓有补中益气，方药虽繁，机制专一，故而可谓药证合机，收效甚捷。

值得提出的是，经前期紧张症有肝郁气滞、心脾气虚、阴血不足、肝旺火郁等多种证候，临证务必辨证分析，因证择药，药证合拍方可取效。如笼统地以镇静通治，是达不到预期疗效的。

11. 妊娠呕吐

李某，女，28岁，职工。1997年1月17日初诊。

妊娠70天。自觉胸闷灼热，呕吐，恶食，大便偏稀，夜寐不深，容易惊醒，口干欲饮，舌质偏红，苔中后白腻，脉滑两尺欠旺。妊娠试验阳性。拟和胃顺气，调和寒热。处方苏连饮合异功散加味：

苏叶10g	黄连5g	炙枇杷叶10g	竹茹10g
枳壳6g	太子参15g	茯苓15g	陈皮10g
山药15g	炙甘草5g		

每日1剂，水煎温服，嘱服4剂。

二诊：1月21日。服前方呕吐哕逆明显减轻，但近日受凉后，复感胸闷，阵发性发热，厌食，大便日行3次，口冒酸水，时有咳嗽，舌苔白腻。脉缓而滑，六脉充盈。守前方加防风10g，前胡10g，生姜3片，水煎分2次温服。

服 3 剂后，诸症消失。妊娠期健康，后顺产一女婴。

「按」　　妊娠恶阻是妊娠的一种反应，病情有轻有重，轻则仅开始一个月间有呕吐，恶食，重者可从妊娠初起至五、六月间经常反复呕吐。轻则用苏连饮合异功散或橘皮竹茹汤等，3～5 剂即可缓解；重症则需用六君子汤合苏连饮，反复应用直至呕吐停止。如果妊娠数月仍有泛呕，可应用安胎和气饮加味。

本案属轻微的妊娠反应，只用苏连饮合五味异功散，且只服 7 剂药即停止。其中苏连饮是和胃止呕的药，凡肝胃不和，胆胃不和者均可应用，胎前用之亦能和胃止呕。为什么要用苏连？这一用法是本着"胎前多热，产后多虚"的原则，不少安胎方药中都配有黄连、黄芩，一则和胃，一则清泄胎热，这是很有临床实际意义的。

12. 不孕症

黄某，女，28 岁，工人。1984 年 11 月 10 日初诊。

患者体态小巧玲珑，肌肤娇嫩。婚后 3 年多不育。月经应时而下，量少，血色淡，白带中等。无明显的腰痛、腹痛。经多方求治，并作内分泌检查，未发现异常。夫妻生活亦正常。无慢性病史。脉缓软，两尺脉弱，舌苔淡润。因其问诊无特殊病症，实验检查亦无明显异常。惟一不孕的原因是身体单薄，经血量少而色淡，故从调理气血入手，以八珍汤加味。处方：

当归 10g	白术 10g	茯苓 15g	熟地 15g
当归 10g	白芍 10g	生黄芪 15g	郁金 10g

益母草 15g　　川芎 6g　　　炙甘草 5g

嘱每日 1 剂，水煎分 2 次温服。

1 个月后，服药 30 余剂，患者感觉精力特好，月经血量增多，饮食、二便、睡眠皆正常，无任何不适。脉缓而有力，尺脉见旺。嘱其继续服药，仍每日 1 剂。

次年 6 月来诊，已孕（妊娠试验阳性），自觉一切正常，精力充沛，工作如常，仍嘱其继续服上药，隔日 1 剂。

前后服上药 3 个多月，于次年产一女婴，母女均安。

「按」　　本案不孕，其体征、实验室检查均无明显异常，惟一可凭的是经血量少，血色淡薄，故而从调理气血着手，以八珍汤加黄芪益气，加郁金疏肝，加益母草和血，且未更方而在服药期间即受妊，可见气血为生命之源泉，气血充沛，沃泽之土，焉有不生之理？所以，临床上夫妻生活正常，月经正常，没有内分泌失调的病症，从调理气血入手治疗不孕，乃是一条有效途径。

五、儿科病证

1. 小儿急性肾炎

陈某，男，9岁，学生。1985年5月10日初诊。

患儿感冒发烧两天，用药（不详）后，感冒症状好转。过两天后发现眼睑浮肿，下肢轻度浮肿，精神疲乏，小便频急，大便偏软。尿常规：蛋白（+++），白细胞（++），红细胞少许。脉浮偏数有力，舌苔薄白。处方：

生麻黄 3g	连翘 6g	前胡 5g	杏仁 5g
赤小豆 15g	桔梗 5g	蝉蜕 5g	白茅根 15g
生甘草 3g	滑石 10g		

每日1剂，水煎服。

二诊：5月13日。服前方3剂，自觉身体轻松，精神好转，尿频消失，浮肿消退。尿常规：蛋白（+），白细胞（±），红细胞0。脉缓有力，舌苔薄白。嘱服7剂。

三诊：5月20日。服上药7剂后，尿检正常。自觉症状消失，饮食、二便、睡眠均正常。嘱其继续服上药，每日1剂。

「按」 本案前后服上方25剂，症状完全消失，多次尿常规检查均正常。急性肾炎，中医称风水。治疗以宣肺利水为法。肺气能宣散，水邪得下泄，症状能较快消失。但在尿检正常以后，仍必须坚持服药，直至蛋白消失不反复为止。方用麻黄连翘赤小豆汤，宣肺利水，加宣肺药、疏风药使风邪能透达于外，加泄热利水药，使水湿能下泄，故病可速愈。本案未用任何其他药物，随访半年未复发病。这种病发现早治疗及时，是能快速取效的，如治疗彻底，复发也就很少。但不能过早用补。

2. 小儿消化不良

刘某，男，6岁。1995年4月5日初诊。

患儿发育良好。惟面色萎黄，精神不振，食纳少，腹胀，大便稀溏，日3～4次，有时大便如蛋花状，或不消化的食物残渣，小便短，偶尔有几滴米汤样尿液。夜间睡不安静。手心发热。容易感冒。脉缓有力。舌淡红润，苔黄薄腻。处方：

党参10g　　白术5g　　茯苓10g　　广陈皮5g
炒谷芽、炒麦芽各10g　　焦山楂10g　　枳壳3g
胡黄连3g　　炙甘草3g
每日1剂，水煎分2次服。

二诊：4月24日。服上药7剂后，食量增加，腹胀减轻，大便成形，小便清，手心不发热，夜寐安宁，脉缓有力。守上方加山药10g，扁豆6g。每日1剂，嘱服7剂。

三诊：5月6日。患儿服药后，面色红润，食纳正常，大便成形，小便清长，脉缓有力，舌淡红润薄白苔。改用参苓白术散加炒鸡内金、炒谷麦芽、焦山楂等，研末冲服，每日早晨空腹服 5g。嘱其调理饮食，注意摄生。

一月后随访，小孩面色红润，活泼可爱，仍服参苓白术散冲剂。

「**按**」　小儿消化不良，除有精神不振、面色萎黄、腹胀便溏等症状外，还有几个临床特征：一是夜寐躁烦不宁，二是手心发热，三是夜寐流口涎，四是小便有米汤样尿液。其中有一两个特征便可诊断为消化不良。

目前，无论城市、农村的孩子，凡消化不良者，均为营养过剩的消化不良。因为脾胃娇嫩，食物量大，特别是肉食过多，这无疑会造成消化不良。所以治疗本病一是补脾，一是消食，根据不同情况，或先补后消，或先消后补，或消补并行，一般是能取效的。另外，由于饮食积滞，可以产生内热（脾胃积热），此时应在消食健脾药中加入清积热药，胡黄连是首选药，该药清积热不伤肠胃。当消化不良症状缓解后，用参苓白术散研末冲服，这又是巩固疗效，增强脾胃功能的重要一招。

3. 小儿腹泻

夏某，男，1 岁 8 个月。1996 年 7 月 26 日初诊。

小儿反复腹泻近两个月，精神差时啼哭，时而呕哕，时而低烧，大便初有黏液夹血，后转水泻，便频而不畅，口渴欲饮凉，小便反清长，舌略淡苔薄白，指纹隐而不显，淡而色蓝。属脾虚夹滞，气不升津。拟用七味白术散兼消导药。处方：

藿香 5g	葛根 8g	木香 5g	枳壳 3g
党参 8g	白术 5g	茯苓 10g	

炒谷芽、炒麦芽各 8g　　　青皮、陈皮各 3g

白芍 5g　　　扁豆 10g　　　炙甘草 2g

每日 1 剂，水煎分多次服。

二诊：7 月 30 日。服上药 4 剂后，腹泻已止，发热停止，口渴渐除，不呕，食纳渐增，精神好转，舌色指纹均正常。病情是脾气已升，暑湿已退。守上方去枳壳、青皮。继服 7 剂而痊愈。

「按」　　　小儿夏季腹泻，是暑湿困脾，津不上承，故泄泻口渴。七味白术散是补脾升津，治疗夏季小儿腹胀的法定之方。因为小儿脾胃娇嫩，受夏暑之气侵击，虚弱之脾胃为湿所困，产生腹泻、低热、口渴、呕逆之症，用是方补益脾胃、升腾津液，有其独特之专功。

4. 小儿尿崩症

冠某，男，5 岁。1999 年 5 月 1 日初诊。

患儿口渴、尿多已 1 年之久，经省内外儿科专家多次检查，确诊为尿崩症。接诊所见：患儿发育正常，智力良好，语言清晰，行动灵敏，好动，饮食正常，与同龄人无异。惟饮水多，小便多，每天饮若干次，一次饮 500mL以上，且一口气喝完。约 15 分钟即小便，颜色白无泡沫，无恶臭，每次小便量在 400mL 以上。晚上口渴，小便则暂时停止，发热退，渴饮小便依然。脉缓有力，舌质淡润苔薄白。询及治疗经过，西药尿崩停、中药滋补肾气、收涩膀胱者用之甚众。姑从化气利水与收涩并行。处方五苓散加味：

白术 5g　　　泽泻 5g　　　猪苓 5g　　　茯苓 10g

桂枝 3g　　　桑螵蛸 6g　　　芡实 10g

每日 1 剂，煎两次和兑后分两次服。

当晚在旅店煎服 1 剂，整晚既未喝水，亦未小便，家长十分高兴。后每日 1 剂，仍守前方，第 3 天开始渴饮，小便又慢慢增加，5 天后，喝水与小便恢复如病前。

二诊：5 月 8 日。服前方 7 剂，前两剂出现神奇之效，两剂后慢慢如前，脉舌无异。遂守原方加生黄芪 10g，防风 5g。每日 1 剂，煎服法同前。

三诊：6 月 10 日。患儿服用上药，口渴饮水量有所减少，小便量亦减少，其出入水量约减去五分之二，略有寸功。脉舌如常。治疗在原方的基础上加减。处方：

熟地 10g　　枣皮 5g　　　丹皮 5g　　　山药 10g
泽泻 5g　　　茯苓 10g　　金樱子 10g　芡实 10g
每日 1 剂。

本方与上方交替服用。即今日五苓散，明日六味地黄丸。

上法服一星期并未见异常，当服药至半个月，喝水与尿量恢复至病前的量，证明六味地黄丸加味不能起到治疗作用。于是将五苓散加味（上述原方）研末，每日早晨空腹米汤冲服 5g，另用参苓白术散加味研末冲服，每日 5g。

启用上述方案后，国庆节期间来诊。代诉：口渴饮水量减至二分之一，小便亦减少一半。且感冒少，饮食量增加，身体状况良好。

四诊：2 月 15 日。经过 10 个多月的治疗，除上述中药治疗外，未用其他药物，患儿发育良好，聪明活泼，饮食正常。白天约喝水 4～5 次，其量约为原来的五分之二。小孩在幼儿园，能和小伙伴玩耍，听故事，做游戏，可以维持 45 分钟至 1 小时不喝水不撒尿。脉舌正常。嘱其仍以五苓散合玉屏风散加桑螵蛸、芡实研末冲服。如此治疗至 2000 年下半年入小学，喝水量减至 100 ～ 300mL，每天约 3 ～ 4 次，晚上 1 ～ 2 次，小便量相等。入学以后能听完一节课，不影响学习，成绩优秀。

五诊：2 月 20 日。患儿相隔一年，身高增长，身体结实，说话有条理，学习成绩优良，饮食、睡眠正常。脉舌正常，喝水量维持在半天喝两次，每次 100 ～ 300mL，尿量相等。病情稳定，可以视为临床痊愈。但尿比重仍很低，未作其他处理，仍以上述两法继续观察。

「**按**」　　笔者 20 年前曾治过尿崩症，也是用五苓散加味，但未系统观察和随访。本案经多年的治疗，在未获效的情况下转来求治。经近 3 年的治疗观察，跟踪随访，能较为系统全面说明问题：

（1）用五苓散治尿崩症，是在温化膀胱之气，气化则水化。尿崩症患者喝水多，所入之水无力气化，故饮一溲一，经长期服用五苓散，慢慢使气化功能恢复，故而竟用五苓散取得较为理想的疗效。由此可见，尿崩症从膀胱气化入手治疗，思路是正确的。

（2）初用五苓散疗效惊人，家长通宵观察未眠，小孩竟一夜熟睡，不喝不尿，这可能是前一年多未用中药，初用中药特别敏感的缘故。但多服几剂后慢慢又增加喝水量和小便量，这应当是由量变到质变的过程。"冰冻三尺，非一日之寒"，所以在继续用药的基础上，慢慢看到疗效，且很稳定。

（3）尿崩症为什么用六味地黄丸加补肾药无效。通过短期用六味地黄丸的效果看，又观察用五苓散有效的实际情况来推论，尿崩症的病机是气化不利，非肾虚膀胱无权。肾虚不是尿崩症的关键所在，这也符合小儿之元阴元阳充沛，无须及肾，故始终在膀胱气化上做文章，临床事实做了很有力的证明。

（4）五苓散的服用方法，是取得疗效的重要因素。初起大半年用五苓散是煎剂汤药，后因煎药麻烦，家长提出有何办法替代？于是想起《伤寒论》中五苓散的服法是将五苓散研粗末，以米汤冲服。故将五苓散的服法改汤为散，经短暂一星期观察，其疗效好于汤剂，以后两年用五苓散研末冲服，疗效堪称满意。笔者在其他病例中用五苓散，以米汤冲服散剂，疗效确实好于汤剂，可见仲景书中所载的服法，值得进一步验证和总结。

5. 小儿夜尿

黄某，男，3岁，1998年6月13日初诊。

患儿每夜尿多，少则2～3次，多则5～6次，尿量中等色清。观其面色白，发育尚可，但较之同龄孩子身体更瘦小，饮食量少，大便正常，睡眠受影响，脉缓指纹黯红，舌淡苔薄白润。从上述病情看，除夜尿多外未见其他病症，姑从膀胱气化不利而论治。处方五苓散加味：

| 白术 6g | 茯苓 10g | 泽泻 5g | 猪苓 5g |
| 桂枝 3g | 桑螵蛸 6g | 芡实 10g | |

每日1剂，嘱服7剂，容后再议。

2001年9月13日因咳嗽而就诊，其母告知，上次夜尿多，服用7剂药后，完全治愈，至今未复发，夜间和正常小孩一样，通常不用起床小便。

「按」 小儿夜尿多，用五苓散加味，七味平淡无奇的药，治好多年的尿频症。且是3年之后得到的回报，十分欣喜，可以书写一笔。缘何小儿尿多，用五苓散能治愈？究其病因是膀胱气化不利，水不能化气升腾，故而下泄为溺。以方测证而论，小儿脾胃娇嫩，脾的运化不强，故而影响膀胱。五苓散是补脾化气利水之剂。综观病与方，方与药，用五苓散治尿多，却是有板有眼的。加桑螵蛸、芡实均为收涩药，性平不温，加强缩尿的功效。

或问尿多为何不从膀胱与肾相关而用温肾补脾求治。如果从生理而论，用温补脾肾药也是情理之常，对于年老者有脾肾不足之症，应当温补脾肾。本案是3岁的小孩，小孩是纯阳之体。所谓"阳常有余，阴常不足"。患儿只能补脾化气。这就是笔者习用五苓散治尿频的道理之所在。

六、皮肤病证

1. 牛皮癣

吕某，男，58 岁，干部。1999 年 10 月 10 日初诊。

患者经多家皮肤病院确诊为牛皮癣。就诊时所见，面部、颈部、胸腹部、上下肢、臀部起蚕豆大红色斑块，瘙痒，如涉水、曝晒则瘙痒更甚。饮食、二便均正常，脉缓有力，舌黯红，苔薄白。血压正常，经一年多治疗，内服外敷涂擦多种药膏均未收效，故求治于中医。察其皮色鲜红，且表皮剥落处鲜红而嫩，全身表皮脱落多次。检查所服中药尽为清热凉血解毒之品，大苦大寒，红花蛇蝎之类，久用失效。苦思良久，清热药、解毒药、凉血药、祛风药均无效。其病深日久，惟有湿热邪伏血分则非上药所宜，故从清理血分湿热入手求治。处方当归拈痛汤加味：

当归 10g	羌活 6g	升麻 6g	猪苓 10g
泽泻 10g	茵陈 15g	茯苓 15g	葛根 15g
苍术 10g	白术 10g	苦参 10g	知母 10g

炙甘草 5g　　防风 10g

每日 1 剂，水煎 3 次分服。

二诊：10 月 22 日。服上方 10 剂后，自觉和以往服药反应不同，皮肤间似有一种疏散轻微的瘙痒感受，并觉这种感觉极为舒服，随之大面积脱皮，从面部、上肢、胸腹至脚，其表皮一块一块脱落，用手撕一下即一大片，不痛，无分泌物，皮下的新鲜嫩肉鲜红。其他一切正常。因其皮下有蚁行感，倒感觉全身疏通舒畅。脉缓有力，舌淡红而润，薄白苔。拟从上方加凉血清血解毒的丹参 15g，赤芍 15g，金银花 15g，土茯苓 20g，每日 1 剂，水煎 2 次分服。

三诊：11 月 9 日。服上药后大便轻泻，每日 1～2 次，自觉皮肤舒适，轻微的蚁行感不复存在，且感皮肤间有一种紧束感受，并觉口淡乏味，食纳减少。其他正常。脉缓有力，舌质淡，苔薄白。综观上述反应，当是凉遏过甚，前者有苦参、知母，后者又加四味凉血清热药，显然是清热药、凉血药过甚，故改前方如下。处方：

当归 15g　　羌活 6g　　　升麻 10g　　猪苓 10g

泽泻 10g　　茵陈 15g　　茯苓 15g　　葛根 15g

苍术 10g　　白术 10g　　苦参 15g　　知母 10g

防风 10g　　丹参 10g　　炙甘草 5g

嘱每日服 1 剂，水煎分 2 次服。

四诊：12 月 1 日。服前方 20 剂，自觉症状明显，仍然恢复皮间的疏散蚁行感，全身又不同程度脱皮，头面部全部脱尽，新鲜皮肤逐渐成正常皮色，胸背上肢渐次脱皮。饮食、二便、睡眠皆正常。守上方继进，每日 1 剂，水煎 2 次分服。

五诊：1 月 10 日。患者自行服用上药 30 剂，自觉一切正常，饮食、二便、睡眠皆无异。牛皮癣自胸胁以下，每个疮面缩小，新鲜皮色逐渐复成正常肤色，继续脱皮，不痒。头面部未出现新的疮面，脸色正常。脉缓，舌淡红润。嘱继续服用上方，每日1剂，水煎2次分服。

六诊：3月15日。患者以上方每日1剂，未更动任何药，已进上方50剂。皮肤颜色鲜红而润，腰以下牛皮癣面积缩小，臀部及两下肢转多，继续脱皮。面部、胸胁、上肢均未见新的疹块。其消退和好转脱皮均由上而下，皮肤色亦逐渐恢复正常颜色。饮食、二便、睡眠皆正常。脉缓有力，舌淡红润。守原方加路路通15g，每日1剂，水煎分2次服。

此后，患者每月服20剂，除星期天休息1天，其余时间每日服1剂。

七诊：11月20日。患者来诊，所见头面、上肢、胸腹、腰背、臀部到膝以下牛皮癣均消失，皮色如常未见有痕迹，惟脚背踝关节处尚有几颗如黄豆大疮面，其颜色红，其他皮肤接近正常。饮食、二便、睡眠皆无异。脉缓有力，舌淡红润。嘱其继续服药巩固。到此，可以认定临床痊愈。

「**按**」　　牛皮癣很难治愈。本例患者，从头到脚，身前身后，上下肢全身无一空地者，见得不多。其经过西药内服外搽，中药亦内外同治历时3年。余接诊后，排除其他治法，不用活血化瘀、祛风凉血等手法，而是在前医诸多方药无效的情况下"标新立异"。牛皮癣采用清血分湿热者，不大多见，用当归拈痛汤者更是少而又少。牛皮癣的病机说法不一，用药也不相同。惟从清理血分湿热者，见之甚少。病入血分，绵绵不已，湿热之邪深入血分，非清热化湿、凉血解毒可以取效。本案前医用过不少清气分湿热之药无效，又用凉血药亦罔效。其中在用当归拈痛汤的过程中，亦试图加凉血药，但药后出现凉遏太过，失去皮肤舒畅如有蚁行感的反应，故此后只保留丹参一味，且用量较少，并加重当归及苦参的剂量，后又加路路通温润祛风，整个处方固定不变。随着药效的作用，牛皮癣自上而下逐渐下行消失，疗效虽慢，但消失后未反复，可见血分湿热治疗难度之大，真可谓"如油入麦"难解难分。前后就两年多的治疗，用当归拈痛一方到底服药数百剂，终获痊愈。实在是一个难得的案例。

2. 荨麻疹

病案举例一：

吴某，女，66岁，退休工人。2000年10月23日初诊。

患者今年2月开始，晚间就寝后，全身出现风疹，皮肤如苦瓜皮样，奇痒，疹色稍红，皮肤表面有灼热感。次日起床后，瘙痒渐减，包块渐消。白天不发，有时口干口苦。二便正常，食纳尚可。夜寐不香。既往有支气管扩张症病史。舌质略红，苔薄黄，脉浮弦数。拟为营卫不调，血虚风热。处方柴胡桂枝各半汤加味：

柴胡 10g	桂枝 10g	党参 15g	白芍 15g
法半夏 10g	黄芩 10g	防风 10g	秦艽 10g
路路通 15g	炙甘草 5g	生姜 3片	大枣 3枚

嘱每日1剂，水煎2次分服。

二诊：11月6日。服上药7剂后，瘙痒明显减轻。从服第1剂后风疹发的始少，皮肤较柔软细腻，睡眠亦好，饮食正常，二便无异，舌苔薄润质淡红，脉仍浮弦偏数。守上方再进，每日1剂。

三诊：11月22日。服前方14剂，风疹明显好转，病势比原来减轻十之八九，但不能终止不发。且近日晚间睡后两下肢有时抽筋，脚踝酸胀难受。脉舌正常。守上方加晚蚕沙15g。每日1剂，分2次煎服。

四诊：12月6日。病者诉服上药后风疹能迅速控制，停药又反复，但病势大为减轻。脚抽筋已完全好转，未再发作。舌淡润，脉缓有力。拟守原方再进10剂，以资巩固。

「按」 用柴胡桂枝各半汤治荨麻疹，是笔者的惯例，曾多次取得效验。荨麻疹临床常见血热生风、血虚生风、脾虚生风等多种。血热生风治以凉血疏风，脾虚生风治以补脾疏风，血虚生风治以养血疏风，这是常法，用柴胡桂枝各半汤治荨麻疹似乎是常中之变。其实不然，因为柴胡桂枝各半汤的组方之意在于可以调和表里，调和寒热，调和营卫，调和气血，调和脾胃，用本方治疗风疹，外可以疏散在表之风，内可以调和营卫气血，说它有攘外安内之功，并非夸张。本案老年女性，气血之虚是其内因，因气血不足，营卫不充，在表之护卫功能差，容易招致外风侵袭，故屡屡发生风疹。皮肤如苦瓜状并奇痒是脾虚生风，用柴胡外透于表，有引而越之的意思，用桂枝调和营卫，有充实脾胃于内的作用，稍加风药如防风、秦艽、路路通，是疏风引邪外达。中途出现脚抽筋更是血亏的明证，加晚蚕沙柔筋缓急，配合芍药甘草汤，起到立竿见影之效。如上所述，笔者以为用柴胡桂枝各半汤加味治荨麻疹，并未用过多的凉血药、虫类疏风药，其与消风散之比，寓意之深，留给读者去品味。

367

病案举例二：

李某，女，26 岁，医务工作者。2001 年 3 月 10 日初诊。

病者患荨麻疹数日，服抗过敏药未效。就诊时所见，面部散发多个包块，两手前臂多处红赤疱疹，胸腹部亦可见散在疱疹，瘙痒异常，夜难入睡。病缘数天前感冒风寒，又嗜虾类荤腥。饮食、二便正常，脉缓浮弦，舌淡润薄腻苔。处方柴胡温胆汤加味：

柴胡 10g	西党参 15g	法半夏 10g	黄芩 10g
茯苓 15g	陈皮 10g	竹茹 10g	防风 10g
僵蚕 10g	路路通 15g	炙甘草 5g	生姜 3 片
大枣 3 枚	枳壳 6g		

每日 1 剂，水煎 2 次分服。

半个月后，其夫来诊，告知服药后痊愈。

「按」　荨麻疹多从疏风凉血论治，用消风散者甚多。其实，用小柴胡汤合温胆汤，旨在调和表里，疏泄肝胆，加防风、僵蚕、路路通为透达疏散在表之风，全方仍不失疏风透表。如以本方与消风散之比，彼则疏风解表于外，柴胡温胆汤加味，通过调和表里，调和营卫，疏泄肝胆，透达于表，比之消风散更深一层，可以说是托里出表，其辨证的整体观更具体更全面。

3. 皮肤疱疹（湿热毒）

廖某，男，59 岁，干部。1995 年 4 月 18 日初诊。

病者患皮肤病已 2 年，初则四肢、腹部、腰背瘙痒，抓后皮肤起疱疹、丘疹，遇热水刺激后疱疹更红更大，用药水洗后仍然出现疱疹增大变红，经常夜间瘙痒影响睡眠。

曾做过各种检查，皮肤科认为是牛皮癣，用西药外搽无效。用中药清热解毒，凉血祛风，以及虫类药均未能取得疗效。

接诊时所见症状：头面部、胸腹部、腰背及四肢均有大小不等的疱疹、丘疹，大者约五分币大，小者如粟米状，有的高出皮肤，有的隐见于皮下，瘙痒异常，搔抓之后局部更红，有的呈红褐色。饮食尚可，小便稍黄，脉缓而弦软，舌苔质红薄白。处方四物汤加减：

生地 15g　　赤芍 15g　　丹皮 15g　　地肤子 10g

桑皮 10g　　黄芩 10g　　僵蚕 10g　　炒荆芥 10g

土茯苓 10g　金银花 15g　野菊花 15g　生黄芪 30g

皂角刺 6g

水煎服每日 1 剂。停外用药。

二诊：5 月 12 日。服前方 21 剂后，四肢皮肤疱疹明显减退，丘疹未减，腹部腰背部未见消退，不痒，鲜红。大便晨起一次，通畅，有黏液，矢气较多，素有慢性肠炎。脉缓弦，舌质偏红苔薄白。仍守前方加紫草 15g，紫花地丁 15g。嘱服 7 剂，煎服法仍前。

三诊：5 月 23 日。服以上各方，症状虽有改善，但进展仍很缓慢，疱疹虽有减轻，丘疹红色稍淡，大便偏稀，脉偏缓而寸弱。再翻阅前医病历，并认真分析接诊之后所服药物，亦较寒凉，视其体态偏胖，又容易感冒。故改从益气固表，稍佐清理湿热法治之。处方玉屏风散、桂枝汤合二妙散：

桂枝 10g　　赤芍、白芍各 10g　　　炙甘草 5g

防风 10g　　白术 10g　　生黄芪 15g　苍术 6g

黄柏 6g　　生姜 3 片　　大枣 3 枚

每日 1 剂，水煎温服。

服 3 剂后于原方加路路通 10g，土茯苓 20g。

四诊：6月2日。服前方10剂后，全身丘疹俱减，大便偏稀，时而足跗肿痛，手背微痒，素有尿路结石，遇饮酒易发痛风。脉缓微弦，舌质淡润苔薄白。综观病史，前者多用苦寒清热解毒，后者服用桂枝汤合玉屏风散，似对病机有明显转机，又据其有痛风史，故改从湿热论治。处方当归拈痛汤加减：

当归 15g	葛根 15g	防风 10g	羌活 5g
独活 5g	苍术 10g	白术 5g	苦参 10g
党参 10g	黄芩 10g	茵陈 15g	知母 5g
泽泻 10g	神曲 15g	茯苓 10g	

每日1剂，水煎微温服。

五诊：6月9日。服上方后，丘疹转平，胸及下腹疹点减少，疹色变淡变黯。大便仍稀，舌苔较前白，脉缓有力。守上方去知母，黄芩减为6g，白术加至10g，仍每日1剂，水煎分2次服。

六诊：6月23日。药进10剂后，腹部丘疹已除，腰以上疹点大减，臀部、腿部旧疹难退，但皮肤平，摸之不触手。上身消退较明显，下身则较慢。小便混浊，痛风复发。舌苔仍白厚带滑。脉缓，右关弦大，左重取仍弦。察其症情湿重于热，宜加祛湿泄浊之药。以6月2日方加蚕沙15g，萆薢10g，防己15g，茵陈加为20g。每日1剂。

本方先后服40余剂，全身疱疹、丘疹退净，皮色紫黯渐变红润，饮食、二便均正常，痛风亦得以控制，至八月底完全停药，病告痊愈。

「按」　　　本病先后辗转近3年，前一年以西药为主，外用各种软膏，时效时不效。遂改为中药治疗，所服药均为清热解毒，寒凉之剂甚多，间或亦有虫类药，屡屡无效。自接诊后，意识到前医所用甚多寒凉，故在清热凉血剂中重用生黄芪，以期振奋卫气，功效不著。随后用桂枝汤合玉屏风散，从益气固表为主，病机转动，功效更著。尔后又出现痛风，疹点退，足跗肿，故而改用当归拈痛汤。当归拈痛汤为李东垣方，主治湿热相搏，脚膝生疮等症，《玉机微义》说：此方东垣本为治脚气湿热之剂，后人用治诸疮甚验。病者既有皮肤疱疹，又有痛风病史，二者均应从湿热求治，故选用此方是符合病机的，先后服用数十剂，取得显效。

4. 春青刺（痤疮）

唐某，女，19岁，工人。2000年6月10日初诊。

病者满脸青春刺，大小不等，小的如粟米，大的似水痘，常发常消，如嗜辛辣鱼虾，面部烧热，如月经临期，满脸通红，青春刺一个个鼓鼓的，瘙痒疼热。口苦咽干，大便不快，小便黄赤。夜梦纷纭，经前乳房胀，性情急躁，脉弦软有力，舌红薄黄苔。处方丹栀逍遥散合五味消毒饮加减：

当归 6g	赤芍 15g	柴胡 6g	茯苓 15g
紫花地丁 10g	野菊花 15g	郁金 10g	橘核 15g
丹皮 10g	栀子 10g	生甘草 5g	滑石 15g
白茅根 20g			

每日1剂，水煎分2次服。

二诊：6月17日。服上药7剂，青春刺基本消退。前日月经来潮较上月轻松，乳房稍胀痛，食纳正常，大便通畅，小便清长，脉缓稍弦，舌淡红薄白苔。处方：

金银花 15g	连翘 10g	野菊花 15g	紫花地丁 10g
蒲公英 15g	竹叶 10g	桑白皮 10g	黄芩 10g

生甘草 5g　　芦根 15g　　　滑石 15g

每日 1 剂，水煎分 2 次凉服。并嘱其忌辛辣鱼虾等发物。

上方服 10 剂，面色红润光滑无任何痕迹。次月临经反应不大，青春刺亦未反复。嘱其停药观察。

第三次月经来潮亦平静，乳房不胀，青春刺未发，近期显效。

「按」　　青春刺多为肺胃火热，亦与肝胆火热相关，青春刺随着月经来潮发作，必须清泄肝胆，以丹栀逍遥散加味最相宜，稍佐清热解毒之品即可。若与月经无关，则治宜清肺胃之热为宜。但青春少女多与情志有关，肝郁化火熏灼肺胃，又是情理之常。故在清肺胃之中兼佐疏肝解郁，也在所必须。

5. 脱发

罗某，女，26 岁，外贸职工。1995 年 7 月 6 日初诊。

病者近两个月头发脱落明显，几至花斑成块落脱，无耐只好戴假发。询其病症，头皮瘙痒，脂液黏手，头屑甚多。烦躁，夜寐多梦。大便偏结，口干不饮，月经正常。脉缓有力，舌淡红润。处方：

生地黄、熟地黄各 15g　　赤芍、白芍各 15g

当归 10g　　川芎 6g　　知母 10g　　制首乌 20g

防风 10g　　秦艽 10g　　路路通 15g　女贞子 10g

旱莲草 15g　火麻仁 15g

嘱服 10 剂，每日 1 剂，水煎分 2 次温服。并嘱用淡盐开水、肥皂洗头，忌用香波之类。

二诊：7 月 20 日。诉服药 15 剂后，头皮屑减少，瘙痒减轻，烦躁夜寐均有所好转，大便适中，脉舌如常。拟守前方加丹参15g，嘱服15剂，隔日1剂，水煎分两次稍凉服。

三诊：8月25日。病者服上药后，洗头时脱发不过七八根，原斑块脱落处均生出新发。瘙痒明显减轻，头皮油脂减少。新生头发长得乌黑，斑块基本覆盖斑脱之处，假发去掉，剪成短发型。脉舌正常。仍守前方加生黄芪、北沙参各15g，枸杞子10g，嘱其每隔日服1剂。

四诊：10月5日。病者来诊，告知已怀孕，是否可服上药？询其病况，服上药20余剂，头发已基本不脱，新生头发比原来更乌黑，诊脉滑数，舌苔淡润。嘱其再进10剂，巩固脱发治疗，并助孕育养胎，一举两得。1996年6月底顺产一男婴。头发乌黑如初。

373

「**按**」　　发为血之余，凡血虚、血热均可引起脱发。本例脱发应属血虚风热，以脱发、瘙痒、皮脂多为特征，故以四物汤加凉血祛风药，取得显效。以本法治疗多例，均能获效。但必须禁用各种化学合成洗发剂，用淡盐开水或枫球子即路路通煎水洗发，然后用肥皂清洗，并忌辛辣炙热之食物。

七、五官科病证

1. 复发性口腔溃疡

王某，女，45 岁，教师。1992 年 4 月 20 日初诊。

病者近半年来，口腔周围经常出现粟米大小溃疡，少则一二个，多则五六个溃疡点，烧灼疼痛，咀嚼困难，冷热水均有一定的刺激。饮食尚可，但只能喝稀粥，腹胀气滞不舒，大便溏而不爽，小便短黄，曾用清热解毒如黄连上清丸、锡类散，内服外涂均未显效，反复发作多次。月经不准时，睡眠多梦，有时精神抑郁烦闷。舌苔薄黄而腻，脉缓软。处方：

川黄连 5g　　法半夏 10g　　党参 10g　　黄芩 10g

干姜 10g　　炙甘草 5g　　金银花 15g　　郁金 10g

每日 1 剂，水煎 2 次服。

二诊：4 月 25 日。服上药 5 剂，口腔溃疡基本控制，溃疡点已愈合，腹胀气滞减轻，大便成形。惟口腔对冷热刺激仍很敏感，仍以稀饭为主，舌苔薄润，脉缓，守上方去金银花，加厚朴 10g。每日 1 剂，水煎 2 次分服。

上方服 10 剂，口腔溃疡痊愈。惟月经紊乱，在每次月经前均有口腔溃疡出现，不过渐次减轻，反复多次，基本方均以甘草泻心汤加减，直至月经停止后，口腔溃疡才完全好转未再复发。

「按」 复发性口腔溃疡与"三联征"（中医称"狐惑"），临床表现应有区别。前者以口腔反复出现溃疡，后者则以口眼阴户同时有溃疡存在，在治疗时二者均可以用甘草泻心汤，都能取得一定疗效，如果只是阴户溃疡，《金匮》用苦参汤洗、雄黄熏洗，临床是有效的。但本病的病因病机，《金匮》亦未明确，只是提出用甘草泻心汤治疗。笔者以为，以方测证，应是脾胃湿热所患，并肝胆气郁有关，所以临床症状既有口眼阴部的溃疡，又有情绪郁闷而在月经前后加剧。本例患者从 45 岁开始罹患本病，先后四五年之久，直至绝经后，口腔溃疡才痊愈而未反复。因此，本病病因西医认为是内分泌紊乱，是值得进一步研究观察的。

值得提出的是，"三联征"并非女人独有，男性也有罹患者，笔者接诊一位高中二年级男性学生，其口腔舌面、阴茎多处溃疡，以甘草泻心汤加金银花治疗取效，有待进一步观察。

2. 扁平苔藓

靳某，女，41 岁，干部。2001 年 10 月 12 日初诊。

患者近日感冒，用维 C 银翘片后好转。病者有舌面扁平苔藓（在舌前右侧方有一块黄豆大白色溃疡面，经口腔科医院病理切片证实为本病，并嘱服药半年），下唇中有一小白点，两处白色物均不痛，遇刺激饮食稍有微痛，其他未见异常。大便偏结，有内痔出血，小便胀痛，外阴瘙痒，白带多。脉缓稍弦，舌淡红润。处方柴胡泻心汤加味：

太子参 15g	黄芩 10g	柴胡 10g	法半夏 10g
炙甘草 10g	黄连 5g	干姜 5g	虎杖 15g
连翘 15g	竹叶 10g	白头翁 15g	槐花 15g
地榆 15g			

每日 1 剂，嘱服 5 剂。

另用外洗方：蒲公英 15g，蛇床子 15g，苦参 15g，野菊花 20g，金银花 20g，紫花地丁 15g。水煎 3 次取汁合到一起，加适量开水后，阴户坐浴，每日 1 次。

二诊：10 月 16 日。服前方后自觉食纳较前好，口腔清爽，舌面苔藓明显好转，白色物减少，面积缩小。大便成形，痔血停止。脉缓有力，舌淡红润。内服药守上方去槐花、地榆。外用药照原用上药。内服外洗药各为 10 剂。服法照原。

三诊：10 月 29 日。服上药后，舌面扁平苔藓的白色黏糊物减少，口唇中小白点消失，左侧又出现一小白点。并有痔疮出血，脉缓有力，舌润。守 10 月 12 日方加蒲公英 15g。外用停止。

四诊：11 月 19 日。服前方 15 剂后，舌面扁平苔藓至绿豆大，色白黏糊物很少，颜色为正常舌面，不痛无刺激感，饮食如常，食量增多，大便成形，脉缓舌润。守 10 月 12 日方去槐花、地榆。隔日服 1 剂。

五诊：12 月 2 日。服上药 15 剂后，舌面扁平苔藓面更减，白色黏糊物基本消失，面积缩小如粟米大。无任何刺激感。饮食、二便、睡眠皆正常，月经量偏少。脉缓舌淡红润。其他无阳性体征。嘱仍服 10 月 12 日方，隔日 1

剂，继续巩固治疗。

12月29日随访，仍在服上方巩固，苔藓面如针尖样，几乎与正常舌面一样，无任何不适。饮食、二便、睡眠皆正常，精神充沛，照常上班。嘱其再服药两个月，隔日1剂，以巩固疗效。并继续追访。

「按」 扁平苔藓是西医病名。中医认为舌上生疮为脾胃湿热所致，故清理脾胃湿热为主，适当加入清热解毒之品。本案用小柴胡汤合泻心汤，取疏肝解郁，清理湿热，调和脾胃，共奏其功。此间用甘草泻心汤，是取《金匮》甘草泻心汤治狐惑的意思。笔者用是方治多发性口腔溃疡、口舌生疮均有疗效。但对扁平苔藓治疗取得疗效还是第1例。有待进一步观察。

3. 牙痛

王某，男，41岁，干部。1986年4月5日初诊。

病者因劳累当风，当晚感觉牙齿左侧面颊疼痛，其痛如刺痛、抽搐，乃至左边面颊痛胀不已，甚则口涎外溢。其他无异常发现。舌苔薄润舌质偏红，脉弦实。处方：

防风10g　　刺蒺藜10g　　僵蚕10g　　北细辛3g
生石膏20g　　白茅根15g

每日1剂，水煎分2次服。

二诊：4月7日。服前方两剂后，牙痛基本控制，每日偶尔有1～2次轻微胀痛，如嗜冷水则痛更明显。脉缓有力，舌苔正常。守方加骨碎补10g，嘱再进2剂，水煎分2次温服。

后半月相遇，谓服4剂药后，疼痛未再复发，病告痊愈。

「按」　　牙痛在中年人，多是实证，为阳明胃热，风火作祟者居多。方中用防风、刺蒺藜、僵蚕透达外风，又可疏散，用生石膏清阳明胃热，亦有辛寒而散之意。用白茅根取其淡渗泄热，且有引下的作用。方中用细辛 3g，取其温而散寒，且有反佐石膏性寒之功。全方貌似杂乱不经，实际取其寒热互用，确有祛风清热止痛之功，临床屡试皆验。

4. 重舌

钟某，女，23 岁，学生。1997 年 3 月 10 日就诊。

病者自觉舌下胀痛已数日。就诊时见舌下左侧肿大如蚕豆大，红肿胀痛，语言稍受影响，食纳时受刺激则胀痛更甚，大便不快，食欲尚可，小便偏黄，心烦夜寐多梦，脉浮数，舌红薄黄苔。处方导赤散加味：

生地 15g　　木通 6g　　竹叶 15g　　甘草梢 5g
僵蚕 10g　　虎杖 15g

水煎，每日 2 次分服。

服 3 剂后，舌下肿胀消退七八，嘱其再服 3 剂，不更方痊愈。

「按」　　重舌缘由心火亢盛，多数是食纳辛辣炙热之物，诱发舌系带肿胀，甚则如重舌样胀大，故名重舌。舌乃心之苗，舌下肿胀，亦为心火亢盛。且有心烦夜梦等心火上炎之佐证，故以导赤散轻剂，加僵蚕以疏风，使上炎心火得以疏散；加虎杖使肠热下泄，亦为心火开道，如此上可透，下可泄，虽为轻剂，能取重挫火势之功，一方取效。

八、肿瘤

1. 食管癌

喻某，男，68 岁，退休工人。1998 年 6 月 19 日初诊。

主诉：进食时梗阻已二月余。既往有肺癌病史，并行右肺叶切除术。目前，稍进粗糙食物则梗阻更甚，有时即食即吐，吐出物为涎痰，偶尔又能进食而不呕。食欲尚可，大便量少，小便正常，睡眠尚可。舌淡苔薄白，脉细弦。摄片检查提示：食道癌。处方：

柴胡 10g	瓜蒌壳 15g	枳壳 10g	黄连 5g
法半夏 10g	赤芍 10g	旋覆花 15g	代赭石 15g
郁金 10g	香附 10g	陈皮 10g	党参 15g
白术 10g			

水煎服，每日 1 剂。并嘱再作钡餐检查。

二诊：6 月 26 日。服上方 7 剂后，进食仍梗阻，食面条可通畅。病者有嗜酒习惯，且量大，每餐 4～5 两。肺癌术后改喝米酒，量少。钡餐显示，食道中下段癌（髓质型），十二指肠憩室。胃镜显示：局部有溃烂，色淡红，不肿。曾有胃溃疡病史五六年，症状不显著，午后及夜半疼痛。舌质偏青淡，苔薄白，脉细稍弦。因上药服后未见副作用，且梗阻略有减轻，故守原方再进7剂，以观动静。

三诊：7月7日。服前方后，略有进步，进食面条等软食，较前顺畅，呕吐物痰涎减少，精神状态有所好转。舌脉仍前。守方加全蝎2g（研末冲服），地龙10g，僵蚕10g。嘱服7剂，水煎日2次。

四诊：7月28日。近日食量增加，痰涎减少，脉舌仍前。处方：

法半夏 10g	黄连 5g	枳壳 10g	瓜蒌壳 15g
赤芍 10g	生甘草 5g	白术 10g	陈皮 10g
香附 10g	郁金 10g	旋覆花 10g	代赭石 15g
党参 15g	柴胡 10g	田三七 6g	蚤休 10g
全蝎 3g（冲服）		僵蚕 10g	地龙 10g

嘱服7剂，水煎分2次服。

自8月4日起至8月底，上方服28剂，可正常进软食，食量接近正常，二便正常。共诊四次处方未变。

五诊：9月1日。服前方后，食软食通畅无梗阻感，粗硬食物仍不能进，食量已接近正常，不呕吐，食纳更香，二便正常，口不苦，舌淡苔薄白，脉缓稍弦。处方：

党参 15g	白术 10g	茯苓 15g	法半夏 10g
陈皮 10g	炙甘草 5g	柴胡 10g	赤芍 15g
枳壳 10g	郁金 10g	旋覆花 10g	香附 10g
代赭石 15g	田三七 6g	蚤休 10g	
全蝎 3g（研末冲服）		僵蚕 10g	地龙 10g

每日1剂，水煎分2次服。

本方自9月8日开始，至10月23日止，前后服40

剂。病者饮食量正常，能食稀饭面条，二便正常，精神畅舒，无所痛苦，自行停止服药。只选用田三七，每周服1～2次，每次5g左右，冲服或炖肉食。

随访：2000年8月10日，病者护送一位胃癌术后患者来诊。告知自停药后，服田三七近2公斤。目前体态丰满，面容红润，已年逾七旬，耳聪目明，一如常人，实为庆幸。

「按」　　本案食道癌，应当是肺癌术后转移。当时只显示食道癌的特点，通过钡餐和胃镜检查认定是食道中下段癌，临床症状亦符合。患者年届七旬，已经做过肺癌手术，且老年体弱，不愿再手术，要求中药治疗。

首诊和二诊对其病情的诊断是客观的，物理诊断与临床诊断是相吻合的。从中医辨证看，应属于肝郁犯胃，痰热中阻，气机横逆所致。故从疏肝理气，化痰清热，降逆顺气的原则选方，以四逆散、小陷胸汤、旋覆代赭石汤三方合用，取得初步疗效。经近两个月的治疗，痰热壅阻的现象得到明显改善，食量增加，病情得以稳定。从9月开始改为六君子汤合四逆散与旋覆代赭石汤加减，这一方案至10月底，经两个多月的调治，病情一直向好的方向发展，逐渐趋于稳定，身体好转而停药。

这一成功范例，有如下几点体会：

一是辨证。本案开始接诊，从疏肝理脾，清热化痰，调畅气机入手求治。换言之，尽管其为食道癌，在辨证上仍应从肝胃相连的脏腑生理、病理来论证，而不被癌症束缚。因此，在治疗上取得扶正固本，因势利导的主动权，并实践证明治疗思路是正确的。

二是用药的尺度掌握恰当。从接诊到停药，原则都在整体辨证的基点上，不用"抗癌药"去伤害脾胃，符合《内经》无毒治病十去其九的原则，所用方药均平淡无奇，既可以治病，又可以扶体。增强抗病能力，有利于身体恢复。经过两个月的治疗，为病情好转奠定了基础。

三是用抗癌药的问题。笔者自始至终，只用僵蚕、地龙、全蝎、蚤休、田三七等味。这几味药均有抗癌的功效，除蚤休外，其他四味药对胃皆无刺激作用，且配合在疏肝理气，健脾和胃的药中，而不至于损害脾胃，所以患者自服药后，食量一直增加，呕吐渐次缓解，这足以证明，在调补脾胃药与抗癌药合理配合的同时，上述运用是相得益彰之举。反之，如不固护脾胃，一味抗癌（多数是清热解毒、攻坚破积药），势必元气大伤，正气衰败，何以治癌？这里还特别值得提出的是，患者先后（特别停服汤药后）服用田三七2公斤之多，这条经验十分可取。田三七是去腐生新，活血化瘀之上品，是不是本例食道癌，就得益于田三七？而田三七又如何能使癌变组织由坏变好（或许是其有效的药物成分所起的作用）？这是值得研究的问题。

四是患者的毅力。病者自从投我就医之日起，已铁心要用中药治疗，即俗语说的死马当活马医。所以除认真服好每一次药外，其坚强的意念，以及积极配合治疗的精神十分重要。在初起梗阻难以进食时，病者强忍疼痛，吃了吐，吐了又吃，食量由少到多。这完全是病者的毅力所为。今天体态丰满，红光满面，体魄健康，这是医患合作的结果。

至此，病者已存活4年多，且生活质量很好，实感欣慰。

2. 喉癌

聂某，男，57岁，工人。1995年3月1日初诊。

病者自述近半个月来，咽喉部梗阻，声音嘶哑，咽干口燥，左侧下颌耳根部有硬结约半寸许，按之不痛，略有胀感，夜烦多梦，大便不畅，舌黄腻，脉弦实。

处理：①建议去肿瘤医院作喉癌有关检查。②内服药：川黄连6g，法半夏10g，茯苓15g，陈皮10g，竹茹15g，郁金10g，枳壳10g，射干10g，浙贝母10g，僵蚕10g，每日1剂，水煎分2次服。③外用三黄散（黄连、黄柏、黄芩各等分研细末调麻油）敷颌下肿块，每日1～2次。

二诊：3月9日。病者已确诊为喉癌，本人不愿放疗，想用中药继续治疗，经动员说服，放疗结合中药更有疗效。自即日入院开始放疗。服上方后感觉人较安静，喉梗稍缓，口干减轻，大便通畅，舌黄腻略减，脉弦实有力。颌下肿块略见松软。中药内服、外敷守原意。住院放疗期间，仍每日服中药1剂，外敷2次。在5次放疗后，感觉口苦舌燥，喉间似火烧样燥热。除用原方外，另配北沙参20g，石斛15g，知母10g，玄参15g，麦冬15g，天花粉15g，竹叶10g，生甘草5g，每日1剂煎2次代茶饮用。

三诊：4月15日。经放疗后，自述口中有怪味，咳嗽吐痰，咽干如物黏附，唇干，喉头不痛，颌下肿物亦消（一直敷三黄散），饮食正常，大便通畅，舌苔白质布满秽油，脉沉实而弦。处方：

黄连6g	法半夏10g	茯苓15g	陈皮15g
竹茹15g	枳壳10g	菖蒲6g	远志10g
射干10g	僵蚕10g	胆南星6g	藿香10g
牛蒡子10g			

每日1剂，水煎分2次服。另用浙贝母研末，每日

10g，分 2 次冲服。

以上方药，先后服用近两个月，共计 50 余剂。并大量食用绿豆汤等清凉食物。至 7 月下旬始停药。

「**按**」　　本例喉癌是初诊后即确诊，并施行放疗。在中药的配合下，进展较顺利，中途未见反复。值得提出的是，喉癌所呈现的症状是一派痰热壅滞之症，肺热痰火贯穿始终，内服清热化痰，外用三黄散，病情稳定。尤其是放疗结束所出现的痰热壅甚之症，这种因果关系尚难阐明，值得进一步观察。

在中药治疗过程中，自始至终用黄连温胆汤加味，说明其痰热壅甚是无疑的，应当说这对缓解病情起到了应有的作用。放疗之后出现口干之症，在服上药的同时，用清热滋阴之品佐服，亦为相辅相成之举，选药以清滋不腻为主。

本例喉癌的治疗比较成功，中药在治疗过程中无论其为主为次，其疗效是显而易见的。既然有放疗治癌，中药就应该因势利导，不要加用诸多抗癌药，以免造成不必要的伤害。

2000 年 6 月追访，病者仍健在，且身体健康如常，能从事一般的劳动。

3. 鼻咽癌

刘某，男，29 岁，干部。1987 年 4 月 5 日初诊。

病者于上年冬季在本省永新县蹲点，经常吃狗肉，喝白酒。春季后偶感前额眉心处胀痛，痛势越来越猛，遂去医院检查，经诊断为鼻咽癌，并作放疗。随着放疗次数增加，口渴越来越严重，就诊时携带水壶，3～5 分钟喝一次。自述火气特大，烦躁不安，夜寐不宁，大便偏干，小便多而淡黄，食纳尚可。脉细弦数，舌红，光亮无苔。拟从滋阴养胃，清热泻火。处方仿沙参益胃汤、玉女煎加减：

南沙参、北沙参各15g　　麦冬15g　　石斛15g
生地20g　　知母10g　　生石膏20g　　山药20g
牛膝10g　　天花粉15g　　乌梅15g

每日1剂，煎3次代茶饮。

二诊：4月13日。服前方后饮水略为减少，舌苔光亮减轻，脉仍细弦数。守方加白芍15g，并嘱其选择清滋而补的食物，如甲鱼、墨鱼、鸭子、绿豆等佐食，忌用鸡、鹌鹑、牛羊肉及辣椒、胡椒等辛燥之品。

三诊：4月23日。上药服10剂，饮水量的减少仍不明显，但烦躁不安等现象有所缓解，舌仍光亮，脉弦细数。中药仍守上方继进，增加六味地黄丸、六神丸，按量分服。

四诊：5月9日。服前方15剂，饮水量减少，人安静，睡眠安宁，饮食增加，精神好转，舌苔稍现白苔，红亮退，脉仍细弦。处方：

南沙参、北沙参15g　　麦冬15g　　石斛15g
生地20g　　知母10g　　生石膏20g　　生黄芪15g
山药20g　　牛膝10g　　天花粉15g　　乌梅15g

每日1剂，分2次服。

五诊：5月28日。服前方15剂后，饮水量又减少，与初诊（用军用水壶计数，一个上午大半壶）相比，减少约四分之三。除有饮水多的表现，其他均无不适，饮食、睡眠、二便均趋正常。舌苔薄白，舌质偏红但无光亮，脉细弦。处方：

南沙参、北沙参各15g　　麦冬15g　　五味子6g
石斛15g　　天花粉15g　　玄参15g　　生地20g

竹叶 10g　　生甘草 5g

每日 1 剂，煎 2 次代茶饮。并嘱其以绿豆、水鸭佐食。

上药先后服用 60 余剂，至 8 月份停药。年终随访病情稳定，照常上班。

「按」　　鼻咽癌从部位看，属肺胃，从其病情热灼疼痛看，实为肺胃熏蒸而痛，治疗当从清泄阳明胃热，兼以解毒。曾用竹叶石膏汤加水牛角粉，并用六神丸同服，对几例晚期病例治疗有一定的缓解作用。

本案刘姓患者，已做放疗，如期按量完成了放疗的定量。笔者接诊是处理放疗后遗症，治疗起到缓解症状的作用。

放疗后所出现的阴伤胃热，津液匮乏之症，给患者的痛苦亦属沉重难忍，其口渴之象难以形容，几乎水不能离口，实属痛苦。所选用的沙参麦门冬汤、玉女煎等，均为清热滋阴之品，着眼点是滋养胃阴，又兼用六神丸解毒。必须提出，凡经放疗后，治癌已达到预期目的，无需再用中药抗癌。因为抗癌的中草药多为清凉解毒、活血祛瘀之品。皆有碍脾胃，尤其对胃的影响极大，所以用六神丸解毒足矣。

总之，放疗之后，视其阴伤部位、程度而决定用滋阴的不同方药，不要再抗癌。正确用好中药，发挥所长，使之中西药相得益彰。相反，如西药放疗、中药抗癌，均只顾治癌，不顾治人，其结果是病（癌）好（除）了，人也去了，这种后果是医患均不能接受的。

386

4. 胃癌术后

任某，男，69岁，退休干部。2000年12月10日初诊。

患者1个月前行胃癌切除手术，五分之四的胃体切除，手术恢复良好。术中未发现转移，仅化疗两次，身体承受不了。诊时所见，病者面色苍白，两眼睑淡红，精神疲乏，气息不足，面部、下肢轻度浮肿，步履艰难，食纳少，夜寐不实，头晕目眩，脉细无力，舌体白润胖大嫩苔。白细胞2.0×10^9/L，血红蛋白4g。综观上述各症，属虚羸少气，应大补其气。运化脾胃，使之能食能化方有生机。处方：

生黄芪20g　种洋参15g　白术10g　　茯苓15g

当归10g　　法半夏10g　陈皮10g

炒谷芽、炒麦芽各15g　　炒鸡内金10g　炙甘草5g

每日1剂，煎2次，和匀再分2次服。另，生黄芪15g，山药20g

大米若干炖稀饭，每日1次。

二诊：12月20日。服前方10剂，病情大有转机，精神好转，语言有力，浮肿消退，面色转红润，头不昏，夜寐安静，行步有力，食量增加，胃口很好，知饥能食，脉缓有力，舌淡红薄润苔。守前方加生黄芪30g，防风10g，杜仲10g，菟丝子10g。余药仍前。并用生黄芪，配山药，或赤小豆，或红枣，或莲子，或花生米炖稀饭，每日1～2次代替主食。同时用鳝鱼、鲫鱼炖汤食用。

三诊：2001年元月5日。病者经上述调养，体重增加4公斤，全身情况明显好转，白细胞4.0×10^9/L，血红蛋白5.4g。面色红润，语言畅利，步履轻盈，食量增加，脘腹舒适，夜寐安静，二便通畅，脉缓有力，舌体淡润，苔薄白。处方：

生黄芪20g　生晒参15g　白术10g　　茯苓15g

法半夏10g　陈皮10g　　当归10g　　防风10g

杜仲 10g　　菟丝子 10g　　枸杞子 10g　　炙甘草 5g

每日 1 剂，久煎分 2 次服。药粥照原配伍。

以上治疗方案，先后运用达半年之久，病者已恢复如常人，体态健壮，精力甚佳。近期疗效稳定，仍在继续观察。

「按」　　本例胃癌术后，从调理脾胃，补益气血入手，使脾胃振奋，能食能化，吸收良好，治疗 20 多天即增加体重 4 公斤，可见调理脾胃的重要性，继之加补肾药，使之脾肾双补相得益彰。在服药过程中，以药粥佐食，病后药粥自养，是治疗慢性病，特别是胃肠道消化系统病变的良策。

应当指出，本例胃癌术后，中药未用任何抗癌药，这并非疏忽，而是笔者对肿瘤中医药治疗的一贯主张。因为已经手术切除，且未见转移病灶，其证候是一派虚象，又年近古稀，既受癌肿的侵害，又受手术的打击，此时此刻中医药的调理补益是良策。所以不用任何抗癌药。临床也曾接诊过一些胃癌术后患者，经他人用大量抗癌药，诸如白花蛇舌草、半枝莲、蚤休，甚则用虫类药活血化瘀。如此治疗，可以预见，3～5 天即出现胃肠反应，饮食难进，病情每况愈下，这种残局是很难收拾的，医者应当谨记：切忌乱用滥用抗癌药。

5. 胃癌胰头转移

万某，男，63 岁，医务工作者。2000 年 12 月 1 日初诊。

病者确诊为胃癌胰头转移（胰头壶腹部有肿块），诊察所见：患者面色黧黑，两目发黄，身体瘦弱，胃脘痞胀，食纳少，嗳气呃逆，大便时稀时干，小便深黄，精神萎靡，脉缓弦实，舌质淡红苔白腻。处方：

柴胡 10g	白芍 10g	枳壳 10g	旋覆花 10g
香附 10g	法半夏 10g	黄连 5g	蚤休 10g
僵蚕 10g	地龙 10g	代赭石 15g	茵陈 20g
瓜蒌壳 10g	炙甘草 5g		

每日 1 剂，煎 2 次分服。另用片仔癀每日半粒，分 2 次冲服。

二诊：12 月 8 日。服前方 7 剂后，嗳气呃逆减轻，食量增加，胃脘痞胀减轻，面色稍转白，巩膜黄染退，精神略好转，脉缓稍弦，舌苔白腻退。守上方去黄连，加郁金 10g，川楝子 10g，每日 1 剂，水煎分 2 次服。片仔癀仍每日半粒，分 2 次服。

三诊：12 月 25 日。服前方 15 剂后，病者精神进一步改善，早间锻炼能跳绳一个多小时，食量增加，面色变为黑里透红，脘痞减轻，嗳气呃逆基本控制，大便软硬适度，小便稍黄，巩膜黄染未完全消退，脉缓无力，舌苔薄润。处方：

党参 15g	柴胡 10g	白术 10g	白芍 10g
茯苓 15g	法半夏 10g	陈皮 10g	枳壳 10g
蚤休 10g	僵蚕 10g	地龙 10g	茵陈 15g
郁金 15g	川楝子 10g	炙甘草 5g	

每日 1 剂，水煎服。片仔癀每日半粒分两次吞服。

四诊：2001 年 1 月 15 日。服前方 15 剂后，自觉精神好转，饮食正常，食后饱胀，嗳气打呃亦明显好转，巩膜黄染消退，大便适度，小便稍微黄，脉缓有力，舌淡薄白润。守上方去茵陈，加炒谷芽、炒麦芽各 15g，炒鸡内金 10g，每日 1 剂，水煎分 2 次服。

五诊：2月1日。服上药15剂后，自觉精神好，饮食、二便正常，惟胰腺部位有胀痛感，用手按摸疼痛减轻，不影响食欲和睡眠，脉缓有力，舌淡薄白润。处方：

党参15g	白术10g	茯苓15g	法半夏10g
陈皮10g	柴胡10g	赤芍10g	郁金10g
川楝子10g	丹参15g	延胡索10g	香附10g
蚤休10g	僵蚕10g	地龙10g	
炒谷芽、炒麦芽各15g		炙甘草5g	

每日1剂，煎2次和匀分2次温服。片仔癀照原量服。

六诊：2月20日。服上药15剂后，自述胰腺部位胀痛感减轻，饮食、二便、睡眠均正常，精神尚好，每日早间晨练能散步一个多小时。脉缓有力，舌淡润薄白苔。守前方继续服用，片仔癀仍照原量服。

病者病情稳定，回原单位继续服上方及片仔癀治疗，观察至5月份病情稳定，仍在治疗之中。

「按」　　本案病者接诊时，B超、CT均显示胃癌胰头转移。家属未将实情告诉病者，并告知治愈有望，这完全是在病者处于精神崩溃状态而为之的。接诊后，按辨证为肝胆气郁，脾胃不和，痰热交织，气滞血瘀，故初则用四逆散合小陷胸汤加味，经半个月的治疗，收到了预期的效果。继之以柴芍六君子汤，疏肝理气，调补脾胃，兼以解毒散瘀，这一治则持续数月，增强了体质，减轻了病势，对癌症似有一定围歼作用。中药汤剂是从辨证施药，而同时应用片仔癀，先后服40多粒，这种解毒散瘀药，对肿瘤的治疗作用是目前临床首选药，它的配伍严密，用药精当，对消化道肿瘤疗效是理想的。目前，本例仍在对症用内服药和片仔癀，继续治疗观察。

6. 直肠癌术后

应某，男，65岁，农民。2001年5月9日初诊。

病者在5年前行直肠癌手术，并用化疗。近来精神疲乏，贫血外貌，头晕眼花，面色萎黄，四肢无力，小腹胀满（轻度腹水），小便量少，尿急，下肢浮肿，大便稀且多次，食纳量少，口黏不爽，舌质淡，苔白薄腻，脉缓无力。（前医用五皮饮加薏苡仁、车前子、太子参、白花蛇舌草等味）拟用补益气血、调理脾胃法。处方：

生黄芪15g　党参15g　　当归6g　　　白术10g

茯苓20g　　法半夏10g　陈皮10g　　厚朴10g

神曲10g　　广木香10g　炙甘草5g

炒谷芽、炒麦芽各15g

每日1剂，水煎分2次服。

二诊：5月15日。服7剂后，精神稍好，饮食好转。现仍感头昏眼花，四肢疲乏，小腹胀，下肢浮肿减轻，口微苦，口黏。人造肛门时有鲜血。舌质淡苔薄白，脉缓弱。守上方黄芪改为20g，加苍术6g。每日1剂，水煎服。

三诊：5月23日。上药服7剂后，诸症减轻，肛门鲜血已止。仍头昏眼花，小腹偶有痞胀，下肢轻浮，晨起口微苦，口不干，舌淡苔薄白，脉缓弱。守上方去苍术，加炒薏苡仁20g，每日1剂，水煎服。

四诊：8月28日。因天气炎热，在当地服用前方，自觉比原来好转，全身情况良好。现症：偶尔气短、心慌，小腹有时胀满，食纳欠佳，大便稀软，小便微黄，舌质淡，苔薄白，脉细稍弱。处方：

生黄芪30g　党参15g　　白术10g　　茯苓20g

炙甘草 5g　　陈皮 10g　　　法半夏 10g　　厚朴 10g

广木香 10g　　神曲 10g　　　炒谷芽、炒麦芽各 15g

每日 1 剂，水煎分 2 次服，嘱服 10 剂。

「按」　　　本例直肠癌术后 5 年，从全身情况看，一派气血亏虚，脾胃不足之症。以人造肛门有鲜血，且服药后血止的病情分析，应属气虚不摄血。全程治疗以归芪六君子汤加味，旨在补益气血，调理脾胃，起到很好的辅助治疗作用。笔者认为，肿瘤经过手术、放化疗后，用中药应以"无毒治病"为主，着力于培补中焦，增强脾胃吸收功能，提高免疫力，有助于提高生活质量，延长寿命。相反，如果用中药去"以毒攻毒"，用那些活血化瘀、清热解毒药去治肿瘤，后果是不理想的，应引以为戒。

7. 胰头癌

刘某，女，45 岁，干部。2000 年 9 月 10 日初诊。

患者于 1 个月前行剖腹手术，当时以胆囊肿瘤而剖腹检查，结果发现胆囊肿块而摘除，病检有恶变。又发现胰头壶腹处有肿块无法剥离，未切除而关闭腹腔。诊察所见，患者面色苍白，巩膜轻度黄染，精神委顿，食纳少，呃逆嗳气，脘腹胀痞，大便不畅，小便黄赤。月经数月未潮。脉缓弦，舌红苔薄黄。处方拟用小柴胡汤加味：

柴胡 10g　　太子参 15g　　黄芩 10g　　法半夏 10g

赤芍 15g　　枳壳 10g　　　郁金 10g　　川楝子 10g

青皮 10g　　炒鸡内金 10g　天花粉 15g

炒谷芽、炒麦芽各 15g　　　白花蛇舌草 15g

野菊花 15g　生甘草 5g

另服片仔癀，每日半粒，分两次吞服。

二诊：9月20日。服上方7剂后，面色更有神，略显红润，自觉脘痞腹胀明显减轻，呃逆嗳气消失，食纳更香，食量增加，大便通畅，小便清长，精神好转。胰腺部位无不舒适感，睡眠好。脉缓弦，舌红苔薄白黄。嘱其仍守上方再进，共服15剂。片仔癀仍每日半粒，分两次吞服。

三诊：11月15日。病者自行用汤药，隔日1剂，片仔癀每日服半粒。半个月来病情明显改善，消化道症状基本消失。饮食恢复到病前，食后无腹胀痞闷，二便通畅。特别可喜的是，月经恢复来潮，且血量尚可、色正红。精神比前好转，自以为诸身无任何不适。脉缓稍弦，舌淡薄白润苔。处方：

柴胡 10g	太子参 15g	黄芪 10g	法半夏 10g
赤芍 15g	枳壳 10g	郁金 10g	川楝子 10g
炒鸡内金 10g	白花蛇舌草 15g		山药 15g
扁豆 10g	炙甘草 5g		

隔日1剂，水煎分2次服。片仔癀每日半粒，分两次冲服。

四诊：5月10日。患者已停汤药，仍坚持每日服片仔癀半粒。近日因感冒诸身不适，鼻寒流涕，食纳尚可，月经正常，脉缓舌淡润。处方：

柴胡 10g	防风 10g	葛根 15g	前胡 10g
桔梗 10g	苏叶 10g	法半夏 10g	陈皮 10g
甘草 5g			

每日1剂，水煎分2次服。嘱服6剂。

五诊：12月10日。患者连日来胃中嘈杂，食之则胀，大便不快，腹胀气滞，脉缓，舌淡润，舌中心少苔，两边有条状白苔。处方：

太子参 15g	法半夏 10g	黄芩 15g	苏叶 10g

黄连 3g　　　郁金 10g　　　大腹皮 10g　　旋覆花 10g

柴胡 10g　　　枳壳 6g　　　香附 10g

嘱服 2 剂，以观动静。

次两日，呕吐已止，嘈杂感减轻，大便通畅，能进软食，仍嘱其进原方 5 剂。片仔癀仍按原量服用。经 B 超复查，胰腺壶腹肿块缩小，边缘清晰。

至此，患者已存活 1 年半，且生活质量很好，月经正常，外观体态丰满，面容红润。前后已服用片仔癀 20 多盒，可算是治疗成功的病例。

「按」　　　本例胰头癌患者，在胆囊肿瘤切除时，因无法再剥离胰头而关闭腹腔，当时医生估计大概能存活 3 个月。术后，患者无奈求助于中医治疗。当时病情虚实夹杂，既不能补又不能攻，只能因势利导用小柴胡汤加味，使之调达肝胆，健脾和胃，稍佐清热解毒之品，另以片仔癀为治疗的主药。经过一星期的调治，获意外之疗效。此间可以观察到内服小柴胡汤加味对脾胃肝胆起到了调达舒畅之功，而片仔癀对肿瘤的抑制有可喜的疗效。

继之，患者在一年多的治疗中，中药以上方间隔运用，片仔癀不断服用，因而起到良好的治疗效果。笔者观察片仔癀对消化道肿瘤的疗效，非其他药物所能替代，曾经多例病者试用疗效皆很稳定。尽管其药物成分未曾公开，但它的功用值得大书一笔。

目前，患者仍健在，且外观体态丰满，面色红润，月经正常。B 超亦显示其肿块缩小。仍追综继续观察。

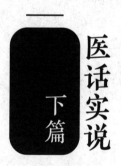

医话实说

下篇

一、中医学术要统一到『经典』上来

有人说，不能请中医会诊，因为中医没有统一的标准，三家会诊，就有三张处方，五个中医会诊就会有五张不同的处方，这样看来，中医确实是很难统一。这是一般人的看法，甚至中医、西医都这么看！

从中医的学术看，中医还有各家学说这样一门学科。业内人士认为，各家学说扬各家之长，集历代诸贤的精辟学说，百家争鸣，百花齐放，应当是件好事。这对于弘扬中医学术大有好处，既然如此，由各家学说论长论短，见仁见智，中医在临床上也自然有各自的优点，对一个病人开出不同的处方，那也是很自然的事。殊不知，中医的历史源远流长，学术争鸣推动了中医学术的发展，这是中医难得的、宝贵的、有别于西医的重要特点。应当继承和发扬！那么，中医的学术有百家争鸣，难道就不能统一吗？不管它千差万别，万变不离其宗，都应当统一到经典著作上来。

所谓经典著作，就是指《黄帝内经》《神农本草经》

《伤寒论》和《金匮要略》。从理论上看，《内经》为中医基础理论奠定了坚实的基础。无论是谈脏腑生理，还是病因、病机、治疗大法等，都有系统的论述。《神农本草经》为中药的性味归经、主治功用提供了可靠的理论依据。《伤寒论》与《金匮要略》，一者以六经辨证为纲；一者以脏腑辨证为目，开创了中医辨证论治的先河，它们的理、法、方、药贯通于中医临床各科，有效地指导着临床实践。如上所述，四大经典为中医的理论与临床铺垫了一条坚实的道路，为后世医家，也就是各家学术形成的基础。从这个意义上说，中医学术统一到经典著作上来，以经典著作的理论来统一中医学说，这就是天经地义的了。

再深入地从理论上说，《内经》所提出的五行学说、脏腑学说、经络学说、气化学说乃至近人所提出的气象学说、体质学说等基本理论，至今仍然是中医理论的基础。《伤寒论》《金匮要略》为后世诸家提供了临床基础。诸如金元四大家的学说、温病学说都应当导源于《伤寒论》和《金匮要略》。吴又可的《温疫论》所创的达原饮、三消饮；王清任的治瘀诸方，都可以说是发展了《伤寒论》《金匮要略》，绝对不是无本之木、无源之水，因为任何自然科学都有一个承前启后的发展过程，所以中医的历代医家，都在发展，都在创新，像接力赛跑一样，奋勇前进。用历史的眼光看，源和流，继承和发展，都是学术发展的必然。

有鉴于此，中医学术应当以四大经典为基础、为准绳，规范理论和临床，既要继承，又要创新，只要能统一到四大经典著作上来，中医学术将会焕然一新，大踏步前进，与时代接轨，这是指日可待，众望所归的事。

二、中医的路怎么走

有位二胡演奏家说，二胡是民族乐器，他可以演奏小提琴协奏曲《梁祝》，也可以演奏《卡门》等西洋乐曲。但如果从民族乐的发展来看，二胡还是有其民族性的，如欢快的《赛马》《空山鸟语》，抒情的《江河水》《二泉映月》等，演奏这些具有浓郁民族风味的乐曲，惟有二胡才能表现得恰到好处，西洋乐是不能替代的。

乐器有民族性，医药也有民族性，这是毋庸置疑的。

中医药源远流长，它是与中国传统文化息息相关，应运而生的。它的理论导源于中国的哲学，它的药材取之于天然；所以它从古到今，都是以人为本，因时因地因人而异来研究人的生理病理。根据这种理论指导临床，对千差万别的症状进行"辨证论治"，取得了丰硕的成果，对我们华夏民族的繁衍生息有着极其鲜明的、光辉的业绩。

可是，我们这支壮大了的队伍中，却很有些人不以为然，洋装穿在身，没有中国心。认为只有西医是科学的，而中医是不科学的。由于各种因素导致中医的教育西化了!

　　试想，走了 50 多年这种崎岖弯路，时至今日，仍然还没有走出误区，中医能不陷入被淹没的境地吗？

　　我是一名在共和国旗帜下成长起来的中医，也曾学过不少西医知识，不能算纯中医。教学中常常引用西医的诊断和病理以说明中医的证理法方，临床也常常利用各种物理诊断、生化检验以明确诊断，帮助中医辨证论治，所以临床疗效是较稳定的，在内科领域对某些病的有效率不在西医之下。因而我长年看病不用西药，求治者甚众，对中医学术坚定不移，即使眼下中医学术滑坡，临床处于低潮，也认为这种局面只会是暂时的。如果无能为力挽回局面，那就只好拉"二胡"了。

　　不过，我还是相信，"二胡"是民族的，中医也是民族的，是民族的就是永恒的。做有造诣的中医，要读的书实在太多。

　　第一，启蒙书。《医学三字经》《药性赋》《濒湖脉诀》《汤头歌诀》《内经知要》《医学心悟》等。过去学徒入门大致是读这些书。说它是启蒙读物，并不是说它浅白不经，而是指通俗易懂。像《医学三字经》的《医学源流》，把中医的历史概括地串在一起，然后谈经典著作，一直贯通到临床。读时朗朗上口，易读易记。其他几本也都有此特点。如《药性赋》，每味药点一两句，非常精练，又非常实用，读熟了，可以受用一辈子。

　　第二，经典著作。读完启蒙读物后，要读层次高一些的书，如《伤寒论》《金匮要略》。这两部经典，可以说是中医临床基础学，不论是内、外、妇、儿各科医生都应该读。先通读后精读，在熟读的基础上适当参考注家，选 1～3 种注本，扩大视野，加深理解。这两本书应当随着个人医技的提高而不断地读、不断用，从医一辈子，就要读一辈子。

《内经》怎么读？我认为，作为临床医者，在读《内经知要》的基础上，以熟读《内经》原著中的《上古天真论》《至真要大论》等七篇大论为主，能掌握精神即可。另外，可以读读张景岳的《类经》，此书分门别类，能够少花时间，广收效益。《灵枢经》可以根据个人的需要去读，如果搞针灸、经络研究，那就必须读。

温病部分。原来的四大经典，不包括温病。但温病的几个名篇如《外感温热论》《湿热论》《温病条辨》，也要当作经典来读。因为它们在临床上很实用，理论上发展了《伤寒论》之未述，方药上补充了《伤寒论》之未备。故有伤寒是温病的基础，温病是伤寒的继续之说，二者不可偏废。

第三，专著。所谓专著，是指对某一方面的专辑，例如《血证论》《脾胃论》《痧胀玉衡》《疫疹一得》《傅青主女科》《石室秘录》《三指禅》等。这些专著确有特长，如《血证论》治血四法——止血、消瘀、宁血、补血，这可以说是治血证的四大步骤、四大治法，指导临床有十分重要的意义。王清任的几个活血化瘀方临床多有疗效，这就是精华。《傅青主女科》中的治带经验，确为临床所用。其中完带汤补脾利湿，是治脾虚带下的有效方。我的意思是在浏览的基础上，抓住重点为临床服务。譬如王清任的书，它的理论、解剖知识与现代医学相比实在是粗浅，这是时代所限，尽管在当时还是挺有见地的认识。因此他的理论浏览一遍即可，而他的逐瘀诸方，却是要花精力去研究，去实践的，因为其临床疗效是确切的。所以读专著要在"专"字上做文章。

第四，读医论、医案。古代的医论、医案，言简意赅，但艰涩难懂。我主张读点近代和现代的医论和医案。

秦伯未的《谦斋医学讲稿》应是医话体例，内容翔实，通俗易懂。《岳美中医论集》一事一议，文字精练，对临床很有指导意义。《干祖望医话》内容丰富，上溯远古，下及近贤；谈古论今，包罗万象，读了大开眼界。其他则可根据自己的喜好进行选择。医案部分资料甚多，历代都有，以选清以后的为好，因为中古以前的记叙得太简单。近代的以《临证指南医案》为主，内容详细，文字易懂，而且分门别类，易于掌握。《蒲辅周医案》也很贴近临床，其用药法度很有指导意义。《岳美中医案》也是一本文字质朴，理论严谨的好读物。当然，医案不限于上述几种。如《寓意草》《柳选四家医案》等，都是可读之书，能够广为涉猎，都会有收获的。

第五，读相关的书。文学创作上有"诗在功夫外"一说，我想借用此说："医在功夫外"，要做一个有作为的医生，的确要"上知天文，下知地理"，即要博览群书。当然与中医相关的学科首推文学和哲学，这两者都能提高中医辨证思维能力。文学方面，我认为应选中国四大古典名著（《三国演义》《红楼梦》《西游记》《水浒传》）、鲁迅的著作及《燕山夜话》等。这些名著尤其是《红楼梦》《西游记》，多处涉及中医，其思辩性、想象力对中医的思维很有启迪，对提高文学修养、写作能力也大有裨益。至于哲学，我认为以毛泽东同志的《矛盾论》与《实践论》两书为主即可，这是两部通俗易懂的哲学著作。运用矛盾法则来认识疾病，无形中把医学与哲学融会在一起。至于古典哲学很难读懂，可视自己的阅读能力而定。其他值得一提的是《孙子兵法》，虽然它谈的都是兵家的谋略，但中医有句行话叫"用药如用兵"，比喻遣方用药犹如兵家之调兵遣将。这无疑有助于临证的辨证施治。

此外，最好逐步读点历史书籍。历史这个范畴很大，我想以明清史、近代史较为接近，因为中国上下五千年的历史，要有所了解都得花费不少精力。因此作为中医大夫，了解一点明清史、近代史也可以了。而中医的发展史则是必须要了解的，现行的高等中医院校教材写得通俗易懂，我看以此为读本即可。

"读书"的话题很大，涉及面也很广，以上只是泛泛而谈。但要做一个好中医，必备的专业知识和相关知识是必须掌握的，这就需要博览群书，有了这个基础，再深化提高也就有了根基。

上述仅为个人的粗浅体会，不当之处希望高贤指正！

三、酒与药

酒之与药，长期共存，相互作用，在医疗过程中，扮演了十分重要的角色。

酒性本身有通经活络的作用，如与药共伍或为药引，既增强了酒性，又激活了药力，是相得益彰之举。如栝蒌白酒汤、炙甘草汤等，都是以酒入药，增强疗效。单味药用酒炮制的就更多了。

有的酒以药命名，如五加皮酒、木瓜酒、何首乌酒、大活血酒，均是单味药用酒浸泡而成的，既可以是药，亦可视为饮品，对人有补益作用，服用无毒副作用。还有十全大补酒、乌鸡酒、八珍酒、鹿龟酒以及风湿酒，这些药酒是一个成方，多味中药浸泡而成，有治疗作用，应当是药酒而不是饮品。

那么，是不是药酒也和酒一样，什么人都能饮，什么病都能喝？非也。药酒不能随便乱用，应当因人而异，辨证用之。

比如阴虚火旺的体质，所有的药酒都不适宜，因为酒性燥烈，如系火热之体，用酒药的任何品种都不适合。再如青壮年，如果用十全大补酒、壮阳补酒，绝对是助火内炎，焦骨伤筋，有害无益。

一般地说，阳虚之体和寒湿之证用药酒温通筋脉，祛寒胜湿，确能起到治疗作用。反之，所有药酒都不能乱用滥施，用之不为有益，反而有害，当慎之。

四、时髦非时尚

所谓时髦，即指衣着或其他事物入时。这种时髦移植到医疗活动中，就是用中医的治法去套西医的病名。只要是西医称之为炎症的病，都不用辨证，拣一些清热药去消炎即可。由此产生了一个怪圈，就是炎症即是热，炎者必热，热即炎也。于是乎就把清热解毒与消炎抗菌相提并论，且把它当成了"时尚"。

殊不知，时髦与时尚，是两个完全不同的概念。时尚是指时代的风尚。目前，医疗活动中小到伤风感冒，大到脏器肿瘤，以西医之病名，用中药去对号，已是司空见惯，大有不可逆转之势，这种"时尚"是中西医结合的误区，也是造成中医药发展萎缩、学术滑坡的主要原因之一。

比如，临床上许多炎症如咽炎、鼻炎、胃炎、肠炎、关节炎、宫颈炎等，岂能一概用清热解毒药。更有甚者，凡肿瘤则一概都以毒攻毒、活血化瘀治之。用药量之大，也是令人望之咋舌的，其后果真是难以想象啊！

时下，临床医疗活动中炎即热、热必清的简单对号入座，害人匪浅。以感冒为例，发热是其外症，应有风寒与风热之分，而且不同患者还存在体质上的差异。若统统以清凉解毒之法去消炎，对有些病来说，无疑会延误病机，酿成无穷后患。再以肿瘤为例，无论是何种肿瘤，用化疗、放疗或手术治疗，这对抑制肿瘤病变来说是有效之举，而中药辅助可以提高身体素质，提高生活质量，这在治疗肿瘤时本来是大有用武之地。然而，不少医者，并非如此，而是用大量清热解毒、活血化瘀药，以毒攻毒，致使病者体质急剧下降，结果是事与愿违，适得其反。所以，笔者认为，医疗实践是不能赶时髦的，一切举措都应当围绕辨证施治这一重要前提展开，这样才能发挥中医之长。因此，医者不应去赶时髦。更不能把时髦当时尚。

五、经方、时方、自拟方

　　时下，中医队伍里有的习惯用经方，有的喜欢用时方，还有的多采用自拟方。如果从疗效而论，只要能治好病，什么方都行。可是这三种不同形式的处方，还应当寻根究底，说个清楚明白。

　　所谓"经方"，有人说是经验之方，只要用得有效，各人都有自己的经验方。此说不能苟同。笔者以为，经方就是经典之方，具体地说，就是《伤寒论》《金匮要略》的方。因为大家都公认，《伤寒论》《金匮要略》是四大经典的两大组成部分。经方是方剂的鼻祖。从这个意义上说，经方就是经典著作之方。所以，历代医家都以经方为准绳，后世不少方是从经方中延伸演变而成的，有它的规范性。当然，经方是经过千锤百炼的经验积累，其组织严密，配伍精当，并非是简单的临床经验总结，而是若干代人，历经数千年积攒下来的文化瑰宝，故不能与一般的经验方相提并论。

　　时方怎么界定？时方是继经方之后出现的方剂，也是集历代医家的经验而创立的方，可称之为时方。或者说中医的方剂就是两大主流派别，一是经方，一是时方。经方是《伤寒论》《金匮要略》的方，除经方之外的方都是时方。

经方是方剂的鼻祖，时方是依据经方的法度化裁出来的，也是经过千锤百炼的，不是随意拼凑的方，组织都很严密，遣药都很精练。有人说张仲景的方严而不死，李东垣的方多而不杂。这正好说明经方与时方各自的特点。仲景方药味少，药量大，严密之中有变化；东垣的药味多，用量小，繁杂之中寓于严谨。所以说，经方是时方的基础，时方是经方的发展。两者是相互补充，共同发展的产物，这就是中医药发展的轨迹，学术发展的必然。

至于"自拟方"。顾名思义，自拟方就是医生自己将几味药搭配而成的方。现在这种自拟方见诸临床病历和报刊杂志，比比皆是。甚至可以说大有取代经方、时方之势。这是喜还是忧呢？笔者认为，从目前的形势看，忧多于喜，对于发展中医，弘扬学术是极端不利的。眼下自拟方大体可分为两种类型，一种是中医的自拟方，名曰以某法指导组方，例如活血化瘀，把几味临床活血化瘀药凑在一堆，也不问药物的属性，也不问药物主治功用，就是以活血化瘀的框架选几味药构成一个方，这种组方疗效是不理想的，尤其是对学生影响不好，弄得初学者无所适从，不知道怎样学习老师的招式，到头来不知道掌握哪些门道。另一种自拟方是按照西医的病名组方，比如说脑梗死，用活血化瘀药桃仁、红花、川芎等去"扩张血管"，这能行么？还有治肝硬化，用溶纤药去溶解硬化了的肝细胞，这又能行么？还有名目繁多的自拟方，不一而足。试想，这些不按中医辨证规律用药，尽管经过"临床验证"，甚至是大样本的验证，其临床疗效都是不确切的。所以，自拟方说到底是不可取的。

为什么不赞成自拟方？自拟方者认为他是以法而立方。其实，自拟方绝对是不符合辨证规律的，理、法、方、药不能相互印证，即使有疗效，也难以在"纸上"说清楚。像这种不能登大雅之堂的东西，也是无法继承和发展，就没有学术地位和临床价值。如果说经过正规院校科班出身的医生，放弃经方不用，时方也不认同，每天都在自拟方，最后非变成无法无方的问症发药的郎中不可。

说到底，临床治病应当有法有方，无论是经方、时方都可以灵活应用，如果说临床功夫还不到炉火纯青的地步，还是规规矩矩地好，做学问像接力赛一样，一棒一棒地传下去。中医药的发展，也要一代一代地传下去，不然，就很难得到发展。

六、该不该『忌口』

病人经常问：医生，要忌口么？哪些东西能吃？哪些东西不能吃？是的，有些病人适当忌口，不吃那些与药相冲突且于病不利的食物，这是对的，也有利于治疗。然而，有的医者则过分夸大禁忌的范围，如油腻不能吃，甜酸食物不能吃，高脂肪高蛋白不能吃……按照如此医嘱，病人只能吃青菜萝卜大米饭，其他都在禁忌之列。相反，有的医生又太宽松了，不管别人患什么病，凡能吃者，概不禁忌，名之曰"加强营养"，由此造成"食复"者不少见。

依我之见，话要分两头说，一是健康者应当甜酸苦辣都能吃，也都应该吃，这才算是真正的健康。用一句通俗的话说：好吃的不要多吃，不好吃的不要不吃。这就告诉人们，不要偏食。根据生活习惯，适当地注意调和五味，做到符合体质，符合季节，符合地域搭配饮食；二是有病之人因为机体异常，应当根据体质和病情，合理调整饮食结构。以身体素质而言，如阴虚火旺之体，平常口舌生疮，大便干燥者，应以清淡饮食为宜，冬天的萝卜、夏天的绿豆有利于泻火。如素体阳虚寒甚，稍有不慎就便溏腹泻者，就应多吃辛热的食物，如生姜、胡椒之类。从病情来看，如发热的病人，无论是哪个脏器的病变，都不宜用辛热的食物，必须待发热平息之后，方可适当调补。相反，如病人是虚寒证，恶风怕冷、大便稀溏等，那就不宜食寒凉食物，而应予辛温含热量高的食品。所以，凡是阴虚、阳虚、热证、寒证都应选择相应的食物，不能不顾疾病性质乱投杂食。此外，有些特定的病人应当有特别的禁忌。如糖尿病人少吃糖，肾炎病人少吃盐，高血脂者少吃肥甘厚味，过敏体质者少吃鱼虾，都应根据病症来选相应食物。总之既不能一病就样样都忌，也不能毫无禁忌。

七、『活血化瘀』不是万金油

大概是 20 世纪 70 年代后期，国内兴起"活血化瘀"治疗冠心病之风。随之而来，活血化瘀治法像一股旋风席卷了许多治疗领域，诸如肺气肿、胃炎、肾炎、子宫肌瘤、中风、风湿病等，似乎活血化瘀治法什么都能治。其实，这是一种误会，或者说是盲从。

究其原因：

第一，对造成瘀血的病理认识不足。比如，冠心病的瘀血，应当是气虚致瘀。因为气虚才出现血瘀（即血液黏度加大，血流减慢），其本质是气虚。如果单纯化瘀，势必耗伤正气。气虚无力推动血行，血则迟疑而瘀。若一味化瘀必然气虚更瘀。所以瘀血的病理机制必须弄清，方可施化瘀之术。又如，肝硬化病人，除了有肝硬化之外，并不见什么瘀象，如径用桃仁、红花、三棱、莪术、土鳖虫类药逐瘀行血这能治好肝硬化吗？我的回答是：绝对不能！而且会越治越坏。再如，肾炎后期确有瘀象（浮肿，面色黧黑），然而是血瘀？是水瘀？还是气虚水血瘀滞？不能简单地视为血瘀，应从气、血、水的因果关系找到瘀的症结，否则以瘀统属于血，实在是认识上的肤浅，没有吃透瘀血的病理，带来治疗中极大的盲目性。

第二，对活血化瘀疗法的盲从。所谓活血化瘀，是针对瘀血而设，有它的适应证，不能泛用于气虚所瘀，水邪所瘀等不属于血瘀者，滥施之后果极坏。再则即使是应当活血化瘀者，还有个选择药物的问题。是选峻猛攻瘀逐血之品，还是选柔中有刚化瘀平剂，临床经验告诉我们，应当是后者。以肝硬化为例，从病机看确实有瘀积存在。然而，应以软肝柔肝为法，而不是活血化瘀、攻逐瘀积。不能用峻猛之物如三棱、莪术、虻虫、水蛭等。这样对肝硬化不仅毫无益处，而且会酿成后祸。道理很简单，肝硬化本来就因肝脏病变而损伤巨大，再加上无休止的攻逐破血，势必造成活血破血出血的大祸。故不应把活血化瘀视为灵丹妙药。再如冠心病，确实需要活血化瘀，但选药必须在益气的基础上，选丹参、郁金、橘络等活血通络，而不是桃仁、红花等活血化瘀药。取柔中有刚、益气活血之品，对冠心病的治疗才会恰到好处的。

说到底，不能不分青红皂白地把活血化瘀当万金油用。临证依法选方用药，慎哉，慎哉！

八、"虚不胜补"说

1998 年的夏末，有一位 30 出头的银行职员求诊。乍一看，其身材苗条，面容㿠白，像是"黛玉"型的女性。细问之，已住院多时，做过甲亢、心电图、脑电图、CT、胸片及各种血液检查等，所怀疑的结核、甲亢、血液病等，该查的查过，均无阳性结果。最后诊断：神经官能症。建议用中药调理之。诚然，神经官能症者，即无脏腑实质性病变。详询细诊，确实无实质性的阳性体征，仅是贫血外貌，形体消瘦，面色苍白，食纳量少，二便正常，月经量少，精神疲软，四肢乏力，脉缓弱，舌苔白润。血压低。据此判为气血不足，脾胃不足，肺肾俱虚。用归芪六君子汤加味。生黄芪 20g，当归 10g，党参 15g，白术 10g，茯苓 15g，法半夏 10g，陈皮 10g，巴戟天 10g，杜仲 10g，菟丝子 10g，炙甘草 5g。用上药进退 3 次，服 15 剂之多，病人感觉很一般，没有坏的反应，但亦未见显著好转。当时，我仔细揣测，认定证属虚无疑，用上述归芪益气补血不错，六君调补脾胃理当有效，加巴戟天等补肾，也在情理之中，缘何不效。既然是虚证，为何不胜补？想到此，遂对学生说，这就是"虚不胜补"的典型，应当退回来治，于是开了一张参苓白术散加谷麦芽、鸡内金等消导药，且以小剂量缓缓图治。果然，一星期后复诊，病者感觉精神好转，食纳量增，大有转机，又嘱其再进前方，以图更好的疗效。

后以此"虚不胜补"为题，向学生讲述这一道理。往往在病后体虚，医者病者都急于速补取效，然适得其反。尤如花卉施肥，肥效过高不利花卉速生，退回来施淡肥，事半功倍，方能取效。其理无二致。有时把常理置之不论，一味地追述高效速效，结果可想而之。

九、三仁汤能止汗吗

如果说，三仁汤是止汗的方剂，人们可能会认为这是"天方夜谭"。然而，临床实践证明，三仁汤又确实能起到很好的止汗作用。

1998 年夏天，7 月 20 日。一患者因为咳嗽、低热，用柴葛解肌汤加减，服 5 剂低热除，咳嗽止，惟汗出甚多。继之改用桂枝汤合玉屏风散，服 5 剂出汗减轻，但背部汗出仍多，几乎是汗流浃背。三诊，视其诸恙平息，惟汗出如故，且有蒸蒸之势。又视其舌苔白腻，便溏，溺黄，脉不紧不数，缓而偏软，疏方三仁汤加藿香，嘱进 5 剂。药后来诊，诉服上药后，汗出已止，一切正常。无不适者，遂以此方调理。

诊毕反思，三仁汤果真能止汗，可称奇事。这层道理看似浅显，前者用柴葛剂透热疏散，起到退热作用；后者以桂枝汤合玉屏风散，旨在调和营卫以补益固表。二者虽起到应有的作用，但对湿邪置之不顾。既未透湿于外，亦未渗湿于下，故湿遏热伏，汗出如蒸。背为阳，湿遏阳伏，故背部出汗甚多。然用三仁汤宣上透达肺气，运中醒悦脾胃，渗下通调水道，三焦通畅，气机舒展，故不止汗而汗自止。由此可见，中医的辨证何其重要。

十、脾虚会生风吗

"脾虚生风"这句话出自何处，我记不清楚。在临床上确实可以见到因脾虚生风而身痒难忍的病人，用补脾疏风法治疗，有确切的疗效。

最近，我遇见一位老人。男，70岁，患有脑梗死、脑萎缩、老年痴呆、糖尿病等，在治疗上述病症时出现全身瘙痒，轻时不以为然，重时瘙痒难以入睡，白天晚上全身瘙痒不得安宁。这样，不得已停止对上述病症治疗，先止痒再议。细察全身皮肤光滑，白润腻，无任何搔痕，皮肤亦无疹点。舌淡白润滑，脉缓而弱。其他二便正常，饮食尚可。拟用补脾疏风法，方拟玉屏风散加味。生黄芪20g，防风10g，白术10g，路路通15g，地肤子10g，白鲜皮15g，蛇床子10g，每日1剂，水煎分2次温服。服6剂后瘙痒完全停止，近期痊愈。

以上病例可以印证"脾虚生风"这一说法，是符合临床事实的。同时还应说明：一，糖尿病有身痒，但不是脾虚生风，皮肤有改变，往往以阴虚血热多见；二，荨麻疹身痒，一般有诱因过敏，也多有风热血燥（荨麻疹身痒也有营卫不和，脾肺气虚，但疹点多为白色）。这种"脾虚生风"皮色多无改变，且有脾虚肺气不足之征，故治疗不能凉血，不能清热，应在补益脾肺之中，增加疏风之品。如上方药中肯綮，一方竟功。

中医的病机、治法往往在实践中能得到验证。不过，像这样一句简单的话，常不被人重视，还要加上"不能重复"之指责，言外之意，治好病是个偶然。这样审视中医，能行吗？

十一、芒硝敷肚脐能通便

用芒硝调醋敷肚脐，是一种中医外治法，不伤胃肠，可以起到促进肠道蠕动，通便泻水的作用。我经常将它用于腹水的病人，能取得一时之效。

曾有信丰县一位患肝硬化腹水农民病友来电，称他的病情日趋严重，已治疗一年多。腹胀越来越厉害，小便越来越少。并在电话中流露出悲伤的语调，说这可能是他最后一次打电话啦。我听了十分难过。当即告其买芒硝半斤，用醋调敷肚脐，干了又敷，如此反复，或可取效。过了两天又来电话，高兴地说，陈医师，我可能不会死，有希望啦。用芒硝敷肚脐后，肚子胀减轻，肚子咕噜作响，大便量增多，人也舒服多了。我要他继续敷用，一日数次。同时内服药不变。

芒硝性味辛咸苦而大寒，功用泄热导滞，润燥软坚，内服可与大黄、甘遂配伍，泻肠中之实，局部外用亦有清热泻火之效。且可以配药点眼，亦为喉科要药，西瓜霜中即有芒硝。还可以用芒硝与苦瓜、黄瓜配伍取霜为药用。

　　不仅芒硝敷肚脐能通便，还有许多病都可用"内病外治"的方法治疗。可见，中医药学宝库中还蕴藏着丰富的治疗方法，有待于我们去挖掘整理和提高。

　　临床上气虚致血瘀者，确实有之。有一农妇，年已五旬，患血吸虫病肝硬化，全身浮肿，小便短，大便稀溏，月经量多衍期。舌质紫黯，苔薄质白而润。经过一年多的治疗，肝硬化基本得以控制，多次 B 超证实肝略有回缩。浮肿消失，大便亦成形，食纳增加，起居正常。后继续用归芪六君子汤加三棱、莪术等软坚散结药，经治近两年，临床显效。

　　在治疗过程中，值得大书一笔的是舌质紫黯、灰白苔的瘀血征得到明显改变，这印证了"补气消瘀"大法的有效性。所用药，一为归芪六君子汤，以补气为主，适当加入活血化瘀药；一为归脾丸，意在养血归脾。服 2 个月后，月经逐渐减少以至绝经。这两种方法，一为汤剂调理肺脾取其速效，一为丸剂归脾养血，缓慢图治。病者全身情况转好，其中舌象的变化，由原来舌质紫黯、苔薄白，变为红润鲜亮，证实了补气消瘀的临床效果，是无可置疑的。

十三、桂枝汤中不可缺生姜

桂枝汤中五味药，即桂枝、白芍、炙甘草、生姜、大枣。严格分析，五味药中有两味血分药，即桂枝与白芍。方中起调和营卫作用的是生姜、大枣。所以说，用桂枝汤调和营卫，姜、枣是缺一不可。

曾治一老教授，因终日畏寒，经常感冒，于某年夏天来诊，自谓背部怕冷，既不能洗冷水，也不能睡凉席。据其脉证，拟桂枝汤原方合玉屏风散，服 5 剂后身暖如日浴，嘱其再服上方。适逢生姜用完，遂煎无生姜的桂枝汤服。不料，服了没有生姜的桂枝汤，全身瘙痒难忍，且不得汗出，皮下郁郁不畅，十分不舒适。又来与我面商，问是否有何变故？当即与其测血压，诊脉察舌，听心脏，未见何特殊体征。诸身一如常人，料无妨碍，不必易方，嘱其觅生姜置药中再煎服。当日又进上方 1 剂，因诸药齐备，药后身痒止，仍如前述，身暖如热浴温煦。病者惊叹不已，生姜一味，居然如此重要，可见中医之奥秘，还真是神秘莫测，博大精深！

　　这一偶然的发现，也使我这个讲了一辈子《伤寒论》的教书人，进一步加深了对桂枝汤调和营卫真谛所在的理解。如果应用现代药理学对这一现象进行分析，无疑会将其特殊功用通过药物分子结构式显示出来。我真盼着这一天，到那时把方剂中的化学成分搞清了，既能使学者一听就懂，也免得先生舌敝唇焦！

十四、谈『气化则水化』

"气化则水化"，此语出自何处，我尚未找到根据。《内经》中只有"膀胱者，州都之官，气化则能出矣"。不管它是杜撰的，还是有出处的，权且不追寻根底，而"气化则水化"这一治疗法则，确乎能指导临床。有些水肿病人，不能利水，而是通过气化（包括疏肝理气、理脾行气、化气利水等）达到较好的行水作用。临床最多者是肝硬化腹水的病例，一般都惯用猪苓、泽泻、木通、车前草利水，甚至有用大戟、芫花、甘遂之类的，毫无顾忌，一点也不手软。殊不知，"利水伤阴"这是永恒的真理（不管是中药还是西药概莫例外），尤其是肝硬化腹水，利水伤阴尤为明显，有的病人用利水药不出一星期，舌苔即红赤光剥，于病非常不利。笔者临床摸索的化气利水使之气化则水化的路子，对治肝硬化腹水多有效验（病案另详）。基本方以四逆散加味，如适量的大腹皮、海桐皮、茯苓皮等，并加入补脾的山药、白术、扁豆，使之肝气条达，脾胃健运。病人服用之后，食纳增加，小便量增，腹胀气滞减轻，生机由此而起，自然气化则水化。

因此说，气化则水化是一个病机转化的表现，也是通过气化（调理气机）达到水化的目的。

十五、青霉素是凉药吗

青霉素能抗菌消炎，它是凉药吗？回答当然肯定不是。因为西药与中药不一样，它没有属性，也不讲寒热温凉和性味归经，只是对那些菌种有抑制作用，所以它无所谓是凉是热的。

然而，青霉素在临床上能消炎，通过消炎而能退热，似乎表明它能起到清热的作用。实际上不是那么一码事。消炎与清热不一样，炎症与热证不相同，不要把中医与西医的名词术语、药物作用等同起来，不然就会弄成头戴瓜皮帽、身穿西洋装的那种不协调。

但是，在临床上用青霉素对老年体弱、幼小之体，都有类似用清凉药的后果，例如老慢支肺气肿等病，开头用青霉素有效，后来加大量也不生效，随之会出现一派脾胃虚寒的症状，只有用温肺化痰药才能控制症状。同样，小孩上呼吸道感染，用青霉素初则有效，后来也可以出现脾胃虚寒的症状，只有用补脾健胃调理后才能恢复。

另外，临床上常遇到青霉素过敏，或治疗过程中反复加大剂量用青霉素，所表现的症状也是一派脾胃虚寒之症，与服用清凉药的后果一模一样，必须补益脾胃，方可改善症状，促进病体恢复健康。

正因为有上述现象，临床遇见得太多，所以才产生青霉素是否为凉药的疑问。不知道临床医者会有同感否？提出这个问题，大家共同商榷吧！

十五、青霉素是凉药吗

十六、炎症与热证

炎症与热证，是中西医两个不同的概念，不能等同。可是，现如今将炎症视为热证，在临床上搞成"炎者必热"，"热者必清"，这种误导不仅对病人不利，就连医者也往往将错就错。概念糊涂了，治疗也就乱套，造成许多不必要的失误，贻误病机，实在不应该！

首先说说炎症。炎症是一个名词，它的病理过程有了"红、肿、痛、热"四个方面，具备了红肿痛热可称之为炎症，或是红肿不痛不热，或是肿痛不热，或热不肿不痛，或热或痛单独存在，都可视为炎症。所以临床上的炎症很广泛，诸如心肌炎、肺炎、支气管炎、肝炎、肾炎等，都是具体落实在脏器组织的病变上的。

炎症并不分寒热虚实。只是分什么致病因子所导致的炎症，如细菌、病毒等，用消除病因的抗生素即可治愈。如果从中医的认识论看，那就大不相同，同样是炎症可分为寒热虚实，用补药、用温药、用寒凉药都可以治疗炎症。所以说炎症就是炎症，不能与热证混为一谈。

其次谈谈热证。热证是中医的证候（也可以说是术语），从证候的角度看，有无形之热（即不发热），有有形之热（即有发热），前者多为内伤病，诸如口苦咽干、胃中烧灼、胸闷气热、夜梦烦躁、大便干燥、小便黄赤等都是热在于里。后者多为外感病，如发热（有体温升高），口渴饮水，或伴恶寒身痛等，实为热邪在表。这是就有热无热均可称热证之说。再深入言之，热证有表热、里热、虚热、实热；有热在脏腑，如心火、胃热、肺卫热；有热在营血分热；有热在湿中，湿热并存等。所以，治疗热证用药就十分复杂，比如解表可以退热，清里可以泄热，滋阴可以清热，补气可以退热等，从药物而论，黄连、黄芩可以清热；金银花、连翘可以清热；黄芪、党参可以退热；生地、白芍可以清热等。概括地说，辨证求因治热证，解表清里可治热，补益气血可治热。因此不能执定热证都用清热药，必须辨证方可权衡用什么大法，选什么方药，才能准确地认识热证和治疗热证。　.

至此，不言而喻，炎症和热证本来就是两个不同的概念，不能混为一谈。更不能误导凡是炎症都是热证，炎症必须用清热药的错误理解。避免临床上的误差，以免贻害患者。

十七、麻黄治咳用量宜轻

麻黄的功用是止咳、平喘、利水。然而，用麻黄治咳嗽，药量宜轻不宜重。因为肺为华盖轻清在上，所以用麻黄治咳，旨在宣肺，用量宜轻。吴鞠通说："治上焦如羽，非轻不举"，即肺药要轻用的意思。再者，麻黄用量过大，有耗伤肺气之虞，一般每剂 3～5g，用得恰到好处即可。

我很喜欢用麻黄治咳嗽，一年四季都会用麻黄配伍入药，但用量都很轻，如果嫌其量轻，可以用前胡、桔梗、苏叶、僵蚕之类，辅佐麻黄宣肺。既可达到宣肺的目的，又无耗气或留邪之弊。当然，麻黄用在小青龙汤中，其量可以用至 10g，因有五味子的收敛，监制麻黄，故量大无碍。麻黄炙用，药力更缓，用量稍大无妨，如治小孩或老人的咳嗽，用炙麻黄更稳妥。如取麻黄发散风寒湿，在越婢汤、麻黄加术汤中，麻黄也不限于 3～5g，可以用 10g 或更多。

我这里指的是用麻黄治咳，即风寒束肺，肺气不利，金实不鸣的咳嗽，如用三拗汤（麻黄、杏仁、甘草），加前胡、桔梗、苏叶、僵蚕之类以宣肺，麻黄用量宜轻不宜重，借助于前胡、苏叶等以辅佐之，恰到好处，临床上屡建奇功。

十八、风情民俗与道地药材

中华大地，幅员辽阔，是五十六个民族的大家园，东南西北饮食起居各有不同。以日常生活为例，东辣西酸，南甜北咸，饮食结构差别甚大。寒来暑往，春夏秋冬，气候差异各有不同。特别是民族习惯多姿多彩，风情民俗相差甚远，人体的生老病死也因此形成各种自然差异。

从中医的医学发展来看，时间、地点、气候环境都对疾病的发生有重要的影响，比如李东垣所处的战乱年代百姓民不聊生，无食果腹，饥肠漉漉，当时的胃肠疾病比比皆是，所以才著有《脾胃论》，它包括了种种脾胃疾病，成为脾胃学说的专著，不得不说与当时的社会环境、自然条件等诸多因素有关。又比如张锡纯用石膏少则 2～3 两，多则半斤，如此大量用辛寒的石膏既是他的独到见解，也不能不说与他所处的地理气候有密不可分的关系。再比如江南温病学家所用的一派清灵活泼的药物，诸如桑菊饮、银翘散，薄荷、芦根、大豆卷，看起来都是轻描淡写的药物，对于治疗江南的时行疾病，却具有不可替代的功效。凡此种种，之所以能有效地指导临床，是因为它符合因时因地因人制宜的辨证法思想，既丰富了中医学，又发展了中医学。

至于道地药材的问题，更是中医药的一大特色，不同的地方出产不同的药物，因为它的土壤条件、温度、湿度等不同，所以同种药材效不同也就是情理之中的事了，如山西上党县的党参，庐山的乳党参，虽然都是参，性味功效天然有别。江西的枳壳、杭州的菊花、东北的人参、广西的蛤蚧这些都因地域不同各具特色，这就是道地药材的由来。

道地药材的另一个问题是，野生与人工培植的品种问题。我所知道的，附子在全国很多地方都有，但从质量检测来看，四川的附子质量最好，其他产地的品种不正宗。还有川黄连、秦当归等都是四川的好。

从大的地域看，东北的人参、野山参、长白参，南方的桑叶、菊花、金银花、连翘、栀子等，这都是地域不同效有差异的道地药材。一般来说，临床应用是不可以随意替换的。可是，现在开发扩大资源，南北方物种交叉引种，中药也不例外，有的还在实验室培植，这种质量恐怕就很难说"地道"了。比如灵芝，这种植物生长在高山峭壁之上的多年生的植物，年代越久好越。如今在实验室培植的，看上去像一块死木头，既无光泽，亦无清香味，这能有药用价值吗？南方引种的黄连，虽然进口味也苦，可与川黄连的苦味比，似有不纯之感，夹杂着一种土腥味，显然它的药效是要打折扣的。所以我主张要培植也应在产地培植扩大资源，不能异地引种，否则经过几代引种移植，恐怕

十八、风情民俗与道地药材

变异后的黄连就会由"苦"变"甜"了。

以上不知道中肯与否，说出来让行家去评说。

十九、中药西用，行吗

所谓"中药西用"，即是不辨证用中药，或称之为"辨病"用中药。这是当前中医治疗过程中的通病，尤其是中成药市场，"中药西用"比比皆是，十分紊乱。

不辨证用中药者，是根据西医诊断，用中药消炎、抗感染、降脂、降酶、调整激素水平等。这样一来，中药就不要分性味、归经、主治功用，可以随便派它去执行"任何使命"。比如说，板蓝根、大青叶、栀子、蒲公英等，只要是发热有炎症者都可以随意调遣；山楂、丹参降脂，五味子降酶，巴戟天、仙茅调整激素水平，如此等等，只要沾上了一点"现代研究"的边，那就毫不手软，大刀阔斧地用。功效如何，可以不管，即便药效不好，还说是"观察"。要么归之于诊断（指西医诊断）不确切，要么归之于中药剂量或筛选不当。从来就不推敲一下是不是"证药相符"，与辨证用药是否贴切，到头来治不好病，则归罪于中医药经不起"重复"的考验，功效不稳定等。诸如此类的推诿之词，应有尽有，实在可笑！

不辨证用中药者，以病（指西医的病）来凑药成方，还美其名曰"新药""国家保护品种"，弄得药品市场眼花缭乱，价格不菲，但疗效甚微。对于目前这种充斥医疗市场的紊乱现象，到了该说"不"的时候了！

我在临床上，基本上不用这种药。为什么不用？道理很简单，不能保证我所要求的疗效。

比如，某某风湿液，这个药确有祛风的作用。但其中活血药很多，我给两位女病友用过，吃了一个疗程，月经比以往多 2～3 倍。从此以后，再也不用了。这种药不但保证不了疗效，反而药后还要帮病人养血补血，风湿病照原发作，这能行么？

再比如，治肝的中成药就更多，如某强肝片、某护肝片等，其名称、品种之多，当列中成药之首。其所采用的药物无非是茵陈、板蓝根、郁金、川楝子、白花蛇舌草、野菊花、白马骨、栀子等清热的、除湿的、疏肝的、活血化瘀的、健胃消食之类。凡治肝病的药品中十之八九是这些药，其成药确实是纯中药、纯天然。可惜这样一个大杂烩，能治好肝病么？临床上对任何一种肝病治疗，都要经过一个十分复杂、十分细致的辨证过程，选药需反复推敲，考虑再三，其疗效尚不能尽如人意。如用护肝片之类，吃上几个月，能有多好的疗效呢？

又比如，中药加西药的品种很多，感冒药如复方感冒灵、强力银翘片，以及降糖、降脂的很多成药都是中药加西药。这种中西医结合的用药实在不敢恭维，如强力银翘片，其发汗的力量远比大青龙汤、麻黄汤强多少倍，对一些身体瘦弱、阳虚、阴虚之体只能是有弊无利，这怎么能允许上临床，充当正规药品呢？

以上的例子实在太多，不胜枚举。

　　笔者认为，目前这种"中药西用"，应当是处于一个摸索阶段、试运行阶段，对诸多不成熟的地方要采取积极的态度，重新审视每一种中成药，如果有不符合"辨证用药"的中成药，应当停产，重新组方，全面整顿，否则害人匪浅。此类用西医理论指导"中药西用"的诸多中成药，因其疗效不理想，不稳定，而又影响（或者说取代了）许多用了几千年的、传统的、有疗效的中成药，这势必给中医药走向世界带来负面影响。

二十、漫话虫类药

临床运用虫类药，适用范围很广，主治病种甚多，疗效确实不错。不过，不能滥用，用之不当，亦是适得其反，遗祸无穷。

一要辨证地用。脑栓塞的病人，往往留下肢体偏瘫，半身不遂，用通络药，选择虫类药，如蜈蚣、全蝎、蛇类等，配合得当是必不可少的，这类虫药可以通血活络，疏通筋络，起到很好的活血化瘀作用。但蜈蚣、全蝎除了其毒性之外，均属温燥之品，如病者有内热、有痰热，若是配伍不当，或长期应用，出现燥热之症则应停止使用。同样，三叉神经痛、面瘫、偏头痛的病者，也常用蜈蚣、全蝎（止痉散），如是阴血虚，痰热甚，应在配伍得当的处方中小剂量地用，不宜长期大量服用。

二要辨病地用。临床上风湿性关节炎、类风湿性关节炎，乃至痛风、强直性脊柱炎等，这类病症往往用大量蜈蚣、全蝎、蛇类去搜风通络，这种不辨病用虫类药，未必能取效。比如类风湿性关节炎，它是胶原性疾病，通俗的比喻是关节囊腔中的"润滑油"有问题。如一味用虫类药疗效是不好的，多数病人出现燥血伤津的表现。痛风病不宜用，因为它是血尿酸高，应当找别治疗途径。于风湿性关节炎、强直性脊柱炎，可以应用但需配伍得当，不能滥用。

三是肝硬化要慎用。肝硬化是一种慢性肝纤维化的器质性病变，应当是不可逆的矛盾，医生只能保护肝脏，延缓病情发展，而不是用虫类药去活血化瘀，达到软肝的目的。若长期使用虫类药，会对肝脏造成直接损害，因为虫类药本身的毒性也要靠肝脏分解，这岂能起到治疗作用。临床上不少肝硬化病人，尤其是慢性肝损害肝硬化者，更经受不起这种强攻。不少病人长期服用此类药，出现一派伤阴化燥的症象，结果反而不理想。

四是肿瘤病人要禁用。我的观点可能是偏见，不能使人接受，但我还是要和盘托出，哪怕受批评也是好的。目前临床上肿瘤病找中医看，多是手术、放疗、化疗之后，要用中药调理。可是我们大多数医生在一张处方中用大量虫类药，名之曰抗瘤，这确实是个误区。笔者认为，肿瘤患者经过手术、放疗、化疗治疗，可谓是恰到好处，与此同时病人的身体也经受了一次严重的打击，恢复体质是至关重要的。如果中药不是合情合理地调补身体，反而用大量虫类药以毒攻毒，这是帮倒忙，所起的只是负面作用。切不可陷入这个误区，要辨证用药，不要唯肿瘤而攻之，否则将铸成大错。

总之，虫类药有可取的一方面，且疗效的确很好，但要应用得当，不然则祸不旋踵，弊端不少，当慎之慎之。

　　国内运用虫类药有经验者大有人在，其中首推朱良春老先生，他的临床运用虫类药的报道，在 20 世纪 50～60 年代即见诸报端，在他的经验专集中更有专题评论，可资借鉴。

一

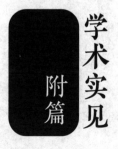

一、《伤寒论》教材建设和教学方法的思考

伤寒论作为一门临床的基础课程，编写一本较完善的讲义，是教材建设的核心问题。然而，如何把《伤寒论》渊博的理论知识、丰富的方药运用传授给学生，教学方法又是一个至关重要的问题。

本文兹就上述两个问题，谈点个人看法，权且作为抛砖引玉。

1. 伤寒教材的构想

伤寒论作为一门课程，编写一本具有权威性的教材，是十分必要的。建国以后，先后编写和修订了5次《伤寒论》教材。从前5版教材看，应当肯定地说，每次都有新意，并且使《伤寒论》教材趋于成熟。然而，从继承和发扬的角度看，教材的编写必须有个较大的变革，真正使古今的资料都融为一体，编出一本理想的教材。具体的构想是：全书分为上、中、下三篇。

上篇用于课堂教学。编写的框架仍以5版（6版尚未刊行）的纲目为基础，卷首为仲景原序。第 1 章概论，介绍伤寒的沿革、学术成就等，分节结构，内容仍按 5 版教材。第 2 章辨太阳病脉证并治，概说与小结基本不变。所分太阳病本证、太阳病兼证两大部分依旧。太阳本、兼变证下条目仍前，要变的是桂枝汤（以下所有汤证，亦同）下的条目，改为：证候（归纳桂枝汤的主要条文的证候、脉象、舌苔）、病机（中风表虚，营卫不和，除阐明某病证的病因机制外，应写一般鉴别诊断，如中风表虚与伤寒表实的鉴别，力求简明扼要）、治法（调和营卫，解肌发汗，除叙述治疗大法外，作必要的注释，以阐明治法的机制）、方药（桂枝汤）。方义解析，着重介绍桂枝汤的配伍、主治功用、服用禁忌等。方解之后有的作必要的词解，但不勉强解释。在证候、病机、治法、方药之后设"原文引证"，将与本证有关的原文集中数条，不作注释，更不引证注家之言。其他五经的汤证条目同前，章节编排不变，均按此体例。不复举例。

　　本篇按现行教材，可以大量压缩，保留原有结构。原文除说明主症、病机、治法、鉴别诊断等有关条文，其他一律不编入。简要地说，把每一汤证的证候、病机、治法、方药介绍清楚即可，使学习者能对某汤证形成全面概念，并能适用于临床。这一篇是课堂教学的主要内容，条目力求合理，既保持传统原貌，又赋予条目清晰，纲举目张的新意。

　　中篇是教学参考资料。以原文 397 条本来的顺序，一条一条编写。每一条之后分提要、注家意见、评述。注家意见部分可参考吴考盘先生的《百大名家合注伤寒论》，可以扩大精选有代表的注家意见，尽量罗列注家的各种见解，使学习者有一个较系统的了解。详述内容是引证注家的评说，起到导读的效果。这一篇力求把伤寒原文的历代注释精华，予以汇集，便于了解《伤寒论》历代注家的原貌。

下篇是临床参考资料。分个案汇集和综述两部分。如桂枝汤从古至今运用的典型医案，罗列治疗种种病证的原案，不加按语，展示原貌。使学者广泛地吸收历代医家运用桂枝汤的经验，扩大视野。综述部分，仍以汤证分类，如桂枝汤、麻黄汤等，主要是收集临床运用资料，只要能包罗进来的，无论古人今人，凡用桂枝汤等的经验广泛收录，包括临床资料和实验资料。这对教学、临床、科研都有很好的启迪和借鉴作用。

《伤寒论》教材分上中下三篇编写的构想，我认为既有保守的一面，也有创新的一面。说它有保守的一面，主要是中篇原文全部编入，并精选大量注家意见，在排序上以宋本为准，保持原文顺序，让学者去品味原文，领略原文之间的内在联系；说它有创新的一面，是教学参考与临床参考资料，体现出伤寒学说的发展，改变过去几版教材分散不集中，而且临床资料短少的不足，不能使学习者真正看到《伤寒论》的实用价值。这两部分资料无疑会更全面、更新颖地展现其不断发展、不断创新的伤寒学术体系的完整性。

2. 课堂教学的方法

目前，课堂教学仍是教师讲、学生听的传授方式。因为条件所限，实验起步较晚，很难搬进课堂。所以，课堂教学仍是重要环节。我以为，课堂教学应落到临床实践，努力做到："理论上讲透，临床上讲够。"启发学生深入钻研理论，引导学生热爱临床。然而，如何才能讲透、讲够？笔者认为：

（1）**讲原文要质朴**：《伤寒论》的课堂教学，讲原文是核心，或逐条注释，或综合串解，讲授方法都应尊重仲景原意，质朴无华地解释原文，以便指导临床。例如：讲解"太阳之为病，脉浮，头项强痛而恶寒"这条原文，直截了当指出，太阳之为病就是表证，脉浮，头项强痛，而恶寒就是表证表脉的代表证候。其病机从太阳主营卫，为人身之最外一层的意义阐述，讲清病邪入侵，太阳首当其冲，故太阳即表证。这样讲述，既不失原意，又能印证临床，无须"之乎者也"引证一大堆。如果旁征博引，课堂上听起来热热闹闹，实际上只能是"欲详反晦"。因此，讲原文以正面说理，忠实条文，扣紧病机证候，切忌咬文嚼字，使学习者听了有个确切的概念。例如讲原文："发汗过多，其人叉手自冒心，心下悸，欲得按，桂枝甘草汤主之。"这里的"发汗过多"就是病因。"其人叉手自冒心"是形容病态，生动而具体。"心下悸，欲得按"是主症。全文的精神是，因为发汗过多，损伤心阳，出现心气空虚的心悸欲按的自觉症。所以用辛甘温养阳气的"桂枝甘草汤"治疗。诸如此类的条文，原文中的病因、证候、治法、方药明白晓畅，一目了然。就无需泛泛引证，讲得玄而又玄。要真正讲透的是桂枝甘草汤的运用，其佐症、脉象、舌苔等临床特征，以及方药加减，详尽而具体地讲深讲透，这就很实在了。

（2）**讲病机要贴切**：病机是辨证的关键。在某种意义上病机又是鉴别诊断（同时亦可作为病名），是讲《伤寒论》所必须深入剖析的。但由于伤寒病机在许多条文中有争议，故务求贴切，不能浮泛，否则不利于理解原文。如太阳蓄水证，其病机是"寒凝膀胱，气化不行"，因而水蓄膀胱，出现少腹、小便不利之症。有的注家则因五苓散有猪苓、泽泻，可以利水泄热，把病机认定为"水热瘀蓄"，这似乎有些含混，与临床难以相吻。

要做到病机贴切，能指导临床，还应利用对比的手法。如刘渡舟先生在论述蓄水证时指出："第71、72、73条，论太阳病表里不解的蓄水证，它以口渴能饮而小便不利为主，此条作者用借宾定主的笔法，先记胃中干燥、烦躁不得眠、欲得饮水的缺津证，然后引出若脉浮、小便不利、微热消渴的蓄水证。一为缺津，一为津凝不化，两者病理不同，然证候易混，故对比分析，从中以见辨证之法。"（《伤寒十四讲》18页）。由此可见，要准确地搞清病机，把有关条文前后联系起来，既对比分析证候，作了鉴别诊断，又是以证求理，使病机更加确切，这无疑是可以指导临床的。

要使病机贴切，还可以用临床证候来反测，审定病机。如"太阳病，发汗，遂漏不止，其人恶风，小便难，四肢微急难以屈伸者，桂枝加附子汤主之"。本条病机，应是"汗后阳虚"。临床确有其事。曾治一农民，春插期间，因感风寒，身体疼痛，恶寒发热，医以羌活胜湿汤2剂，诸证悉减。病者欲求速效，又买上药两包。当服完第三剂后，汗流如注，身寒蜷缩，从头至足重裘而裹，把脉时伸出一手，病人寒栗而振。当即予桂枝加附子汤，服头煎约半小时，病人感觉通体暖和，揭被而坐。又服二煎，病者稍事休息后回家，再服1剂，恢复如常。以这一实例说明阳虚于表的病机，既生动又实在，证候明确，病机昭然，比起干巴巴讲汗后阳虚，要实在得多。学习者听了既能理解原文、掌握病机，又敢于运用桂枝加附子汤，而且能使学习者看得见摸得着，说明中医理论能落实到临床，是言之有物、言之有信的。这样用病案来反测病机，能收一举多得之功。

（3）讲证候要鉴别：剖析证候，进行鉴别，势必要联系临床，而又服务于临床。成无己《伤寒明理论》一书，是剖析证候、鉴别症状的佳作。书中凡 50 个证候，从病因病机入手，一个个症状鉴别，于临床颇有启迪。例如潮热一症，成氏首先指出"一日一发，按时而发者，谓之潮热，若三五日发者，即是发热，非潮热"。进而以潮热辨胃腑实与不实，以潮热之证辨可下不可下。其次，在论证"潮热属于胃"之后，又提出鉴别："……或脉浮而紧，与其潮热而利，或小便难，大便溏者，皆热未全入府，犹带表邪，当和解其外……或谓潮热有属太阳、少阳者乎，少阳出于寅卯，太阳出于巳午，若热于此时节发者，为邪未入胃，岂得谓之'潮热'。"这种剖析症状的方法，明确提出了潮热的种种鉴别，在临床上是能得到印证的。

由上可知，借鉴《伤寒明理论》，帮助加深对伤寒的证候鉴别，于临床颇有益处。因为《伤寒明理论》中对 50 个证候做到了"若因而异者明之，似是而非者辨之"的深入研究。所以，在教学中要学生精读《伤寒明理论》，把它当成证候鉴别诊断学，那是很恰当的。

再就证候鉴别来说，引导学生从临床实例去思考，结合理论去消化吸收，不仅能帮助学好书本知识，还能提高临床信心。比如，把太阳表证的"喘"证归纳起来予以鉴别。其中麻黄汤证、麻杏石甘汤证、小青龙汤证、桂枝加朴杏汤证中皆有喘。这四者的喘，其病机如何，临床特点、佐证有哪些，舌苔脉象有何异同，治法方药如何，将这些需要鉴别的内容综合起来，罗列清楚，再用一两个病案印证，这不仅使课堂教学的逻辑思维方法严密，而且加深学生记忆，启发学生联系实际，教学效果是很好的。

（4）讲方药要透彻：伤寒教学讲方药，首先要摆脱方剂学的框架，少讲方剂结构，多议临床运用。如讲桂枝汤，若停留在"辛甘发散为阳，酸苦涌泄为阴"，因而可"调和营卫"等套话，必然是索然无味的。所以讲方药要撒开来，广泛阐述方药的灵活运用。如用桂枝汤应因证而异，寒者加附子，热者加黄芩，虚者加人参，实者加大黄等。接着引申《伤寒论》本身运用桂枝汤的化裁，如桂枝汤变为小建中汤，加厚朴、杏仁的桂枝加朴杏汤。以及桂枝汤分化的桂枝甘草汤、芍药甘草汤，都是书中活用的范例，又再推而广之，临床上用桂枝汤治过敏性鼻炎，加辛夷、防风；治肩周炎加秦艽、姜黄，或川草乌；治颈椎病加葛根、秦艽；治上肢麻木加黄芪、桑枝、当归；治自汗、盗汗加龙骨、牡蛎、浮小麦，或合玉屏风散；治呕吐、腹痛、泄泻加神曲、木香、藿香；治四肢肌肉痛重用芍药，加桑枝、威灵仙、牛膝等，这样联系临床讲桂枝汤的加减运用，不仅不会重复，反而能理解一方多用，异病同治的道理，引导学生喜爱临床，启发学生领悟伤寒方的原则性和灵活性，并懂得伤寒方的加减是有规律可循的。如果不按病机变化的需要，那就会面目全非，失去伤寒方的意义。

如前所述，把伤寒课堂教学，落到临床实处，对老师的要求很高，除了备课充分，吃透原文精神，更主要的是要求老师坚持在临床用伤寒方方面取得第一手经验，这样才能做到心中了了，指下能明，教给学生临床运用的实际本领。

3. 临床验证的思路

前人有训，熟读王叔和，不如临证多。要使《伤寒论》的理论能指导临床，必须在临床广泛验证，取得可靠的资料。具体思路是：

（1）一个方的运用观察： 在临床上反复观察每一个方的疗效，了解其优势和缺陷，是研究《伤寒论》的一种可取的方法。如用桂枝甘草汤治心悸动，在原方中加入黄芪、党参补气，其效优于原方。又如用桂枝汤治表虚自汗或虚人外感，合玉屏风散，使调和营卫与益气固表共建其功，比之单用桂枝汤更有效。再如用真武汤治肺心病，能起温阳利水之功，但病人胸闷气短的症状难以改善，在原方中加人参、芪，使原方变成益气温阳利水，服之胸闷气短明显改善，且疗效更稳定。

（2）**一方一病的观察：**用一个方固定治一个病，进行大样本观察，使伤寒方还能规范化。如慢性肠炎，属于寒热夹杂，脾胃气滞者，用半夏泻心汤疗效可靠，但在实际运用中加入必需的行气药疗效更理想。因为半夏泻心汤辛开苦降，调和寒热，方中行气药不足，加入枳壳、木香之类，使之调和寒热与行气消痞同功。再如用芍药甘草汤治脚挛急，疗效是肯定的。因为脚挛急，是阴血不足，筋脉失养。其病又多是老年患者，或暴病失血失水伤津所致。临床运用在原方中稍加牛膝、寄生、鸡血藤增强疗效。如若兼夹湿热者，合四妙散，既有养血柔筋，缓急止痛之功，又有清利湿热之效，用治湿热痹证（尤以腰以下痛证）疗效显著。如上病例，可视为专病专方，若能在临床验证中，收集大量病例，肯定若干客观指标，对于推广伤寒方的运用，是非常有意义的。

（3）**一病多方的观察：**一个病用一张方贯穿于治疗全过程的例子是不多的。疾病在发展过程中出现各种病机证候的变化是必然的，而这种变化又是难以驾驭的。尤其是初学者，辨证思维不熟练，更难于掌握第1方与第2方的前后联系，往往在临证中第1方有效，而第2方衔接不当，或是无效或是推翻第1方的功效。这就提示医者，对每一个病的发展，在各个阶段应权宜应变，才能起到预期的疗效。比如，一老慢支、肺气肿并肺心病的病人，由于长期病邪缠绕，身体每况愈下，感冒期间用柴胡桂枝汤，使之调和营卫，调和脾胃，透邪外达是合拍的。服药后如寒热已平，惟咳喘痰多，酌情用小青龙汤或苓甘五味姜辛半夏汤，达到平喘止咳化痰的目的。这第2方视病情，服药时间可长可短，总以病情稳定为是。第3步如病情基本恢复，起居饮食二便均正常，则以治本为主，用补益肺脾肾的方药，可选六君子汤合二仙汤（仙茅、仙灵脾）加巴戟天、杜仲之类。服药时间又更长些，以资巩固。这个分3步的方案，对老慢支、肺气肿合并肺心病者，中长期的疗效是理想的。如能总结出一套既具备各种理化检查数据，有完备的辨证纲要，对提高临床素质，特别是青年医生掌握辨证论治基本法则，是非常有益的。同时，还使中医临床规范化迈出可喜的一步。

如上所述，3种临床验证思路，据笔者多年的体会，是能实现的。若能在中医界形成共识，制定出一套实施方案，这不仅令《伤寒论》的研究取得进展，而且可以为中医辨证论治规范化摸索出一套可操作的方案，实践证明，这也是完全可能的。

至于实验研究的设计，是伤寒学术乃至中医学术发展中最难突破，而又最需要突破的问题。笔者认为，从临床病例设计课题，从方药剂型摸索规律，是当前找突破口的重要环节。所以，《伤寒论》的实验研究从前瞻性来看，应当积极探索，以便全面启动。

总之，如上所述，对《伤寒论》的种种想法，旨在阐明个人对《伤寒论》教材建设、教学方法、临床验证等方面的思路。如果说，从多方面深入研究，而又同步发展，有可能在中医学术领域里，引起一场大的变革，把中医学术发展推向一个新阶段。

（原载《江西中医药》1997年第28卷第1期）

一、《伤寒论》教材建设和教学方法的思考

二、经方临床运用的体会

经方的临床疗效，为历代医家所赞誉。它的科学内涵、实践运用有许多问题是值得思考的。兹不揣浅陋，谈点个人拙见。

1. 精辨病机拓宽运用范围

《伤寒论》以六经辨证为纲，以八纲辨证为目，开拓中医认识疾病的辨证思维方法；以八法论治，统辖诸病，形成完备的治疗手段。然而，要使经方的运用得心应手，关键是精于辨析病机。所谓"病机"，就是疾病发生、发展的机制。通过辨证求因，以期明析病机，因而才有临床辨证论治的原则性和灵活性。比如桂枝汤之有汗能收，无汗能发，缘其病机都是"营卫不和"，临床上主症自汗或无汗，其病机是营卫不和者，均可以用桂枝汤治疗，这就是病机与证候的统一性。

临床实践证明，精当的辨析病机，是拓宽经方运用的关键。笔者喜欢用小柴胡汤，可以说每日临证必用。在

《伤寒论》的条文中，诸如往来寒热，胸胁苦满，不欲饮食，心烦喜呕，以及口苦咽干目眩者，主以小柴胡汤。学者只是从"但见一症"之训，谓只要有上述一症，则予小柴胡汤。如果仅是但见一症，即用小柴胡汤，那只是对症发药，对号入座，不能更深层次地品味仲景制方用药的真谛。所以，要真正拓宽经方的运用的思路，做到以一方统百病，至关重要的是洞悉病机，在病机二字上做深入细致的文章，才是灵活运用经方的绝招。比如说，小柴胡汤证的病机，一般均说是"少阳半表半里，寒热夹杂"，故以小柴胡汤和解之。这只能说是拓宽经方运用的一种思路，但更广泛地运用于内伤杂病则不可。临床以小柴胡汤为中心，外感可治，内伤可调，虚证可用，实证亦宜，广泛运用于内伤杂病，诸如心血管病、肺系、神经系统疾病，尤其是消化系统疾病用小柴胡汤的机会甚多。扩大小柴胡汤的运用，旨在精细辨识病机。小柴胡汤证的病机，在《论》中能够找到的脉络是"上焦得通，津液得下，胃气因和"，这是服汤以后药物效应的记载。若能深思这条原文，综观小柴胡汤证的运用，细审其病机应是表里失和，营卫不谐；脾胃失调，肝胆不利；肺气失宣，胸阳不畅；阴阳失衡，气血不调。概括起来就是三焦不畅，枢机不运。如此横看表里，竖看三焦，外连肌表，内合脏腑，整体地认识小柴胡汤证的病机，才能使经方的运用在临床上左右逢源，恰到好处。这里略举几个常用范例。

一是治感冒。时下市售感冒药多半为辛凉之品，加之大量用抗生素，使一个寻常感冒缠绵不已，形寒身冷，食纳呆滞，以小柴胡汤外透肌表，内和脾胃，往往2～3剂，病告痊愈。

二是治咳嗽。市售治咳嗽药全是辛凉润肺药，再加上消炎抗菌药，使之寒邪郁遏，肺失宣透，久咳不已，用小柴胡汤加味，透达外邪，宣发肺气，调理脾胃，可取良效。

三是治慢性乙肝病毒。众多医者以清热解毒为主，苦寒伤胃，乙肝未治好，脾胃反受损，再加输液无度，酿成沉疴痼疾者，屡见不鲜。用小柴胡汤加味，调和营卫，振奋脾胃，兼佐解毒，获效甚众。

四是治妇女更年期综合征。视其情志郁闷，动辄镇静，泻火安神，加上西药镇静，使病者晕晕然不得安定，用小柴胡汤合甘麦大枣汤，或合酸枣仁汤，或合温胆汤使之木郁则达，肝胆舒畅，肝脾得和，病情快速得以缓解。

如上所述，要拓宽其运用途径，并取得较好的疗效，辨病机是首要的。如能从病机入手，结合经方的组织、方意，先议病后议药，那么许多方剂均能如小柴胡汤一样，一方治多病。

2. 合论病证规范运用法度

中医长于辨证，西医强调辨病，随着中西医学互相渗透，合论病和证，对于规范经方的运用，提高临床疗效，是十分有益的。

举肺心病为例。从肺心病的形成和发展来看，它是有气管炎→老慢支→肺气肿→肺心病这样一个病理过程，时间跨度可长达几十年。西医在处理这类病变时，统一的治疗模式是消炎抗菌，控制感染。如果从西医的病理变化来看，消炎抗菌是无可厚非的。可在临床上，随着病情的发展、体质的变化，用千篇一律的抗菌消炎实难胜病。究其实质就是缺乏整体辨证，无视疾病与体质的关系。中医认识疾病，病邪与体质并重，在治疗用药方面尤其重视体质，无论是内伤外感的治疗，都概莫例外。

如气管炎阶段，身体壮实，治疗以祛邪为主，寒甚者以麻黄汤化裁，热甚者以麻杏甘石汤加味，多能中病。

如支气管炎发展成老慢支，身体素质要差些，用药则应表里兼顾，如以小柴胡汤，或小青龙汤加味，或桂枝汤合二陈汤等，随症加减，可以取效。

如老慢支发展成肺气肿，此时身体素质再度下降，治疗上则应以补为攻，七分扶正三分祛邪，如以桂枝加厚朴杏子汤合二陈汤，或苓甘五味姜辛半夏汤，或苓桂术甘汤合葶苈大枣泻肺汤，甚则以真武汤合苓桂术甘汤，旨在温补肺气为主，以温补而胜病。

若病变属心肺功能损害，发展成肺心病，治疗大法应以补益为主，振奋心阳、补益肺气是主要法则。常用方以真武汤加参芪、金匮肾气丸为基本方，治本为主，兼顾其标。若阴虚者，以生脉散为基础加味。随着脏腑功能损害，阴虚者治疗更为棘手，临床疗效也很不理想。

在临床实践中对主要脉证、各种体征以及各种化验指标都进行认真分析，既辨病又辨证，每一阶段都规范用药，这样对提高临床疗效颇有裨益。

3. 深究方规增强运用活力

所谓"方规"，就是组方的规律。传统的组方规律，讲究君臣佐使，但并不能把方规的内涵提示出来。笔者以为，方规的依据是以病机为基础的，具有它的特定规律：一是药物的性能，一是药物主治功用，这两者必然是一致的。例如四逆散的组合，柴胡、芍药是肝药，枳壳、甘草是脾药，共奏疏肝理脾之功，是治肝脾不和的常用方。其方规严明，药味精炼，一目了然。然而，真正要掌握好方规的基本规律，指导临床运用，还必须在实践中摸索和验证每一个方的方规。比如，半夏泻心汤，以其药物性味组成看，具备辛开苦降，尚需加入行气药，疗效更为确切。由于半夏泻心汤所主治的痞满证，病位在脾胃，病性寒热夹杂。因为其寒热之邪侵袭脾胃，势必阻滞气机。故用半夏泻心汤加入行气的枳壳、木香，疗效更胜一筹。这样，半夏泻心汤的方规就应是"辛开苦降，调和寒热，行气消痞"。如此认识方规，必然会提高对病机、证候特点的深层次理解。笔者本着这一认识，临床广泛运用半夏泻心汤治胃炎、胃十二指肠溃疡、慢性胆囊炎、慢性肝炎、慢性肠炎等消化系统疾病，无不取得满意疗效。如唐某，男，42岁。经年腹泻便溏，每日少则两次，若饮食稍有不慎，大便日3～4次，便前腹胀气滞，肠鸣坠胀，大便有食物残渣，或少许黏液，肛门坠胀，便溏不爽，服土霉素、黄连素、氟哌酸能暂时止泻，但大便不能成形。如此反复2～3年之久，未能痊愈。察其舌苔黄白相兼而厚腻，诊其脉缓而软。疏方：川黄连5g，法半夏10g，干姜10g，党参15g，黄芩10g，炙甘草5g，白头翁15g，枳壳10g，木香10g，大枣3枚，神曲10g，水煎分两次服。药后次日大便成形，肛门坠胀，腹胀气滞减轻，舌苔明显消退，继进4剂，临床症状消失。嘱其再进5剂，诸症痊愈，并以健脾丸药巩固。随访两年，健康良好。

　　深究方规，目的是发展经方的运用。因而在实践中去认识和发现经方的奥秘，从而去完善经方的方规，是提高临床疗效，充实医者经验的有效途径。比如，真武汤以附子与苓、术为主，温阳行水，主治脾肾阳虚，水邪泛滥。笔者以本方治一例风心病，初则心悸、头眩、浮肿，用本方均能稳定和消退，但病者的呼吸气短、精神疲乏始终不能改善。遂仔细推敲真武汤的方意，温阳利水的功效是准确的，但方中缺乏补气药，故在原方中加入参、芪益气，一病者服后，不仅心悸、浮肿消退，而且呼吸畅利，精神倍增，短气不足明显好转。尔后，本病例用参芪真武汤加味治疗7年之久，病情稳定。这里就揭示真武汤温阳利水可以，然其补气是不足的。故真武汤加参、芪，其方规应是变原来的温阳利水为益气温阳利水，此则依理依法更加尽善尽美。

4. 化裁古方提高运用效益

对经方能不能化裁加减，历来都有争议。有学者认为，经方不能变易，即便是用药分量，也要原方不变，视经方为"金科玉律"，倘若对经方加减，变动药味，就被斥之为"离经判道"。另一部分医家，则与之相反，认为经方应当随症加减化裁，症有变方亦变，并认为仲景制方就是随证而设，随机而变，如桂枝汤一方化裁出20多首方，其灵活性可见一般。笔者以为，前者重视经方的严谨和药味精炼的规范性，执定经方不能加减调整，似乎有食古不化之嫌；后者从实际出发，因病因人而异延伸经方的运用，辨证用药，是活用经方的典范。吴鞠通有几句名言："人之所病，病病多，医之所病，病方少。"说明医者的不足，正在于方药变化太少，难以适应千变万化的疾病。所以，主张经方加减化裁者，应当是符合临床实际的。这里介绍几则经方与时方合用的经验。

一是桂枝汤合玉屏风散。桂枝汤调和营卫，为表虚者首选方，合玉屏风散，补益肺气，共用则益气固表，和营解肌，是治虚人外感的良方。曾治一妇人，年34岁，背恶寒，通体怕冷，在家里只能坐在卧室，若依门而立，则洒淅恶寒，能睡能吃，月经正常。就诊时是"五一"节前，还身穿重裘，穿戴棉鞋帽。察其脉缓无力，舌苔薄白而润。检查病史，前医以八珍补血，归脾养血，附桂八味温阳，并用巴戟天、仙茅、枸杞子等补肾壮阳均属无效。遂疏方：生黄芪15g，白术10g，桂枝10g，白芍10g，防风10g，葛根10g，炙甘草5g，生姜3片，大枣3枚。病者服5剂后，身感温暖如日浴，脱去棉袄鞋帽，无风自恶之感明显减轻，继之前方服20多剂，不更方而痊愈。本病追溯其原委，实因前者误表，后者误补，初期表证阶段中西药、寒凉剂杂投，近半年的治疗，其营卫不和，表虚不固的病机未被确认，故而缠绵不已。接诊后用桂枝汤合玉屏风散，符合病机，取得显效。笔者体会，桂枝汤的调和营卫之功已为众所熟知，但从病机表虚气不足之体，似是药不胜病，故在原方中合用玉屏风散，补气疏风为益气固表之良方。两者合用，无论与病机还是药理都是合拍的。临床用于表虚肺卫不足之体，免疫功能低下的病者，用之屡验。

二是芍药甘草汤合四妙散。两方合用，是临床治风湿热痹证的有效方。芍药是柔筋缓急止痛的要药，甘草与之配合，即酸甘合化，滋阴养血。合入清热利湿的四妙散，共奏柔筋缓急止痛，清热利湿，有治湿热痹痛的功效。南方的春夏两季，多湿热熏蒸，空气湿度大，无论男女老幼，脑力劳动与野外作业者，皆可罹患风湿热痹之证，表现为腰腿痛、关节红肿热痛、坐骨神经痛等，用本方后疗效颇著。笔者第一次用本方于一女性职员。因天晴洗涤衣物，涉水劳作，当晚两膝以下疼痛，步履艰难，踝关节浮肿而痛，不发烧，脉缓弦软，舌淡薄黄腻苔。拟方：赤芍、白芍各15g，炙甘草10g，苍术10g，黄柏10g，牛膝15g，生薏苡仁15g，独活10g，防己10g，伸筋藤15g。服1剂后，次日即能行走，3剂痊愈。此后运用本方治疗风湿热痹患者数以百计，疗效确切。

三是芍药甘汤合四金汤（郁金、炒鸡内金、金钱草、海金沙），治肾结石有一定的疗效。方中取芍药甘草汤缓急止痛，四金汤能散结行水，合两方的功效为活血行水，消石散结，治尿路系统结石，颇具卓效。曾治一黄姓少女，年21岁。自述右侧腰痛，尿频尿急，伴有血尿小便热痛。B超示：右肾输尿管中段有结石如绿豆大小。脉舌均正常。诊断为尿路结石。处方：赤芍、白芍各15g，炙甘草10g，郁金10g，炒鸡内金10g，金钱草15g，海金沙15g，乌药10g，滑石15g，白茅根20g。上方服3剂后，血尿消失。经用上药近3个月，B超复查，结石消失。惟有时腰感酸胀，嘱其以六味地黄丸巩固调理。此后，用本法治疗多例，疗效满意。

四是四逆散合良附丸，治肝胃不和，寒郁气滞的胃脘痛，有可靠的疗效。因为肝郁犯胃，影响肝之疏泄和胃之纳化，如脾胃不足者，每易形成寒郁气滞而胃脘疼痛。临床常见于胃窦炎、浅表性胃炎、胃十二指肠溃疡。用四逆散合良附丸加味，能获得近期疗效。曾治一男性，54岁。经常胃脘胀痛，痛以空腹为甚，腹胀气滞，大便偏稀，脉缓而弦，舌淡红。经用西药未能控制症状，反复发作。拟用四逆散合良附丸加味。柴胡10g，白芍15g，枳壳10g，炙甘草5g，高良姜10g，香附10g，郁金10g，广木香10g。5剂后疼痛如失，再进5剂，临床痊愈。后以香砂六君子丸调理善后。

三、经方与时方合用的体会

众所周知，经方以其药味少、配伍精、疗效捷而深受医者的推崇。然而，随着时代的变迁，病种的变异，经方的应用不无局限。后世所创的时方，也有其独到之处。将经方与时方合用，取两者之长，提高疗效，不失为一条有效的途径。兹就临床常用的几个合方谈谈这方面的体会。

1. 桂枝汤合玉屏风散

桂枝汤与玉屏风散，同属固表祛邪之剂，但前者用桂枝、芍药，均入血分，能通心脉，故调和营卫而重在和营；后者用防风、黄芪，纯走气分，专入肺经，故益气固表而重在助卫。若合而用之，则不仅合"肺主气属卫，心主血属营"之理，有一营一卫之制，而且前方之姜、枣益胃与后方之白术健脾相伍，使营卫能自中达上，由内而外，全身贯通而恢复卫外抗邪正常功能。因此，虚人外感而营卫俱虚者，非此合方不可。

例如，仇某，女，41 岁，1995 年 5 月 12 日初诊。其时气温已高达27℃，患者仍身穿棉袄、毛衣两件，戴棉帽，裹围巾，尚蜷缩恶寒，诉恶风寒以左侧为甚，曾更医多人，有用附子汤者，有用通脉四逆者，有用附桂八味者，皆乏效，后有用桂枝汤治疗后，症状有所缓解。诊见其舌质淡嫩，苔薄白，脉浮缓而弱。脉证合参，诊为虚人外感，遂以桂枝汤合玉屏风散治之。处方：桂枝10g，白芍10g，生姜3片，大枣3枚，生黄芪15g，防风10g，炒白术10g，炙甘草5g，川芎6g，秦艽10g。服3剂则帽除，5剂后脱棉袄，7剂后已不甚恶风寒。二诊时去秦艽、川芎，再进7剂，恶风寒进一步改善，守方共进10余剂，一如常人。

2. 芍药甘草汤合四妙散

芍药甘草汤为仲景和营定痛之剂，四妙散为东垣清热除湿之方，两者看似风马牛不相及，但合而用之，于湿热筋痹，却有相得益彰之妙。湿热下注，壅阻关节，则生痿痹。时方用苍术、薏苡仁除湿利水，用黄柏、牛膝清热行血，四味妙合，用治下肢红肿热痛之湿热痹证，堪称良方。但若湿热久蕴不攘而殃及筋脉者，则会因"大筋软短，小筋弛长"而致肢节挛急、疼痛而难以屈伸等顽固病证。此时，若能合用芍药甘草汤酸甘化阴之法，确能起到柔筋止痉、和营定痛的作用。因此，治疗湿热伤筋之痹，须两方相配，才能达到清热除湿与舒筋定痛、标本兼顾的治疗效果。

例如，徐某，男，42岁。因双手指及双踝、趾关节肿胀疼痛反复发作2年，变形1年，再发并加剧半月入院。入院时症见双手指关节红肿、灼热、疼痛，难以屈伸，早晨强硬达2～3小时，指关节变形呈梭状，右足跖趾关节红肿疼痛不能落地，须扶杖而行，舌质偏红，苔黄厚腻，根部黄褐，脉弦滑数。查：血沉 45mm/h，类风湿因子（-），抗链"O"阴性，摄手指掌关节 X 线片示：指骨骨端肥大，骨质疏松。中医诊断：尪痹，属湿热痹阻型。即用芍药甘草汤合四妙丸加味投之。处方：赤芍、白芍各 15g，炙甘草 10g，黄柏 10g，苍术 10g，薏苡仁 20g，川牛膝 15g，秦艽 10g，独活 10g，伸筋藤 15g，海桐皮 10g，豨莶草 10g。服 3 剂后疼痛明显减轻，肿胀减退，晨僵缩短至半小时。守方再进 7 剂。疼痛基本缓解，肿胀消失，行走活动自如，晨僵已不甚明显，舌苔亦基本退净，遂在原方中调整清热燥湿药，加用益肾壮骨之品，半月后已基本控制，血沉降至 11mm/h，临床疗效显著。

3. 四逆散合良附丸

四逆散本为《伤寒论》主治木郁土壅而气滞至厥者，良附丸则为《良方集腋》专治肝寒犯胃而气滞作痛者。两方皆能疏肝行气，功效相近。但前者疏气而主升降，后者疏气而重温中；前者疏肝理脾，后者疏肝暖胃。两方合用，不仅增强疏肝之功，而且充实散寒之力。如胃脘痛，病属胃而波及肝者十居其七，气郁不振则客寒易留，寒犯肝胃则气滞愈甚，且病程日久则脏腑相传，往往肝胆脾胃互相累及而俱病，因此，两方合用，各取所长，各尽其用，从而使药中肯綮而疗效显著。

例如，袁某，女，37 岁。胃脘疼痛反复发作 2 年余，疼痛应时而作，按之痛剧，得温则减，甚则头冒冷汗饮食难进，稍多食则饱胀不舒，手足欠温，大便时干时稀，曾服香砂养胃丸、三九胃泰胶囊及吗丁啉等均疗效欠佳，舌质淡红，苔薄白，脉弦细。辨证：肝气不舒，寒邪阻滞，遂投四逆散合良附丸加味。处方：柴胡 10g，佛手 10g，郁金 10g，炒谷芽、炒麦芽各 10g，鸡内金 10g，枳壳 10g，香附 10g，白芍 10g，高良姜 10g，炙甘草 5g。服2 剂后疼痛缓解，7 剂则明显减轻，效不更方，守方再进，共服 10 余剂疼痛消失，后用柴芍六君子汤善后调理。

4. 苓桂术甘汤合半夏白术天麻汤

苓桂术甘汤与半夏白术天麻汤皆为治痰饮之名剂，合而用之，则有痰饮两制之妙。痰与饮，虽同出一源，但质有稠稀之分，痰较重浊，非得风升而难以上达，饮清下流，易乘阳虚不制而上凌。两方虽同取白术以健脾升清，但前者得桂枝、茯苓，重在温阳化饮，而后者配天麻、半夏，长于息风除痰。祛痰化饮，各有侧重，合二为一则能兼收并蓄。临床常见该病往往是平素脾虚气弱而痰饮俱生，复因寒邪外袭而内动肝风，致使痰随风长，饮随寒动，中阻清阳，上蒙清窍。因此，只有两方合用，才能寒、饮、风、痰兼治以获痊愈。

例如，罗某，女，51 岁。因头晕目眩，视物旋转，甚则昏仆反复发作 3 年余而来就诊，发作时头晕不能自主，目眩难以自立，轻则尚可扶物站立，重则跌仆昏倒，有时伴恶心呕吐，甚或耳鸣如蝉，双目紧闭不敢睁开，还须用头巾遮盖。曾在多家医院就诊，经作头部断层扫描、脑电图，经颅多普勒等各种检查，除提示"脑血管弹性减弱"外，无明显异常，考虑为梅尼埃病。服用各种西药疗效欠佳。后求治于中医，先后服用龙胆泻肝汤、四君子汤合当归补血汤、耳聋左慈丸、归脾汤等均无寸功，后医有用半夏白术天麻汤者，药后症减，但久服效亦欠佳。诊时思其形胖体丰，喜吐痰，多为清稀之唾，舌质淡嫩边有压痕，苔薄白而水滑，脉弦滑，再询其小便欠利，大便时稀，据此可知必有饮邪于内，证乃痰饮合而为患，上蒙清窍，遂于半夏白术天麻汤合苓桂术甘汤及泽泻汤。处方：法半夏10g，广陈皮10g，明天麻10g，炒白术10g，茯苓15g，建泽泻10g，川牛膝10g，嫩桂枝10g，炙甘草5g。服1剂即除头巾，双目微睁，头晕减轻，2剂则头晕大减，双目可向亮处视物，3剂后眩晕基本缓解，小便通利，7剂后精神如常，饮食倍增而愈。

（原载《中医杂志》1996年第37卷第8期）

四、谈小柴胡汤方的临床运用

　　小柴胡汤在《伤寒论》中使用率最高，运用范围最广，疗效确实很好。为了更好地扩大小柴胡的临床运用，谈点个人拙见，以期抛砖引玉。

1. 正确理解小柴胡汤证

　　小柴胡汤证，在伤寒六经辨证属少阳，其病机为半表半里，寒热虚实夹杂。在三阳表证的病机变化，它可以外达出表，亦可内陷入里。所以，它的两组主证，一为往来寒热，代表病在半表的病机；一为口苦、咽干、目眩（实即包括胸胁苦满、不欲饮食、心烦喜呕等肝胆火郁证），代表病在半里的病机。前者可视为少阳半表证，后者可视为半里证。这些主证无论其由何来，总以邪在半表半里的病机，主证为临床特征，由此便可投以小柴胡汤治疗，使病邪透达于外，不致内陷入里。因此，小柴胡汤在外感热病中所起的外达透邪，阻断病邪内陷的作用，是举足轻重的，其枢转之机也就不言而喻了。

关于"但见一症，不必悉具"的问题，历代医家各持己见。有的注家认为，只要见到"口苦、咽干、目眩"或"往来寒热，胸胁苦满，不欲饮食，心烦喜呕"的任何一症，即可投以小柴胡汤治疗。这种见解则有失其偏。因为只见一症即用小柴胡汤有其片面性，割裂了小柴胡汤证的整体意义。所以，仅见口苦或咽干，或目眩就用小柴胡汤，未能抓住病机实质。笔者认为，小柴胡汤证的病机，能够客观地印证的是"上焦得通，津液得下，胃气因和"，这才是"但见一症"的最好注脚，前后相参，正是彼此详略的关系，自然也就不至于捉襟见肘地理解"但见一症"，其互文见义的脉络，自是一目了然。

2. 精细剖析小柴胡汤方

小柴胡汤方药七味，是由三组药配合而成的。其一，柴胡、黄芩为肝胆药。柴胡疏肝达外，黄芩清胆内泄。亦可视柴胡为少阳表药，黄芩为少阳里药，共奏疏肝泄胆之功。其二，党参、半夏和甘草为脾胃之药，其中甘草有甘守津回之意。半夏既和胃又顺气，共同起到调和脾胃的作用。其三，生姜、大枣，从其性味辛甘透达，温养阳气的功用看，实在是调和营卫而达表的要药，用小柴胡汤治外感表证，姜、枣是不可少的。由此，亦可反证少阳表证内传的机制，证明太阳与少阳的比邻关系，和表里相传的病理反应。

如上所述，小柴胡汤是取其透达外邪，调理脾胃，调和营卫，治邪在半表半里而偏于表的首选方。本方治外感表证，既可攻邪，又可扶正，体现了仲景组方的合理性。然而，从小柴胡汤的组成有散有收有攻有补的作用看，用其治疗杂病又是不可多得的良方。举凡表里失和，营卫不谐，脾胃不和，肝胆不利，肺气失宜，胸阳不畅，阴阳失衡，气血不调等病机，皆可用小柴胡汤宣畅三焦，运转气机。如能横看表里，竖看三焦，外连肌表，内合脏腑，全面整体地认识小柴胡汤方的原理，将其运用于治疗杂病，可达到左右逢源的效果。

3. 小柴胡汤的加减化裁举隅

小柴胡汤：运用本方治外感热病是非常贴切的。因为，时下市售的感冒药，大多数是辛凉药，有的还夹有解热镇痛的西药，用于外感初期，一是发汗过甚，一是辛凉郁遏，其结果就是表里含混，寒热并存，虚实兼有，再用解表药就不相宜了。这时取小柴胡汤的调和寒热，透达外邪是很合拍的。

柴胡桂枝各半汤：本方治虚人外感，可与补中益气汤媲美，前者偏表里不和，而后者偏气虚兼表证。此外，对老年经常感冒，身痛不已者，笔者多以本方合玉屏风散，疗效亦很好。

柴胡二陈汤：即小柴胡汤合二陈汤，用于慢性气管炎病者，颇为有效。因老年慢支患者，多有肺气不足，经常罹患外感，一味解表发汗有伤肺气，只能以调和寒热的小柴胡汤发中有收，攻中有补以祛外邪。而内有痰饮，用二陈汤理气化痰，或加葶苈子、苏子、五味子降气而敛肺气，体现了整体辨证的优势。

柴胡加龙牡、浮小麦：治妇人更年期综合征，或治精神忧郁症，均能取效。

柴胡温胆汤：此方即小柴胡汤去姜、枣，合温胆汤（黄连温胆汤），治疗胆胃湿热，肝郁化火的烦躁失眠、耳鸣惊悸、精神忧郁等症。本方用以治失眠，情绪紧张，或忧郁，不失为一剂良方。适用于胆胃湿热，痰热内扰的心悸、早搏、耳鸣以及神经系统的病症。

柴胡陷胸汤：小柴胡汤合小陷胸汤，是治疗肝胆不和，痰热阻遏于胸胃的病症，如支气管肺炎、胸膜粘连、胸腔积液、胃窦炎等。究其病机为邪郁胸胃，肝胆气郁，痰热中阻。主症为胸闷气粗，咳嗽痰不爽，胸胀痞满或胃脘痞胀，嗳气，大便不畅，舌苔黄腻，脉弦滑数等症。

柴胡泻心汤：小柴胡汤合泻心汤，共奏疏泄肝胆，调和脾胃湿热之功效。症见烦躁不寐，胃脘痞胀，胁间胀痛，大便稀软或腹泻等症。本方的运用，病机重点是肝胆火郁，脾胃气滞，湿热并存，气机阻滞。临床多用于消化道疾病，如胃炎、胆囊炎、肠炎、腹泻等，视其病位所偏而加减，如病在肝胆加疏肝的郁金、川楝子、青皮；如病在胃肠加理气的枳壳、木香、神曲等。

柴胡四逆散：小柴胡汤合四逆散加减，临床用于慢性肝炎、肝硬化等病，疗效稳定，且有平淡出奇之功。治急慢性肝炎以小柴胡汤去姜、枣，合四逆散加郁金、青皮、川楝子、茵陈、虎杖等，对急慢性肝炎退黄快，俟转氨酶下降后，酌加滋养肝阴、健运脾胃之药，但养阴不能腻，健脾不能燥，更不能过早进补。治肝硬化以小柴胡汤合四逆散，加郁金、鸡内金、大腹皮、生牡蛎、青皮、川楝子、香附、三棱、莪术、炒谷麦芽等。总的治则是疏肝理气，健脾和胃，活血化瘀，软坚散结。但用药均应以柔克刚，不用过多攻伐药，这种治法对血吸虫病肝硬化、酒精中毒肝硬化、肝炎后肝硬化均有一定的疗效，必须坚持长期服药，一般需要1～2年。如有腹水者，适当加茯苓皮、海桐皮、赤小豆等，或短暂用西医利尿，腹水消退后即停用。笔者体会，肝炎后肝硬化的疗效较差，可能是与肝细胞长期损害有关。

五、常见肝病的证治思考

1. 常见肝病证治撮要

（1）**急性肝炎：** 本病来势凶猛，眼目及全身黄染，饮食乏味，厌油恶心，腹胀闷，肝区有压痛，或无明显疼痛，小便短赤，大便溏而不爽，或便秘，舌苔黄腻，脉弦缓。治疗大法应以疏肝利胆，清利湿热为主。方以小柴胡汤合四逆散加味。柴胡、黄芩、半夏、太子参、炙甘草、虎杖、茵陈、郁金、川楝子、炒谷芽、炒麦芽、青皮、陈皮、赤芍、厚朴、枳壳。每日1剂，水煎分2次，宜稍凉服。本方旨在疏肝利胆，肝气舒畅，胆汁分泌正常，退黄快，饮食恢复较好。适当加茵陈、虎杖，使湿热之邪有出路。若转氨酶高者，可适当配以护肝药，但不宜大量输液。液体过多，滋生内湿。本病治则重在疏肝利胆，佐以清利湿热，不宜过用通利水湿药，如四苓散等，以免利水伤阴。如见舌红或绛，应即改滋养肝阴之药，以一贯煎加减。

例1： 刘某，男，46岁。1995年4月6日就诊。患者发热 2 天后，即见全身性黄疸，食纳差，厌油恶心，大便溏而不爽，腹胀气滞，小便短赤灼热，尿三胆强阳性，SG-PT6001.2nmol/L，厂医予以输液、护肝治疗未见明显缓解。刻诊：精神疲惫，两目及全身黄染，恶心嗳气，食纳差，夜寐不宁，腹胀，大便日 2～3 次，便溏不爽，小便短赤，复查尿三胆强阳性，SG-PT7668.2nmol/L，舌苔黄白厚腻，脉弦数。诊断为急性黄疸性肝炎。方用小柴胡汤加味。处方：柴胡、半夏、黄芩、郁金、枳壳、川楝子、炒黑栀子、炒谷芽、炒麦芽、青皮、陈皮各 10g，太子参、虎杖、白马骨各 15g，茵陈 20g，每日 2 剂，水煎 2 次取汁，每隔 4 小时服一次。3 天后，小便转清，全身黄疸明显消退，精神好转，食纳增加，恶心止，大便通畅，腹中无不适，舌苔薄黄白相兼微腻，脉缓稍弦。上方去黑栀子、虎杖，加山药、扁豆，10 剂，每日 1 剂，水煎分 2 次服。药后黄疸消退，尿三胆转阴，SG-PT2500.5nmol/L。病去八九，仍宜巩固治疗。处方：党参、山药、茵陈、忍冬藤、白花蛇舌草各 15g，柴胡、黄芩、半夏、郁金、川楝子、枳壳、谷芽、麦芽、炒鸡内金、青皮、陈皮各 10g，炙甘草 5g，每日 1 剂，共服 50 剂，肝功能正常，上方再服 1 个月，隔日 1 剂，以巩固疗效。

(2) 乙型肝炎： 本病目前发病率甚高，有的并无明显症状，仅检查有三阳，或有肝区不适，饮食不香，腹胀气滞，大便溏而不爽，小便时黄时清，口苦不渴，舌苔正常或黄，或口舌黏腻，脉缓或弦或数，呈时隐时显、缠绵不已之势。治法以疏肝健脾，清解湿毒为主。方用小柴胡汤加味。柴胡、太子参、黄芩、半夏、炙甘草、郁金、白花蛇舌草、白马骨、忍冬藤、野菊花等。或加谷芽、麦芽、青皮、陈皮、炒鸡内金；或加赤芍、丹参、白茅根。第 1

个月每日1剂,第2、3月隔日1剂,水煎分2次服。3个月后复查乙肝五项。

对乙肝的治疗,切忌过早进补。因为本病多有肝胆脾胃湿热之症,过早服用补益药,易出现腹胀气滞,内湿壅满。同时也不宜用过多渗利湿热之品,如茵陈、泽泻、猪苓等,以免伤阴。而应选用滋养肝阴药,如一贯煎加味,颇合病机。

久服柴胡有无伤阴之虞?笔者认为应视其体质而定。如素体阴虚者,多用柴胡容易出现伤阴之弊。预防的方法,可用小剂量并间隔应用,或用青皮、川楝子、谷芽、麦芽代柴胡,使之疏肝而不伤阴。

例2: 郭某,男,43岁,1995年3月5日就诊。患者自述肝区隐痛胀痞,食纳差,睡眠不实,夜寐多梦,苔黄腻,脉缓稍弦。肝功能多次检查均正常。两对半1、3、5阳性。拟方小柴胡汤加减。处方:柴胡、半夏、黄芩、郁金、青皮、陈皮、枳壳、大腹皮各10g,太子参、白花蛇舌草、白马骨、忍冬藤各15g,炙甘草5g。15剂,每日1剂,水煎分2次服。尽剂后肝区隐痛有所缓解,食纳增进,小便较清,大便多偏稀,腹中气滞减轻,舌苔白腻,脉缓有力,守原方加白术、扁豆各10g,山药15g,每日1剂,嘱服15剂。服前方后,饮食量增,大便正常成形,腹无所苦,精神好转,舌苔薄白,脉缓有力。守前方加炒谷芽、炒麦芽、炒鸡内金各10g,隔日服1剂,水煎分2次服。再服30余剂,自觉症状消失,复查两对半,第5项阳性,其他均转阴。舌淡红,苔薄白,脉缓有力。嘱其用前方作巩固治疗,仍隔日服1剂。又陆续服50余剂,停药观察。至1996年元旦前复查两对半全部转阴。

(3)肝硬化:症见腹大如鼓,青筋暴露,下肢浮肿,食纳差，精神疲惫，大便或软或硬等，小便无力，脉弦缓。或脾脏肿大，肝功能正常。治疗以疏肝健脾，软坚散结。方用四逆散加味。柴胡、赤芍、白芍、枳壳、郁金、白术、山药、炒谷芽、炒麦芽、鸡内金、炙甘草。每日1剂，水煎分2次服。若下肢浮肿加海桐皮、茯苓皮、防己；若腹胀气滞加大腹皮、青皮、陈皮；若腹胀甚，饮食正常，加三棱、莪术；若腹胀大便不爽快，腹水明显，小便偏少，加牵牛子末冲服，便通之后则隔日服用。若腹胀气滞，腹水不显，加生牡蛎、益母草、旱莲草；若下肢浮肿，精神疲惫，加生黄芪、汉防己、党参等。本病的治疗，应注意养阴，不能伤阴损津，用药切忌刚燥，消散软坚以渐消渐散为宜，用药以柔中有刚为是，三棱、莪术小量轻用，桃仁、土鳖虫以不用少用，总之攻伐勿过是为上策。治疗肝硬化虽使用软坚散结之品，但总以保护胃气为先，使病者能食能化，方有生机。因而适时灵活择用健胃补脾药十分必要。在脾胃功能健运的前提下，采用软坚散结药，以渐消渐散为宗旨，切忌图速效，强行攻破于病无益。且往往用活血化瘀过猛，有促使门脉高压动血之虞，务必审慎。

例3：杨某，男，46岁，教师。1993年4月10日就诊。患者有慢性肝病史，除外血吸虫病因。自觉腹胀气滞，食后尤甚，肝区隐痛，大便时干时稀，小便偏少。面色晦黯，形体偏瘦，精神疲惫，腹部脐周青筋暴露，双手肝掌明显，颈下有两粒蜘蛛痣，两下肢轻度浮肿，舌淡润，脉细弱。B超示：肝硬化伴中度腹水，胆囊壁粗糙，脾脏肿大。诊为鼓胀。缘由肝郁气滞血瘀，脾胃不足所致。方拟四逆散加味。处方：柴胡、赤芍、白芍、青皮、陈皮、枳壳、扁豆、郁金、炒鸡内金、大腹皮各10g，海桐皮20g，山药、茯苓皮、益母草、旱莲草各15g，炙甘草5g，每日 1 剂，水煎服。服上药 15 剂后，腹胀明显减轻，食量增加，食后无痞胀，大便偏软。精神好转，睡眠安静，舌淡润，脉缓有力。B 起复查：腹水消退。守原方去大腹皮、海桐皮，加三棱、莪术各 6g，白术 10g。另服健脾益气冲剂（本院自制药品，以参苓白术散加味组成，每包含生药量 15g），每日 1 包，早晨开水冲服。上方服 40 余剂，自觉病去七八，体重略增，并能上班工作。舌淡苔润，脉缓有力。仍守上方去三棱、莪术，加生黄芪 15g，香附、炒谷芽、炒麦芽各 10g。每日仍服健脾益气冲剂 1 包。并嘱患者每半个月吃 1 次甲鱼（将甲鱼切细，文火炖 8 ～ 10 小时服用），旨在滋阴软坚，辅助治疗。又服药 30 余剂，B 超复查：肝硬化未见腹水，脾脏缩小。守上方再进 40 余剂，自觉身体状况正常，无腹胀，腹部青筋暴露减少，无浮肿，面色润泽，脉缓不弦，舌苔淡润。继以上方加党参、茯苓各 15g，三棱、莪术各 5g。30 剂，每日 1 剂。自觉身体较前壮实，少有感冒，守上方长期服用，隔日 1 剂，以资巩固。随访 3 年，患者间断服上药，病情稳定，能坚持工作。

2. 几点思考

（1）肝病治贵调达：因肝禀木质，其性刚燥，从生理病理特点看，宜舒展，不宜抑郁。所以，在肝病治法中突出条达的宗旨是符合临床实际的。如各型肝炎、肝硬化、肝胆结石，乃至某些胃肠疾病，均涉及肝气的抑郁。前人提出肝病及胃、肝郁犯胃等病理机制，推而广之，凡消化道疾病，无不关乎肝郁，故条达肝气乃治肝的首要大法。用药亦讲究清灵活泼，既有条达之功，又无伤气耗气之弊。

（2）肝病治忌壅补助：肝病波及脾胃，多呈湿热并存之证，治以清灵活泼的条达肝气、清利湿热为法。用药切忌壅补。凡补益药，或滋阴补血，或益气补血等，多为滋腻壅滞，如病邪嚣张之时过早用补益药，滋湿助热，使湿热之邪氤氲缠绵，会给治疗带来一定的难度。而肝阴不足者并不鲜见，非但要补，而且要尽快扭转肝阴不足之机，但应以滋而不腻，补而不滞的药物，或佐以疏利之品，才能证药合机，恰到好处。

（3）肝病治勿伤阴：肝病由于湿热为患，治疗应当清热利湿，但若湿热久稽，深入血分，苦燥通利，药过病所，酿成伤阴者不少。伤阴最敏感的反应是舌苔、脉象。如见舌红苔少，脉象弦劲有力，即是伤阴之兆，务必采用滋阴养肝之药，如一贯煎类方，权宜应变，绝不可错失良机。

综上所述，肝病病因多属湿热合邪，病位则不独主肝，且与脾胃密切相关，病机则以气机郁滞为关键。治疗应以疏达肝气为贯穿始终的基本大法。急性初期积极配合清利湿热，缓解期注重扶助脾胃，后期（尤其晚期恶化）应防止伤阴动血。

（原载《新中医》1997 年第 29 卷第 1 期）

六、肝硬化证治思考

肝硬化是一种常见的慢性肝病，属难治症之一。兹就其病因证治以及几个值得商榷的问题，分述于后。

1. 病因病机

中医没有肝硬化之名，但有肝硬化病之实。自《内经》所载的臌胀、虫臌、水臌等均系肝硬化的病变，历代医家对本病的治疗，方法繁多，沿引至今仍可有效地指导临床。

西医认为，肝硬化是由不同原因长期或反复发作而引起的肝细胞弥漫性实质性病变，包括肝细胞变性、坏死、再生、肝结节与纤维化形成，最后导致肝小叶结构破坏，假小叶形成，致使肝脏逐渐变形、变硬。

从目前临床实践看，导致肝硬化的最主要因素是：肝炎后导致肝硬化、血吸虫引起的肝硬化，以及酒精中毒的肝硬化。这是常见的3种类型。究其病因，喻嘉言归纳为水裹、气结、血水瘀。从其形成硬化的因果关系看，实际上它涉及气血水瘀积于内，肝脾肾三脏受损。尤以肝郁气滞、脾胃失调，或肝强脾弱、肾阴不足为主要病理反应。后天可累及于肾，动摇人身根本，病入膏肓，难以为力，多为难治之症。

2. 辨证施治

（1）肝郁气滞，脾胃失调的证候特点： 面色晦黯，精神疲惫，有程度不同的贫血外貌，腹胀气滞，胁间闷胀，腹部青筋暴露，蜘蛛痣有的显露，有的不甚明显，食纳少，大便稀溏或溏而不爽，小便偏少，亦可出现下肢浮肿或全身浮肿，舌苔薄黄略腻，脉弦缓或缓弱。肝功基本正常，或转氨酶稍偏高，乙肝5项有"大三阳"或"小三阳"或全阴不等。病机特点：肝郁气滞，脾胃失调。治法：疏肝理气，健脾和胃。方药：小柴胡汤合四逆散加减。

柴胡 10g	党参（或太子参）15g	法半夏 10g
郁金 10g	青皮、陈皮各 10g	大腹皮 10g
香附 10g	青木香 10g　山药 15g	黄芩 10g
扁豆（或用白术）10g	炒鸡内金 10g	
炒谷芽、炒麦芽各 10g	旱莲草 15g	益母草 15g

每日 1 剂，水煎分 2 次服。服 30 剂后视病情加三棱、莪术各 6～10g。一般服 1～2 个月复查一次 B 超，如腹水消退，可适当加三棱、莪术，减大腹皮等行气药。并可从第 3 个月开始，隔日服药 1 剂，坚持服 3 个月左右。如无脾肺气虚证，不加其他补药，如有消化不良，可少量服柴芍六君子汤加消导药，与原方交替服用。

（2）肝强脾弱，肾阴不足的证候特点： 面色黧黑，精神疲乏，夜寐躁烦，腹肿如鼓，按之灼手，青筋暴露，蜘蛛痣明显，食纳差，大便黑色或溏泄灼肛，小便少（日不足 800mL），舌红少苔，唇红口臭，脉弦实数。乙肝"大三阳"或"小三阳",并有蛋白倒置等。病机特点:肝强脾弱,肾阴不足。此种病例,即"木强克土"的病机,肝旺化火,灼伤肾水,其病势较急重,甚至有消化道出血之虞。治法:抑肝扶脾,滋阴补肾。方药:一贯煎加减。

太子参 15g　南沙参、北沙参各 15g　山药 15g

扁豆 15g　　丹参 15g　　龟板 15g　　鳖甲 15g

炒鸡内金 10g　炒谷芽、炒麦芽各 10g　生牡蛎 15g

知母 10g　　赤芍、白芍各 10g　　青皮 10g

郁金 10g　　女贞子 10g　旱莲草 10g

每日 1 剂水煎服。

一般地说,抑肝也不用苦寒直折泻火药,而是通过滋养肝阴,即所谓滋水涵木;扶脾药以山药、扁豆加健胃药,不宜用白术类刚燥药;滋补肝肾药用龟板、鳖甲、丹参、赤芍,不宜用滋腻药。至于软坚散结药,此时切忌攻伐过甚,如采用破血破气,必然导致出血的严重后果,应慎之从事。用上述方法,若能得到滋养生息的效果,其他病状可从长计议,再随证治之。

3. 病案举例

邹某,男,56 岁,农民,1995 年 12 月 11 日初诊。症见:面色黧黑,形体瘦弱,食纳尚可,四肢浮肿,腹大青筋暴露,肠鸣气滞,大便软,日 3～4 行,小便黄,口不苦,口淡无味,舌苔薄,舌质稍红,脉缓稍弦。B 超示:肝硬化,中度腹水,脾肿大,胆囊壁粗糙。胃镜:十二指肠球部溃疡。血压正常。血常规:WBC12.5×10^9/L(N0.79,10.19)。尿常规(−)。有血吸虫感染史。

患者在乡里多次服利尿药,腹水及四肢浮肿暂时消退,精神疲惫。初步诊断:血吸虫病肝硬化腹水。拟法疏肝理气，健脾和胃。处方：四逆散加味。

柴胡 10g　　赤芍、白芍各 10g　　　　枳壳 10g

青皮、陈皮各 10g　　　　郁金 10g　　白术 10g

广木香 10g　大腹皮 10g　海桐皮 20g　佛手片 10g

旱莲草 15g　益母草 15g　炒鸡内金 10g

炒谷芽、炒麦芽各 15g

服 7 剂，每日 1 剂，分 2 次温服。

二诊：12 月 25 日。服上方 15 剂后，腹胀减轻，按之柔软，下肢浮肿消退，食纳尚可，多食则腹胀，大便稀软，日行 1 次，小便黄，口不干苦，舌淡红，苔黄白略腻，脉缓。守上方，去海桐皮，炒麦芽改为 10g。每 1 剂，水煎服。

三诊：2 月 5 日。前方共进 30 余剂，症状基本消失，头面四肢均无浮肿，食纳正常，脸色转为清亮有光泽，精神好转，舌淡红，苔薄白，脉缓有力，不弦硬。守上方，加三棱 5g，莪术 5g。每日 1 剂，水煎分 2 次服。

四诊：5 月 15 日。患者服前方 60 余剂，自觉无任何不适，饮食、二便、睡眠皆正常。精神充沛，能从事轻体力劳动，舌淡，苔稍厚，脉缓有力。嘱其仍以上药巩固。每日 1 剂，水煎分 2 次服。

五诊：5 月 13 日。病者自行隔日服上药 1 剂，1 年多均未中断服药。自觉无任何症状，饮食、二便、睡眠均正常，面色清亮有泽，脉舌均属正常。处方：

柴胡 10g　　太子参 15g　枳壳 10g

赤芍、白芍各 10g　　　　炙甘草 5g　　白术 10g

郁金 10g　　广木香 10g　佛手片 10g

炒谷芽、炒麦芽各 10g　　炒鸡内金 10g　旱莲草 15g

益母草 15g　三棱 6g　　莪术 6g　　　生牡蛎 15g

嘱仍隔日 1 剂，水煎服。

1997 年 9 月 23 日复查 B 超：肝硬化，胆囊壁毛糙，脾肿大。与 1997 年 2 月 27 日复查 B 超对照，肝质中等，略缩稳定，临床痊愈。

「**按**」　本例肝硬化腹水，其治疗过程循序渐进，未见任何反复。中医治则本着疏肝理气，健脾和胃，适度加入软坚散结药，始终以四逆散加味。本着补而不壅，疏而不利，行气不伤气，活血不动血，软坚不伤正的原则选择药物。总之，以柔克刚，取其平淡见功。值得一提的是，笔者所治肝硬化病例甚多，惟此例一举成功者，尚属首例，并已观察随访近 5 年，病者健康正常，仍能参加体力劳动，未复发病。细推之，除上述辨证相宜，治疗得当以外。还有一重要因素，病者为农民，平素少有用药，对中药的敏感性高，只要药中肯綮，疗效稳定。

4. 几点思考
(1) 诊断问题

1) 四诊与现代诊断：本病从中医望闻问切亦可清楚地作出诊断，但必须追问病史，属于哪一类型，如肝炎后肝硬化，可能因肝炎长期损害肝细胞，肝实质病变，在治疗上难度更大，对辨证施治更要切中病机，针对性地治疗。同时，应作多种临床实验和物理检查，如肝功能、B 超等有关项目，以备前后对照，观察病情，掌握用药尺度。

2) 临床特征：①对肝硬化病人的面色应严格观察。一般地说，肝病面色多黯滞，但不能黯至失泽，若面色晦黯或深黯，所谓"面色黧黑"，且呈现木色无光泽，为病情重笃，预后多不良，应高度重视。②肝硬化病人的舌象，亦属临床重要指征。一般是以舌红润偏淡，苔轻浮为佳；若深红或红而光亮，为肝郁化火，胃阴不足（同时也反映肾阴不足），是不祥之兆，如有苔者尚好；若舌红无苔，病情十分严重，预后很不理想。③脉象作为判断肝硬化的预后，也是重要指征。临床肝硬化病的脉宜缓软不宜弦硬，尤以缓而柔软为佳；反之，脉大弦实鼓指，寸关尺三部弦硬，为胃气不足，大有伤阴之势，无论其病情如何，预后都不良；尤其是晚期肝硬化，脉见弦数而硬，定为死候。④腹征亦是特点之一。如腹大如箕鼓胀，按之柔软，为水气血瘀，治疗难度很大。脉缓软不弦硬者，皮温适中，按之不灼手；脉大弦实鼓指者，皮温很高，按之灼手。

（2）治则问题

1）关于攻伐：肝硬化的治疗，贵在纵合调理为主，切忌峻猛攻伐，常法以疏肝理气、健脾和胃为是，关键是保护脾胃功能，使病者能食能化，病有生机，治疗有望。用攻坚破积药，如三棱、莪术等，在脾胃功能稳定的情况下，可以中、小量配合健运脾胃药应用。至于攻逐瘀血的虫类药，如虻虫、水蛭、土鳖虫之类，可以视病情与体质况状，使用小量，间断配合应用。笔者主张调补攻伐结合，用文攻不用武卫，且宜"打打停停"。因为凡攻瘀破积药，均对肝脏有程度不同的损害，如果反复用，大量用，非但不利于病，反而有伤肝脏。《内经》中有大毒、小毒去病之多少，很有临床意义，确为经验之谈。

2）关于补益：肝硬化议补，总以清补、平补为好，肝硬化的药补，非常之难。因为补气可以助火，滋阴可以助湿。如黄芪补气应配沙参、天花粉、石斛之清滋，变温补为清补，滋阴药以生地、石斛、女贞子、旱莲草、赤芍、丹参之类为宜，取其滋而不腻；温补的应用极少，这是因为肝病容易化火灼阴，所以在很长的病程中，多以阴伤为著，故温补药极少应用。

值得提出的是：食补在治肝硬化病中有特殊意义。前人有"药补不如食补"的说法。在临床上有积极的治疗意义。比如，肝硬化病者，食用甲鱼，既可软坚散结，又可补充蛋白，间断地食用很有益处；还有泥鳅炖汤亦为良好的佐食之品，这种有"水中人参"之称的食物，既可补脾，又可利水，集药物与食物为一体的补品，比之用药补更好。此外，如山药粥、莲子羹、薏米粥等药用食补，于病都是有利之举，可以补体疗病，应广泛采用。

3）关于利尿：对肝硬化腹水采用利尿的办法，这是临床中西医都用的常法。但中西医利尿都有伤阴之弊。所以，腹水利尿，应讲究方法，用得恰到好处，于病才有益。一般的情况，可用西药利一下，不宜长期运用。用中药利尿，方法甚多，可酌情用疏肝理气、化气利水；亦可用补脾利水，有时也可采用通泻腑气、泄下利水，亦有峻猛逐水。总之，应视病情，因势利导。切忌利尿过甚，出现舌红无苔，则应改弦易辙，选用其他办法补救，不然则祸不旋踵，难以挽回败局。

（原载《江西中医药》2000 年第 31 卷第 2 期）

483

七、肝病治疗的误区

目前治疗肝病（甲肝、乙肝、肝硬化等）的方药甚多，然而从临床实践来看，效果尚不尽如人意，要走出许多误区，才能有效地扭转治疗中的偏颇。

误区之一：把炎症统统视为热证，炎者必热，热者必清，大量使用清热解毒药。从辨证施治的角度看，治疗肝炎大量使用清热解毒药是片面的。因为肝炎，特别是甲肝，湿热郁遏者多，如果只清热，大量用清热解毒药，势必损伤脾胃。原本有厌油、食纳差、恶心、大便溏而不爽的脾胃湿热症状（即前人所说"湿热氤氲，如油入面，难解难分"），再加上大剂清热解毒药，对脾胃损伤更甚，更无食欲，对治疗不利。这种误区就是不辨证，只辨病，把炎症和热证画等号的结果。

误区之二：对无症可辨的乙肝，滥施清热解毒、补益脾胃、活血化瘀，酿成坏病。乙肝的发病率很高，年龄、性别等均无任何特征可稽，无症可辨，惟有检查乙肝病毒标志物有异常。如此滥施清热解毒药，损伤脾胃，造成食欲不振、消化吸收障碍，身体每况愈下，非但乙肝病毒标志物不复常，还会带来种种弊端。继之，补益脾胃不当，反增脾胃气滞，壅塞中焦，产生腹胀气滞。

误区之三：对肝硬化动辄活血化瘀，攻坚破积。肝硬化是慢性肝病纤维化的归宿，其病程之长，身体素质之差，脾胃功能之不足，已不待言。如企图以活血化瘀，攻坚破积，岂有不产生恶果之理。其一，病变是长期的肝损害，不能寄希望于活血化瘀、攻坚破积能起速效；其二，凡是活血化瘀、攻坚破积药均为对肝有直接损害，如三棱、莪术、土鳖虫等都是有毒之品，长期服用对肝脏本身损害很大。

误区之四：中西医并用，利水利尿，弊端甚多。肝病出现腹水，中医利水有五苓散、五皮饮、车前子、木通、商陆、甘遂等；西药有速尿、双氢克尿塞、安体舒通。若中西药并用，其后果不堪设想，如此运用不出三五天，口干、舌红、便结等一派阴伤之症丛生，此时应停用一切利尿利水药，否则阴伤燥化，不可救药。

以上这些误区是临床上经常遇到的。如何避免这些误区，下面谈些个人的浅见。

1. 辨证用药，结合检测指标，进行临床观察 甲肝来势凶猛，谷丙转氨酶急剧升高，黄疸明显，有发热或不发热，小便黄，肝区疼痛，消化道症状明显，舌苔黄白而腻，脉象弦数有力。治疗应疏肝理气，健脾和胃，清利湿热。方药以小柴胡汤加减。柴胡 10g，党参 10g，黄芩 10g，法半夏 10g，郁金 10g，川楝子 10g，茵陈 15g，炒鸡内金 10g，炒谷芽、炒麦芽各 15g，枳壳 6g，青皮、陈皮各 10g，每日 1 剂，水煎分 2 次服。

2. 因人而异辨证为主，结合检测指标，进行临床观察

目前治疗乙肝的中成药种类繁多，大多数阴转率不高，西药用转移因子等，价格昂贵，疗效不稳定。惟有因人而异辨证择药，兼以解毒。笔者对无证可辨的乙肝，多采用四逆散加郁金、白花蛇舌草、忍冬藤、白马骨、山药、白扁豆、炒谷芽、炒鸡内金等。若有口苦舌苔黄白微腻者，则以小柴胡汤加郁金、白花蛇舌草、忍冬藤、白马骨、山药、白扁豆等，后者适用于有肝胆胃热，消化道症状较明显者。用药原则是疏肝药用柴胡、郁金、川楝子、青皮等；健脾和胃药用山药、白扁豆、炒谷芽、炒麦芽、鸡内金等；解毒药用白花蛇舌草、忍冬藤、白马骨、野菊花（选其中1～2味）等；凉血药用赤芍、丹参、姜黄等。总之以疏肝理气，健脾和胃为主，佐以解毒，不用峻猛攻伐之品。

3. 疏肝理气，健脾和胃，渐消渐散治肝硬化　临床常见的有肝炎后肝硬化、血吸虫病肝硬化、酒精中毒性肝硬化。这3种不同性质的肝硬化，只要辨证准确，用药得当，能持之以恒，缓慢图功，是可以取得较好疗效的。

一是要坚持疏肝理气，健脾和胃，保证消化吸收正常。因为对肝纤维化导致肝功损害所致肝区隐痛、腹胀气滞、食后饱胀等一系列消化道症状，治疗应疏肝理气，使肝气能正常疏泄，脾胃才能正常纳与化，并逐渐恢复功能。故疏肝理气必须与健脾和胃并行不悖，才能达到较好的治疗效果。

二是软坚散结必须在脾胃功能健运的情况下运用。肝硬化多数脾肿大，都必须攻坚破积，但前提是脾胃功能正常，肝有所养，才能渐消渐散，活血化瘀药如三棱、莪术、桃仁、红花、土鳖虫等少用或不用，且用量应从小到大。总的原则是渐消渐散，不可为求速效，而欲速不达，弄巧成拙。

三是肝腹水宜行气消水，不妄用峻猛攻水，更不宜中西医利水药同时使用。中医认为，腹水的形成，是因肝郁气滞，脾胃运化失常，致使水液潴留。所以治疗首先应疏肝理气，健运脾胃，使气化则水化。因而临床运用不宜大剂攻伐利水，要因势利导，在气化则水化的理论指导下，适当运用利水药。或者采用西药利尿，连续用 3～5 天即停止，间隔使用利水效果更好。其次，不能中西药同时利水，否则容易出现伤阴之弊，务必慎重。其三，利水药的选择，中药初则以行气利水药如茯苓皮、大腹皮、海桐皮或牵牛子等，不能动手即用甘遂、芫花、大戟之类峻猛逐水药。总之，以轻可去实为好。

四是肝硬化慎于用补。一般来说肝硬化是本虚标实，气血水瘀，不能用温补，只能用清补，以滋养肝阴为主，如生地黄、白芍、丹参、太子参、山药、石斛等清滋而补，忌用黄芪、白术、当归等补气补血药（极少病例可以用）。如有牙龈出血或鼻衄等，可以用玉女煎、百合知母地黄汤、竹叶石膏汤之类，或加用三七、白茅根、旱莲草、丹参、赤芍等，可以取得一定的疗效。

五是肝硬化的预后问题。肝硬化病人多为肝阴不足，肝郁化火。可以在临床上密切观察舌苔和脉象，如舌苔少或舌面光亮，脉弦实刚劲，是为不祥之兆，应大量用滋阴清热，如生地黄、白芍、石斛、牡丹皮、赤芍、丹参、龟板、鳖甲、知母等。如舌苔能长出薄苔是好的转机，如舌质深红光剥无苔，是病情危笃，不可逆转。这一临床特征，很有诊断意义。若有舌脉的转化，必须未雨绸缪，审时滋补肝阴，达到防微杜渐的目的。

六是关于肝病饮食的宜忌问题。饮食疗法是中医治疗的一大特色，尤其对肝病更显示优越性，恰当调理好肝病患者的饮食，很有积极意义。一般来说，肝病患者的饮食以清淡为宜，切忌辛辣燥热之物。清淡的鳝鱼、瘦肉、鱿鱼、墨鱼，尤其是泥鳅，有清热、利水、补脾的作用，故有"水中人参"之称。甲鱼既可滋阴又可软坚，但必须久炖10个小时左右才能达到治疗效果。另外如山药粥、莲子粥、薏米粥，都有一定的食疗作用。凡辛辣燥热以及滞气的食物是肝病所禁忌的，如牛羊肉、狗肉、鹌鹑、鸽子都属燥热性味，不能食用，辣椒、胡椒、生姜也要适可而止。易于滞气的糯米、红薯、土豆亦不宜多食。总之，应当注意调理好肝病患者的饮食，不能任意择食，以免产生不良的后果。

八、肿瘤的证治思考

肿瘤是临床上的多发病之一，治疗难度很大。一般都是经西医确认和治疗过的，然后找中医治疗以作辅助。其实，中医药在肿瘤治疗方面也是可以有所作为的。下面谈点个人的体会。

1. 对西医治疗的认识

目前，肿瘤的诊断和治疗，比较一致地认为，西医的诊断先进，采用手术、放疗、化疗均为最有效的措施。从临床资料看，早期发现，及早治疗，能延长寿命，提高生存率。如系中晚期，无论是哪种肿瘤，疗效都是不理想的。从某种意义上说，还有加速恶变，促使死亡的疑虑。实践证明，一是身体壮实者能看到近期疗效，如果老年体弱者，经上述治疗，不能看到理想疗效；二是对早期肿瘤尚未扩散者能有些疗效，反之，如病深日久，有扩散趋势者，多难取得满意的疗效；三是肝癌、肺癌的治疗与其他脏器的肿瘤相比，疗效最差。这是否与中医的脏病盛于腑病的认识相一致。概而言之，西医治肿瘤利弊均等，有的可以说弊多于利，也有进步完善的必要。尤如 20 世纪 30 年代的肺结核一样，一旦抗痨药更加完善，无疑就是利多于弊，疗效明显提高。

2. 对中医药治疗的认识

（1）中医对肿瘤的认识。 在《内经》中即有对于癌的记载，但很粗略。之后，各家对肿瘤的认识，虽有各种不同的记载，诸如病因、证候、方药的运用等，但未能如西医描写得那么具体。时至今日，也仍然是有很多缺陷，有待逐步实践摸索和完善。

（2）中医治肿瘤的作用。 目前，从临床上所遇到的肿瘤，多为西医手术、化疗、放疗之后，用中药来调理，这就无形中使中医处于辅助作用或称之为陪衬的地位，很难准确地说出中医对肿瘤的治疗作用。如果说，换个位子，把中医作为肿瘤治疗的主导作用，兴许会被认为是天方夜谭。而从中药对该病的认识，其整体辨证思维、扶正祛邪的治则大法和丰富的临床经验来看，若能系统地整理总结，中医药在治疗肿瘤中发挥主导作用，也是能够实现的。

（3）对肿瘤的证治思考

1）中医能不能治肿瘤：笔者认为中医药是能治肿瘤的。但中医的认识和手段与西医不同。中医是整体辨证，提高机体抵抗力，充分调动免疫机制，达到控制和遏制肿瘤的目的。所以，治疗手段有别于西医。笔者接诊过一例食道癌患者，是原有肺癌术后转移，病者以吞咽困难而就诊。胃镜钡餐提示：食管中下段有病灶压迫，其通过的食管只有 2cm 宽，经常阻塞食物。身体较消瘦，脉象正常，舌苔少，舌质偏红。处方：

柴胡 10g	赤芍 15g	枳壳 10g	炙甘草 5g
太子参 20g	旋覆花 10g	浙贝母 10g	郁金 10g
田三七 5g（研粉）		蚤休 10g	山药 15g
扁豆 10g	全蝎 5g	地龙 10g	

每日 1 剂，水煎分 2 次服。另用生黄芪、山药、赤小豆煮粥，每日两餐。在此方的基础上稍事加减，经治 3 个多月，吞咽明显好转，能吃干饭，且食量增大，体重增加 10 多斤。目前，间断服药，仍在追踪随访观察。

另一例恶性网状淋巴癌。付某，男，80 岁，外观全身情况良好，起居饮食如常。在左侧耳根下颈处有一肿物，约大拇指粗，长约一寸半许，按之硬胀，经切片证实为恶网。伴有高血压，用药控制在 130/80mmHg 左右，脉象弦缓，舌白厚腻。处方：

柴胡 10g	赤芍 15g	枳壳 10g	炙甘草 5g
郁金 10g	川楝子 10g	生牡蛎 15g	猫爪草 15g
厚朴 10g	夏枯草 15g	浙贝母 10g（研末）	

分两次冲服，每日 1 剂。服至 10 剂后，肿块消去大半。此时病者已停用一切西医治疗。上述处方服至 50 剂后，肿物完全消失，局部触摸无任何疼痛胀感，耳根下颌处，两侧完全对称。病者饮食、睡眠、二便、血压均正常，无任何不适，仍服上药巩固，继续观察。

2）中医治肿瘤重在整体辨证施治：前已述及，尽管目前中医治肿瘤处在辅助的从属地位，但仍然有直接的治疗价值。比如，曾接治一例骨癌的病者，髋关节处骨质恶性癌变，手术后高烧不退，大汗淋漓，一度呈气阴两伤之证，舌红少苔，当即用生黄芪 20g，防风 10g，知母

10g, 葛根 15g, 青蒿 10g, 天花粉 15g, 南沙参、北沙参各 15g, 石斛 15g, 山药 15g, 浮小麦 40g, 服两剂热退汗止, 继之以黄芪 20g, 山药 15g, 扁豆 10g, 太子参 20g, 天花粉 15g, 石斛 15g, 炒谷芽、炒麦芽各 10g, 炒鸡内金 10g, 每日 1 剂。经一星期治疗, 气阴两伤之证已完全改善, 病者饮食恢复正常, 全身情况明显改善, 能在户外散步。继之用放疗, 先后治疗 3 年多, 中药起到了不可替代的作用。

另一例, 原发性肝癌。病者男, 57 岁。有肝炎后肝硬化, 脾肿大。面色黧黑, 腹胀少尿, 牙龈出血, 舌红苔黄腻, 脉弦等症, 从上述症状看, 病者肝郁气滞, 肝阴不足, 肝强脾弱, 气郁化火之势。治疗: 一, 常规法: 柴胡四逆散合小柴胡汤加健脾胃药; 二, 齿龈出血, 百合知母地黄汤加赤芍、丹参、白茅根; 三, 腹胀甚, 手足心热, 用四逆散加龟板、鳖甲、大腹皮、青皮、陈皮等; 四, 片仔癀, 一粒分两天服。从八月份接诊, 除间或用小量速尿, 未用其他西医, 在治疗期间, 一般情况尚好, 至次年二月间, 终因病情急剧恶化, 门静脉高压出血死亡。

以上述不同肿瘤的治疗经过看, 中医的整体辨证思维, 从辨证入手, 从整体治疗, 对于肿瘤病的康复和生存率的提高, 是有其独特作用的。在今天中西医治疗手段都不完善的情况下, 在中医药的思路上探索, 不失为是大胆的尝试, 兴许是一条宽广的大道。

中药治疗不能落于"以毒攻毒"的俗套。当前, 无论是号称中医肿瘤专家, 还是西医用中药治疗肿瘤, 都不惜用大剂量的有毒药去攻"毒", 这种结果只会耗伤正气, 损及脏腑, 无益于治疗。例如: 胃癌手术后, 用大量的清热解毒药如龙葵、半枝莲、白花蛇舌草等。无疑会损伤脾胃正气。再则，攻毒药本身有毒性，如全蝎、蜈蚣、土鳖虫、三棱、莪术等，无一不是对肝脏有损害的药，长期大量反复应用，后果可想而知，不能不慎。

治肿瘤应以"无毒治病"为上。《内经》中有"大毒治病，十去其六，常毒治病，十去其七；小毒治病，十去其八；无毒治病，十去其九"的明训。临床实践证明，应当还是以无毒治病为上。广而言之，泛指一切慢性病，都应无毒治病为好。因为无毒药对身体具有补益、滋养的功能，多是增强身体的免疫力、振奋机体之品，就是"扶正祛邪"的意思，正气来复，病气退却，任何疾病都离不开这个基本治则。所以，笔者主张治肿瘤以无毒治病为主，适时用些攻毒药也是应该的。

（4）食疗是肿瘤治疗的重要手段：临床上所遇到的肿瘤，特别是手术、放疗、化疗之后，病者以弱不禁风者为多，抵抗力差，白细胞低，病者状态极差，此时如能从调理脾胃着手，以食疗为重要辅助手段，无论对何种肿瘤都有很好的效益。常用的有黄芪、山药粥、赤豆、莲子、红枣粥、泥鳅炖汤、甲鱼炖汤，同时辅以健脾益胃的参苓白术散类药，增强抵抗力，非常有利。特别是泥鳅，有"水中人参"之称，对肿瘤、肝硬化等都有独特的效益，对提高病人的白细胞有明显作用。

实践中摸索到，食疗以水生动物为好，如泥鳅、甲鱼、乌鱼、墨鱼之类为宜；对于温燥类如鸽子、鸡、牛羊肉不能乱食用。这就是宜清淡而补不宜温燥峻补。此外，还有用单味人参或阿胶等补血药佐之，这也不是谁都能用的，如果脾胃功能呆滞，饮食不振，阿胶无益，如果病者阴虚肝旺，火热燥盛，人参绝非所宜。总之，中医药治疗肿瘤是有潜力的，应当以传统的治则大法着手，运用各种方法，有攻有补，有药有食。整体的、全面的借助现代诊断手段，早期发现，及时治疗，把中药纳入肿瘤治疗的思路，一定能更好地发挥中医药应有的作用。

（原载《中华临床杂志》2002 年第 1 期）

跋

　　《伤寒实践论》是父亲继《陈瑞春论伤寒》一书之后，又一部集理论探讨、教学研究、临床实践于一体的中医专著。

　　本书内容丰富，总揽内外妇儿、疑难杂病；论点鲜明，突出辨证论治，知常达变；文字清新，读来通俗易懂，新意迭出。《论》中许多篇目都对深邃的辨证论治之哲理进行了极为深刻的探索，并将其独到见解寓于普通而常见的临床病案之中。师古而不泥古是其学术思想的重要体现，不尚浮华、语言平实，则是其质朴文风。

　　父亲崇尚仲景学说，自十几岁随祖父学医至今50余年，始终孜孜以求地跋涉于"读伤寒、写伤寒、用伤寒"之路。他对伤寒情有独钟，对经方爱不释手。读伤寒，做到条文稔熟，内容融会贯通；用伤寒，窥其精华所在，用法常中有变；写伤寒，力求主题明确，行文言简意赅。对经方的运用，则常常是玩味再三，而思其长处与不足。以期扬仲景之精华，发伤寒之未发。

　　父亲治学，重视经验积累，尤其是对经方的运用，他是每案必记，每一诊必记，而且每方必记，欲从一般案例中探求总结经方运用之普遍规律；重视经验总结，父亲常说，祖父也曾是好个医生，但他不能将自己毕生的从医体会（尤其是那些好的治疗方法）见诸笔端，这是一大憾事。故而，父亲从 20 世纪 50 年代起至今，笔耕不辍。几十年来，他撰写论文百十余篇，独著（或合著）专著十几部，其中有个案报道，有临床心得，有理论探讨。凡有一孔之见，点滴收获者，他都将其凝于笔头，公诸报刊，用以总结经验教训，为以后的临床实践提供了重要参考；重视临床实践，从医 50 余年，不论是当学徒，做学生，还是当老师，任领导，不论是探亲休假，还是外出讲学，他从未放弃过临证机会。他认为，作为医生，若长期脱离临床，那他肯定成不了一个好医生；重视个案收藏，几十年来，不管是典型病例，还是普通医案，他都要作详尽记录并收藏起来，以备临证借鉴或写作之用。本书所举案例，只是他手头案例中的一部分。

悬壶济世，是旧社会郎中奉行的准则和医德所在。父亲从医则不仅为"悬壶济世"，其最大心愿是将祖国医学之精华发扬光大，要让这份积淀了几千年历史的文化瑰宝永传千秋万代。他在这条继承和发扬的崎岖不平的路上跋涉、攀登了几十年，为中医的振兴奋斗了几十年，呐喊了几十年，洒下了一路艰辛的汗水，倾注了一腔赤子的热血。本书的问世，虽非传世杏林之巨著，也非力挽狂澜之壮举，却是他几十年如一日不懈追求之结晶，也可看作他为振兴祖国医学所作的一分努力吧！

江西省中医药研究所

陈樟平

2002 年 6 月于南昌

后 记

《伤寒实践论》第一次出版已经是 16 年前的事情了。在这 16 年里，不断有读者反馈该书通俗易懂，指导临床，落地实用，询问并建议再版事宜。他们之中有中医爱好者、临床中医师、中医院校在校学生，以及科研人员，乃至患者等。他们受益于此书，受益于中医，我想，这正是姥爷当年成书的初衷，也是他从医推演《伤寒论》的本心。

姥爷将自己毕生的精力奉献给中医事业，虽历尽艰辛却不曾动摇初心，坚守临床一线，"读伤寒、写伤寒、用伤寒"六十余载。我年幼时生活在姥爷身边，看他给病人把脉、开方子，给学生讲《伤寒》、讲方剂，却懵懂不知中医为何。而当我留学英国伦敦之际，每当我路过中国城，看到进出中医诊所的华人与外国人，闻到中草药的味道，不禁想起姥爷曾经念叨的汤头和草药，才顿悟，中医药文化博大精深，其临床疗效卓越可靠，能帮助到这么多国家和地区为疾病所困的人们和家庭。

我自幼深受中医之熏陶，而今却已无缘与姥爷讨教一二，空余遗憾在心。此番我有幸以设计师的身份参与此书再版，虽不能像姥爷一样济世救人，却也欣喜能为中华医药文化与精神的传承尽自己绵薄之力！

最后感谢中国中医药出版社为此书出版所做的努力！

罗　澄

2019 年 6 月于中国杭州